カラー写真で学ぶ
骨・関節の機能解剖

竹内義享・田口大輔 著

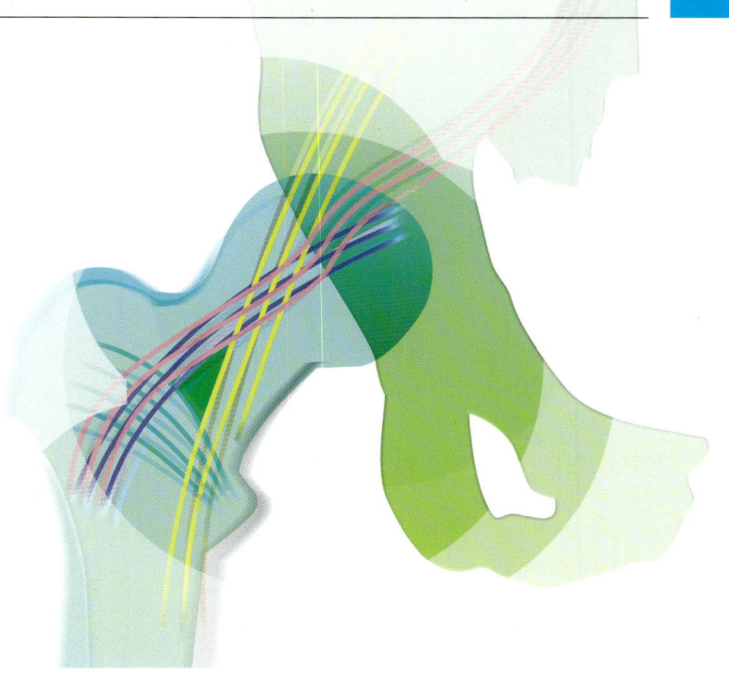

医歯薬出版株式会社

This book was originally published in Japanese
under the title of :

Kotsu-Kansetsu no Kinoukaibou

(Functional Anatomy of the Bone & Joint System)

Takeuchi, Yoshitaka
 Former Professor,
 Meiji University of Integrative Medicine

Taguchi, Daisuke
 Associate Professor, Department of Judo Therapy, Teikyo University Graduate School of Medical Technology

© 2009 1st ed.

ISHIYAKU PUBLISHERS, INC.
 7-10, Honkomagome 1 chome, Bunkyo-ku,
 Tokyo 113-8612, Japan

はじめに

　われわれが運動器疾患を扱う場合，まず求められますのは，運動器の基礎知識を学ぶことであります．たとえば，視診，触診，評価テストは言うに及ばず，治療の処方をするに至っては，四肢・体幹の機能解剖学の理解が不可欠となります．しかし，十分に理解していますかと問われると，必ずしもそうではないところも多々あるのが普通ではないでしょうか．そのため，不安ばかりが先行して納得のいかない治療に甘んじているおそれがあります．

　本書は，運動器疾患を扱う臨床家，さらにその道に進まれる学生さんを対象に，骨・関節の学習を容易にするための入門書として執筆したものであります．

　巷の講演で，多くの学生さん，臨床の先生からいただく質問には，
　　1．最近になって機能解剖の重要性が分かってきたが，今さら学ぶ機会がない，
　　2．どのようにすれば，難しくみえる機能解剖を自力でマスターすることができるのか，
　　　などがあります．

　この点を解消するためには，第一に，骨・関節に限定した基礎知識を知ることが重要であり，それには，できれば写真を通して，骨・関節に関する解剖と機能を学ぶことが理解しやすいと考えられます．その目的を達成するために著したのが本書です．あくまでも，機能解剖学を学ぶ前段階としての「骨・関節の機能的観察法」ということになります．

　写真を楽しみながら，気楽に，知識の整理，学習を進めてください．

　最後に，本書の写真，およびCG作成にご協力いただいた丸山顕嘉君，写真撮影にご協力いただいた前田和孝君，梅田聖浩君，さらに，モデルとして快くご協力いただいた上野麻実さん，鈴木耕平君にこの場を借りてお礼を言いたいと思います．

　また，限られた期間内での発行に多大なるご尽力をいただきました医歯薬出版の竹内大氏に心より感謝申し上げます．

明治国際医療大学保健医療学部
竹　内　義　享

本書に用いた略語の使い方

本書の図中で示されている略語を，以下に明示します．

略　語	欧　文	意　味
S	superior	上　方
I	inferior	下　方
A	anterior	前　方
P	posterior	後　方
M	medial	内　側
L	lateral	外　側
D	dorsal	手　背
P	palmar	手　掌
U	ulnar	尺　側
R	radial	橈　側

目次

I. 総論

1. 肢位 1
2. 運動の面と軸 1
3. 運動の方向 2
   1）基本的な運動方向 *2*　2）注意の必要な動き *3*
4. 筋収縮の種類 6
   1）等張性収縮 *6*　2）等尺性収縮 *6*　3）等運動性収縮 *7*
5. 筋の働き 7
   1）動筋 *7*　2）拮抗筋 *7*　3）固定筋（安定筋）*8*　4）共同筋 *8*
6. 1関節筋と2関節筋 9
   1）1関節筋 *9*　2）2関節筋 *9*
7. 筋の形状 10
8. 立位姿勢のバランスとランドマーク 11
9. 重心の位置 11
10. 関節の分類 13
    1）可動関節（滑膜性関節）*13*　2）線維性連結 *15*　3）軟骨性連結 *16*
11. 滑膜性関節 16
12. 滑液 18
    1）滑液とは *18*　2）滑液の特徴 *18*　3）滑液の役割 *18*
13. 靱帯の働き 19
14. テコの応用 20

II. 肩関節

1. 広義の肩関節 21
2. 肩関節を構築する骨 21
   1）鎖骨 *21*　2）肩甲骨 *23*　3）上腕骨 *28*
3. 肩関節の関節包，滑液包，靱帯 31
   1）関節包 *31*　2）滑液包 *32*　3）靱帯 *32*
4. 肩関節（広義）の構成 33
   1）関節上腕関節（または肩甲上腕関節）*33*　2）胸鎖関節 *37*　3）肩鎖関節 *39*
   4）第2肩関節 *41*　5）肩甲胸郭関節 *42*

5．肩関節の動き……………………………………………………………………………………44
　　　1）肩関節の運動　44　　2）肩甲骨面　45　　3）ゼロポジション　45
　　　4）肩甲上腕リズム　45　　5）臼蓋上腕リズム　46
6．肩関節の筋肉……………………………………………………………………………………47
　　　1）関節上腕関節にかかわる筋肉　47　　2）肩甲胸郭関節にかかわる筋肉　49

Ⅲ．肘関節

1．肘関節の解剖学的特徴…………………………………………………………………………51
2．肘関節を構築する骨……………………………………………………………………………52
　　　1）上腕骨（遠位端）　52　　2）橈骨（近位端）　53　　3）尺骨（近位端）　53
3．生理的外反肘……………………………………………………………………………………54
4．肘関節の関節包，靭帯…………………………………………………………………………55
　　　1）関節包　55　　2）靭　帯　56　　3）線維骨性輪の役割　57
5．前腕の回旋による橈骨頭の運動………………………………………………………………58
　　　1）前腕の動きと橈骨頭　58　　2）前腕の動きと近位橈尺関節　58
6．ヒューター三角，ヒューター線………………………………………………………………59
7．骨間膜……………………………………………………………………………………………59
　　　1）正しい回内―回外の計測　60　　2）橈骨と尺骨の重なり　60
　　　3）骨化核（骨端核）の発生　60
8．肘関節の神経，筋肉……………………………………………………………………………62
　　　1）筋皮神経と筋肉　62　　2）橈骨神経と筋肉　63　　3）正中神経と筋肉　65
　　　4）尺骨神経と筋肉　66

Ⅳ．手関節

1．手関節・手部を構築する骨……………………………………………………………………67
　　　1）近位手根列を構成する骨　67　　2）遠位手根列を構成する骨　70　　3）中手骨　74
　　　4）指　骨　75
2．手関節・手部の構成……………………………………………………………………………75
　　　1）橈骨手根関節　75　　2）手根中央関節　76　　3）手根間関節　77
　　　4）手根中手関節（CM関節）　77　　5）中手指節関節（MP関節）　78
　　　6）指節間関節（IP関節）　80
3．手関節・手部の靭帯……………………………………………………………………………81

1）手関節の靱帯　*81*　　2）母指 CM 関節の靱帯　*84*　　3）MP 関節の靱帯　*84*
　　　4）IP 関節の靱帯　*85*
4．手関節の筋肉 ·· *85*
　　　1）手関節の運動　*85*　　2）外在筋　*87*　　3）内在筋　*90*

V．股 関 節

1．股関節を構築する骨 ·· *93*
　　　1）大腿骨　*93*　　2）寛 骨　*96*
2．股関節の関節包，靱帯，滑液包 ·· *98*
　　　1）関節包と靱帯　*98*　　2）滑液包　*103*　　3）大腿骨頭と寛骨臼の位置　*103*
　　　4）アライメント　*105*
3．股関節の動き ·· *105*
　　　1）屈曲―伸展　*105*　　2）内旋―外旋　*106*　　3）内転―外転　*106*
　　　4）2 関節筋の重要性　*107*
4．股関節の筋肉 ··· *107*
　　　1）屈曲に作用する筋　*107*　　2）伸展に作用する筋　*109*　　3）外転に作用する筋　*110*
　　　4）内転に作用する筋　*111*　　5）外旋に作用する筋　*112*

VI．膝 関 節

1．膝関節の構造 ··· *113*
2．膝関節を構築する骨 ·· *115*
　　　1）大腿骨（遠位端）　*115*　　2）膝蓋骨　*116*　　3）脛骨（近位端）　*116*
　　　4）腓骨（近位端）　*118*　　5）アライメント　*118*
3．膝関節の靱帯 ··· *119*
　　　1）側副靱帯　*119*　　2）前・後十字靱帯　*120*
4．半　月 ·· *121*
5．内側，外側の支持機構 ··· *123*
　　　1）内側の静的・動的スタビライザー　*123*　　2）外側の静的・動的スタビライザー　*123*
6．膝関節の動き ··· *124*
　　　1）脛骨大腿関節　*124*　　2）膝蓋大腿関節　*127*　　3）膝蓋骨の役割　*127*
7．膝関節の筋肉 ··· *128*
　　　1）屈曲に作用する筋　*128*　　2）伸展に作用する筋　*129*

3）下腿の内旋に作用する筋　*131*　　4）下腿の外旋に作用する筋　*131*

　　　5）骨　梁　*132*

Ⅶ．足 関 節

1．足関節の解剖学的特徴 ·· *133*
2．足関節・足部を構築する骨 ·· *133*
　　　1）脛　骨　*133*　　2）腓　骨　*134*　　3）距　骨　*135*　　4）踵　骨　*137*
　　　5）舟状骨　*137*　　6）楔状骨　*139*　　7）立方骨　*139*　　8）中足骨　*140*
　　　9）指節骨　*140*
3．足関節・足部の構成 ·· *141*
　　　1）近位脛腓関節　*141*　　2）遠位脛腓関節　*141*　　3）距腿関節　*142*
　　　4）距踵関節（距骨下関節）　*143*　　5）横足根関節（ショパール関節）　*143*
　　　6）足根中足関節（リスフラン関節）　*144*　　7）中足骨間関節　*144*
　　　8）中足指節関節（MTP 関節）　*144*　　9）指節間関節　*144*
4．足関節・足部の靭帯 ·· *145*
　　　1）内側側副靭帯　*145*　　2）外側側副靭帯　*145*　　3）距踵靭帯　*146*
　　　4）骨間距踵靭帯　*146*　　5）バネ靭帯（底側踵舟靭帯）　*147*
　　　6）二分靭帯　*147*　　7）足底靭帯　*147*　　8）足背の靭帯　*148*
　　　9）中足指節関節の側副靭帯　*148*
5．足のアーチ ·· *148*
　　　1）内側縦アーチ　*148*　　2）外側縦アーチ　*148*　　3）足底腱膜　*149*
6．足関節の筋肉 ·· *150*
　　　1）外在筋　*150*　　2）内在筋　*153*

　　　文　献 ·· *154*
　　　索　引 ·· *157*

I. 総論

1. 肢位

要点 基本的立位肢位（前腕回内位）と解剖学的立位肢位（前腕回外位）の2つの肢位の違いを理解しましょう（図1, 2）.

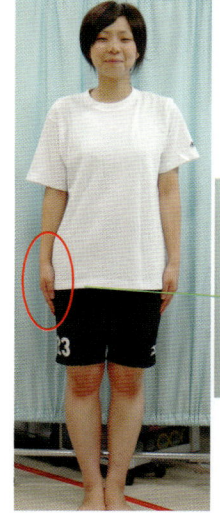
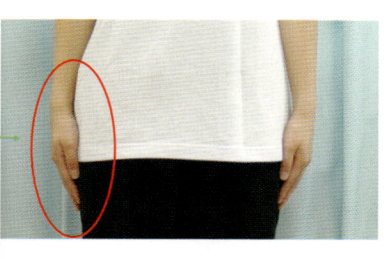

手掌は体側へ向ける

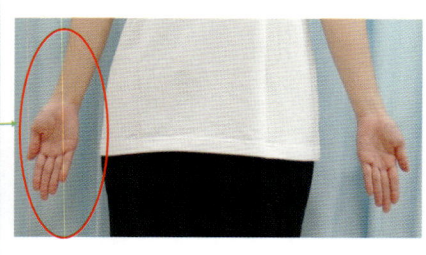

前腕を回外させて，手掌は前方を向く
関節可動域測定はこの肢位を用いる

図1 基本的立位肢位（前腕回内位）　　図2 解剖学的立位肢位（前腕回外位）

2. 運動の面と軸

要点 関節の運動を説明する場合，動きを表す方法として前額面，矢状面，水平面の3つの面と前額軸，矢状軸，垂直軸の3つの軸があります．動きにおけるこれらの関係を理解してください（図3）.

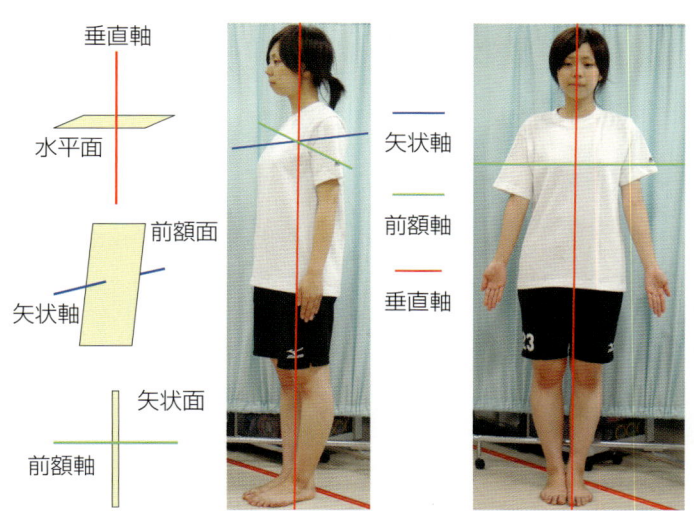

図3 運動の面と軸

前額面…身体の左右を通り，前後に二分する面
矢状面…身体の前後を通り，左右に二分する面
水平面…身体を横断し，上下に二分する面

前額軸…身体を左右に走る軸，運動は矢状面（屈曲─伸展）
矢状軸…身体を前後に走る軸，運動は前額面（外転─内転）
垂直軸…身体を上下に走る軸，運動は水平面（回旋）

3．運動の方向

> **要　点**　運動の面と軸を実際の関節の動き（屈曲―伸展など）に沿って表現できるようにしてください．これは全身の関節に対して用いるものであり，それぞれにルールがありますので，その点を理解してください．

1）基本的な運動方向

●肩関節を例として
① 屈曲―伸展…矢状面・前額軸での動き（図4）．
② 内転―外転…前額面・矢状軸での動き（図5）．
③ 回旋：外旋―内旋…水平面・垂直軸での動き（図6）．

●前腕の回旋運動（図7）
④ 回内―回外
　　回外…前腕軸を中心にして外方に回旋（手掌が上を向く動き）．
　　回内…前腕軸を中心にして内方に回旋（手掌が下を向く動き）．

●母指手根中手関節（図8）
⑤ 分廻し運動…2軸性以上で可能となる．円錐形を描くような運動．

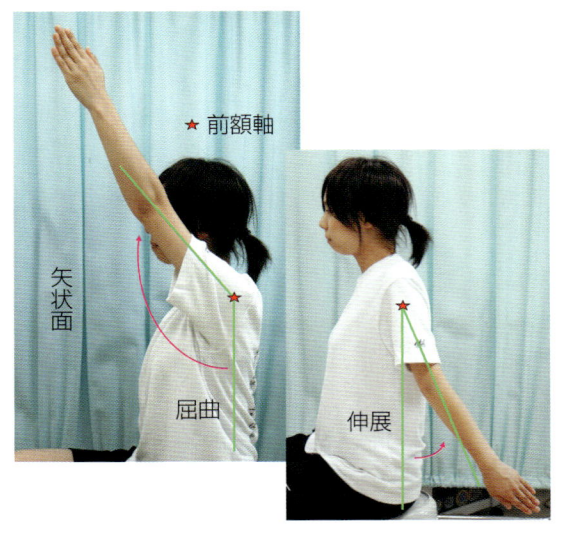

図4　肩関節における屈曲―伸展の面と軸

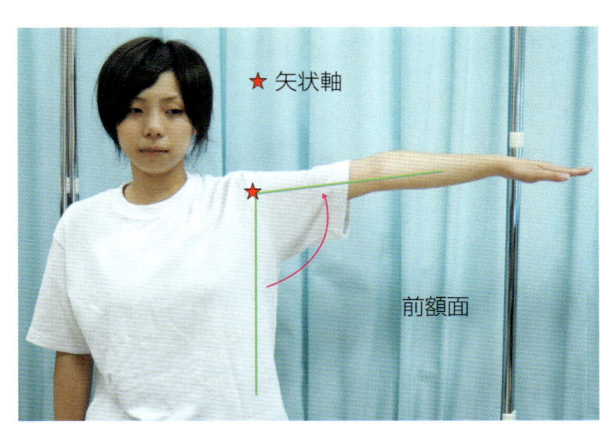

図5　肩関節における外転の面と軸

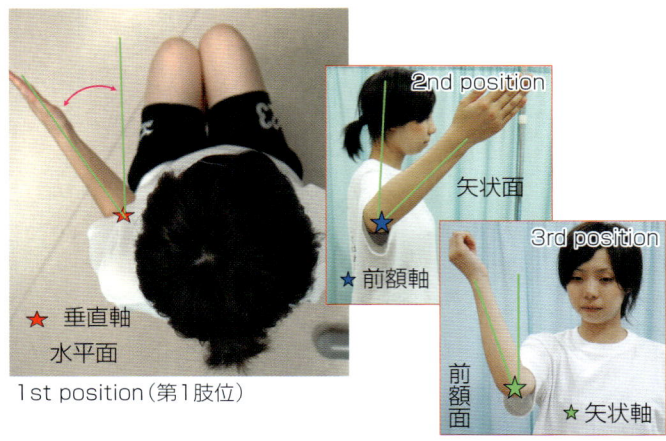

図6　肩関節における外旋―内旋の運動軸
（1st, 2nd, 3rd position において）

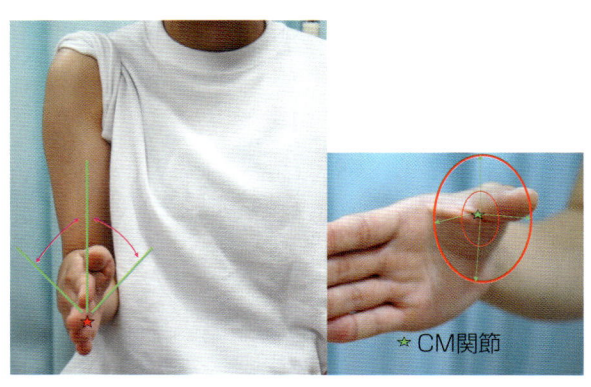

図7　前腕の回内―回外の運動軸　　図8　母指の分廻し運動

2）注意の必要な動き

● 手の動き

① 橈屈（橈側偏位）―尺屈（尺側偏位）…前腕の中央線を基本軸とする．第3中手骨とのなす角（図9-①）．
  - 橈屈…橈側への動き
  - 尺屈…尺側への動き

② 掌屈（屈曲）―背屈（伸展）…橈骨を基本軸とする．第2中手骨とのなす角（図9-②）．
  - 掌屈…掌側への動き
  - 背屈…背側への動き

● 指の動き

③ 外転―内転（基本軸）…手指では第3指を基本軸とする（図10-①）．一方，足指では第2指を基本軸とする（図10-②）．

● 母指の動き（図11，12）

④ 橈側外転―尺側内転（手掌面の運動）
  - 橈側外転…基本肢位より母指が示指から外側へ離れる運動（図11-①）
  - 尺側内転…母指が橈側外転位から基本肢位に戻る運動
  - 尺側過内転…示指を越えて掌面上を尺側へゆく運動（図11-②）
  - 屈曲は尺側内転に内旋を含む
  - 伸展は橈側外転に外旋を含む

⑤ 掌側外転―掌側内転（手掌面に垂直な平面の運動）
  - 掌側外転…手掌に垂直で，母指の前方への運動（図11-③）
  - 掌側内転…掌側外転位から基本肢位に戻る運動

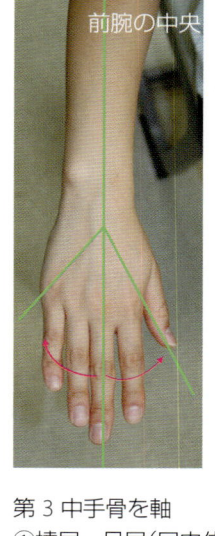

第3中手骨を軸
①橈屈―尺屈（回内位）

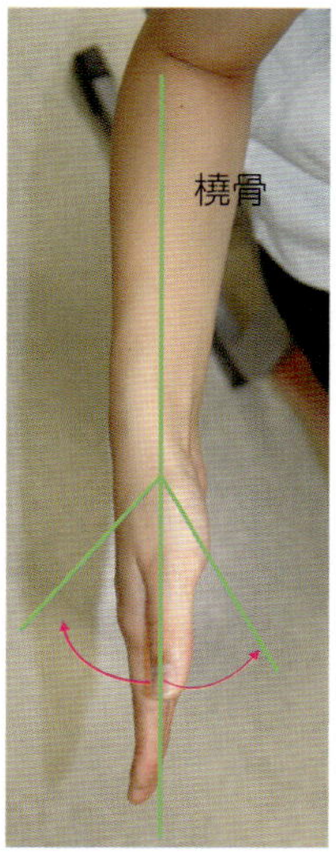

第2中手骨を軸
②背屈―掌屈（中間位）

図9　手の運動方向

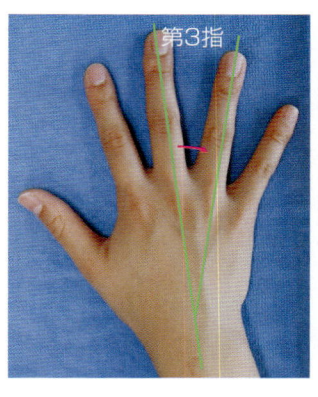
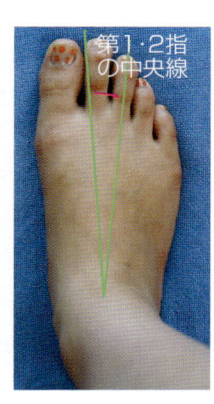

①手指の内転―外転　　②足指の内転―外転

図10　手指と足指の外転―内転（基本軸の比較）

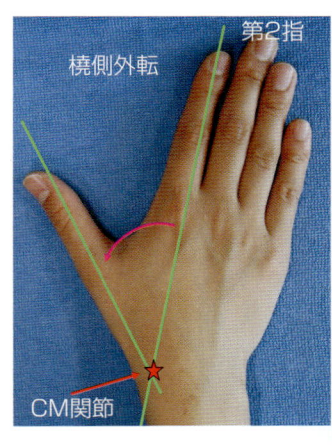
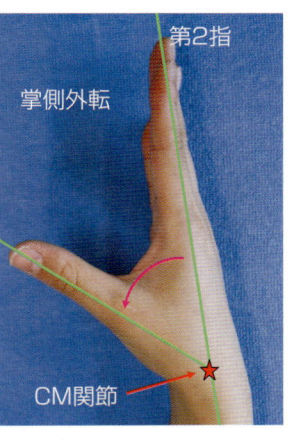

①橈側外転 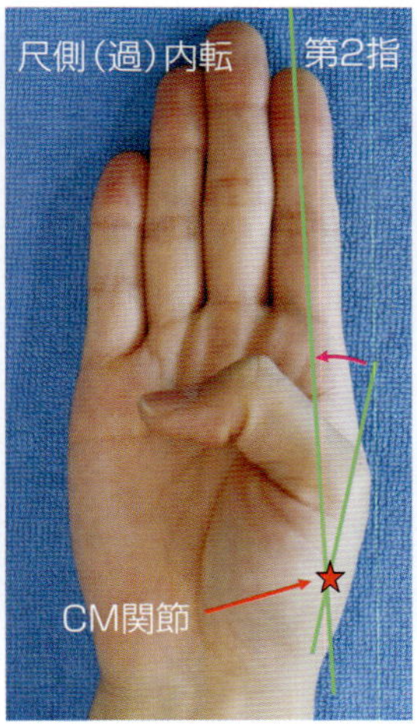　　②尺側過内転　　③掌側外転

図11　母指の動き

⑥ **対立運動**…母指と他の四指が向かい合う運動．母指手根中手関節の内転，屈曲，内旋の複合した運動（図12）．

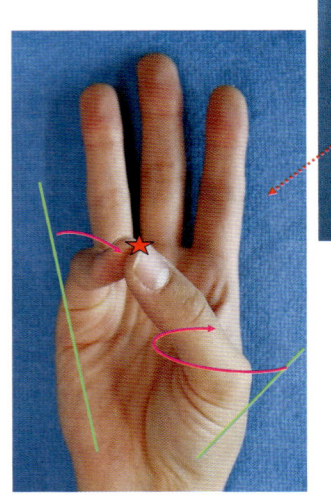
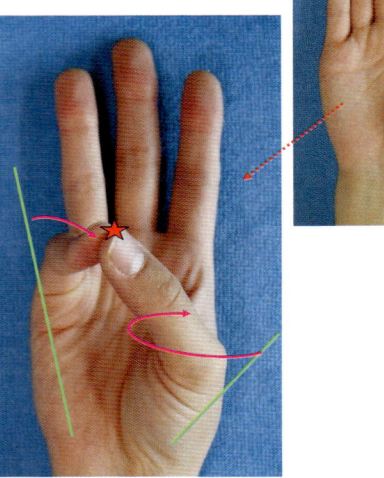
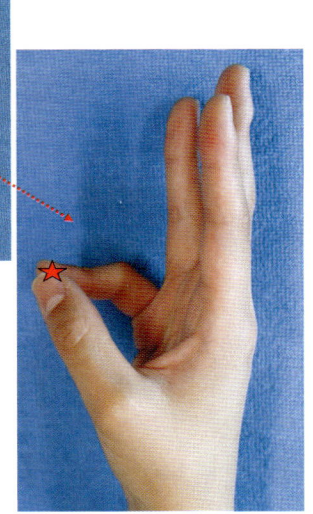

図12　対立運動

● **足の動き**（図13，14）

⑦ **内がえし・外がえし**…足関節部では，複数の構成運動により成立する．運動軸は斜軸となる．
・内がえし…足底が内方を向く動きで，底屈，内転，回外を伴う（図13）
・外がえし…足底が外方を向く動きで，背屈，外転，回内を伴う（図14）

構成する動きとしては，
・回外—回内…矢状軸・前額面での運動
・内転—外転…垂直軸・水平面での運動．基本軸は第1，2中足骨の間の中央線
・底屈（屈曲）—背屈（伸展）…前額軸・矢状面での動き．背屈は足背への動き，底屈は足底への動き

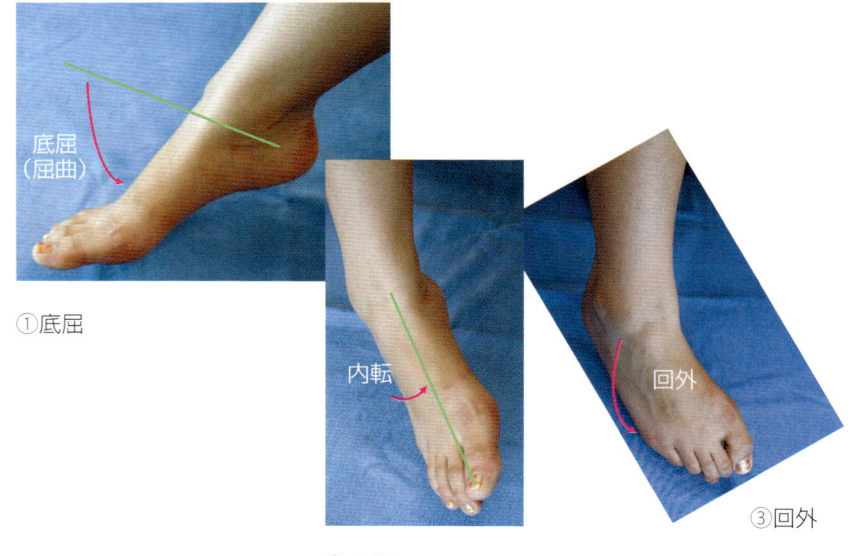

図13　内がえしの3要素

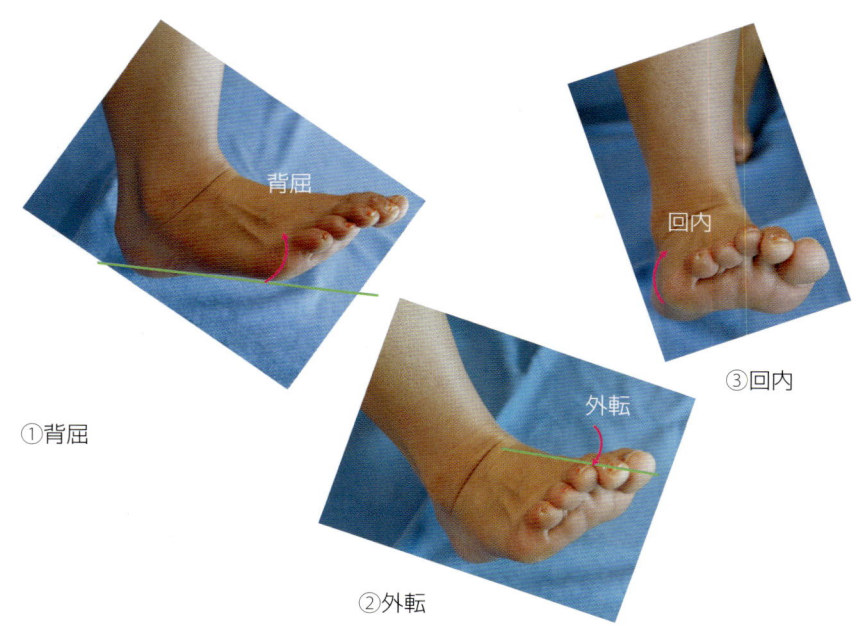

①背屈
②外転
③回内

図14　外がえしの3要素

> ★One point Advice　**内がえし，外がえしの注意事項**
> （日本整形外科学会，日本リハビリテーション医学会，1995，より改変）
>
> 　足部の運動で，足底が内方へ向く動き（足部の底屈，内転，回外の複合運動）が内がえし，足底が外方へ向く動き（足部の背屈，外転，回内の複合運動）が外がえしである．
> 　足部長軸を中心とする回旋運動は回外，回内と呼ぶべきであるが，実際は単独の回旋運動は生じ得ないので複合した運動として内がえし，外がえしとする．
> 　また，外反，内反という用語も用いるが，これらは足部の変形を意味しており，関節可動域測定時に関節運動の名称としては使用しない．

● 膝の過伸展（図15）

　通常膝関節の伸展は0°であるが，骨形態，関節の弛緩がある場合は逆方向に反り返ることがある．正常範囲を超えて伸展した場合，反張膝という．ヒールの高い靴をはくことはこの傾向を助長することになる（図15）．

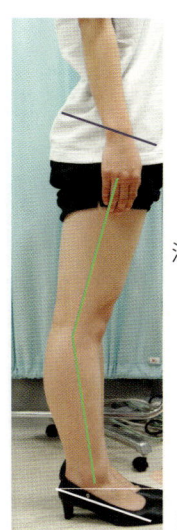

足関節尖足
深腓骨神経麻痺　→　反張膝
　　　　　　　　　↑
　　　　　骨盤前傾
　　　　　腰椎前弯

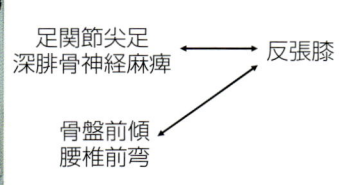

図15　反張膝

> ★One point Advice　**過伸展とその病態**
>
> 　過伸展は通常，正常な可動域を逸脱して伸展した場合に使う．
> 　たとえば，膝の正常な伸展可動域は5〜10°であるが，それ以上の角度の伸展を過伸展という．膝が過伸展したものを反張膝（back knee）という（図15）．
> 　原因として，尖足の代償作用による反張膝，骨端線障害，先天性反張膝，麻痺性反張膝，骨系統疾患との合併などがある．

4．筋収縮の種類

> **要点** 筋は，常に収縮を行うという役割を有しており，収縮の中で筋長を変化させることになる．その意味から，筋収縮は，その収縮様態によって等張性（isotonic），等尺性（isometric），等運動性（isokinetic）収縮の3つに分類される．

1）等張性収縮（図16）

筋長が変化している間，筋によって生じる張力は一定に維持される（求心性，遠心性の2種類）．

① 求心性（concentric），短縮性収縮…収縮しながら筋長は減少し，起始，停止が近づく収縮様態をいう（図16-①，②：上腕二頭筋）．

② 遠心性（eccentric），延長性収縮…収縮しながら筋長は増加し，起始，停止が離れる収縮様態をいう（図16-①，②，③：上腕三頭筋）．

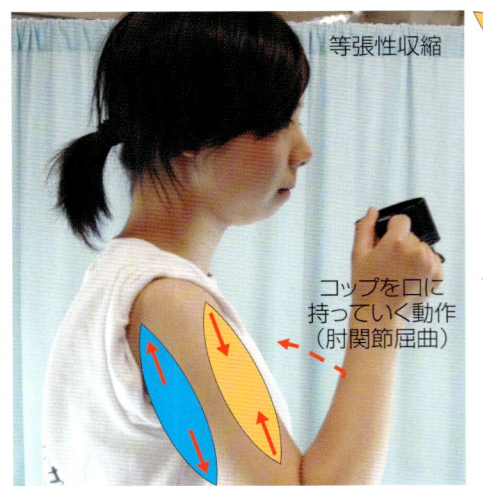 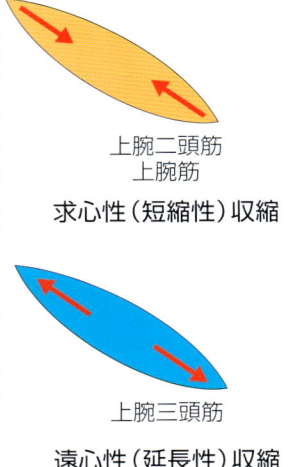 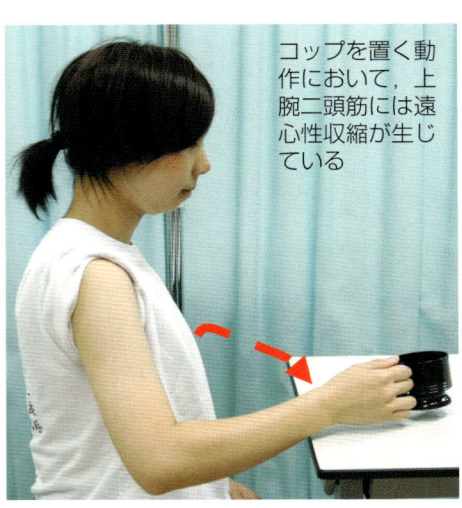

①肘屈曲時の上腕二頭筋（求心性収縮）　②肘屈曲時　　　　　③肘伸展時の上腕二頭筋（遠心性収縮）

図16　等張性収縮

2）等尺性収縮（図17）

筋は力を生むが，対象物による抵抗を超えることができず，筋長は一定．

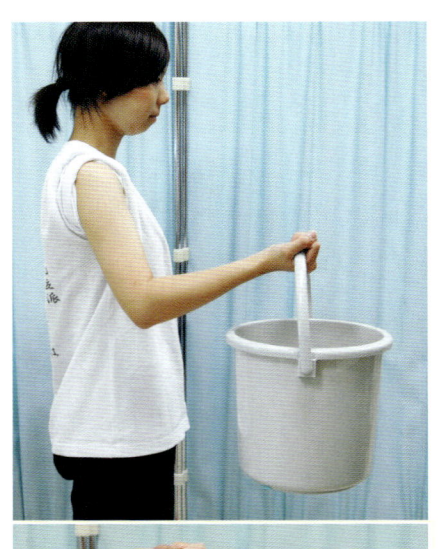

①バケツを一定の位置で保持しているときの上腕屈筋群の収縮様態をいう．

等尺性収縮（同時性収縮）　←→　動筋と拮抗筋のバランスがとれ，筋収縮時の筋長が一定である

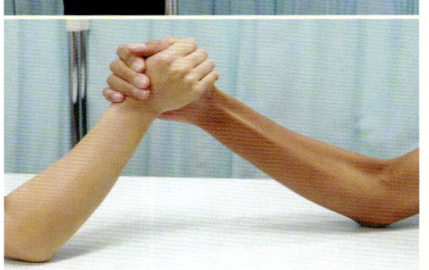

②腕相撲をしているときの両者の上肢に生じている筋収縮様態をいう．

図17　等尺性収縮

3）等運動性収縮（図18）

関節可動域の全域にわたり最大かつ均等の負荷がかけられる．筋力は，回転力（トルク）で表される．

> **★One point Advice**
>
> **筋の起始，停止について**
>
> （1）起始：体幹（正中）に近い方をいい，動きが小さく，主に補助動筋となりうる．
> （2）停止：体幹から離れる方をいい，動きが大きく，主にその関節の主動筋となりうる．

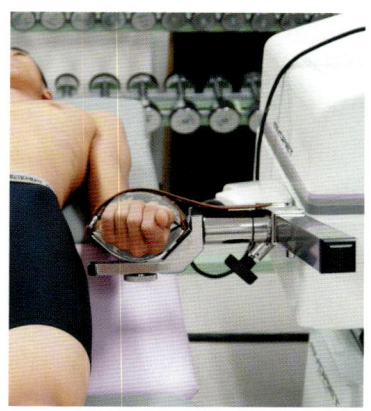

図18　等運動性収縮

5．筋の働き

> **要点**　筋は収縮するにあたって，その関節に直接的に作用するものと，間接的に作用するものがある．これらの役割から動筋（主動筋，補助動筋），拮抗筋などに分類される．

1）動筋

筋収縮によって関節運動が起こるときに主として作用する筋．静止性収縮や遠心性収縮も含める．

●**主動筋と補助動筋**（図19）
① **主動筋**…肘の屈曲において，屈曲方向の動きに直接的に作用する筋肉をいう．
② **補助動筋**…肘の屈曲において，屈曲方向の動きに間接的に作用する筋肉をいう．

2）拮抗筋

動筋の働きを対側よりコントロールする筋群．
上腕二頭筋は肘関節屈曲時の主動筋であり，拮抗筋は上腕三頭筋である．拮抗筋の収縮様態は，動筋の動きの速さや強さに応じた遠心性収縮となり，動筋の動きをコントロールしている（図20）．

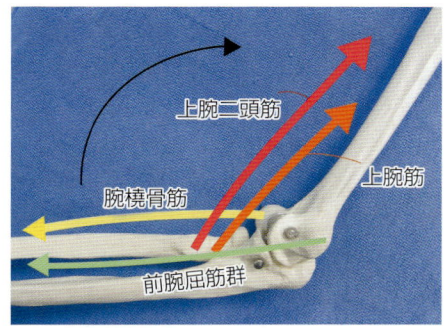

図19　主動筋（上腕筋，上腕二頭筋，腕橈骨筋）と補助動筋（前腕屈筋群）

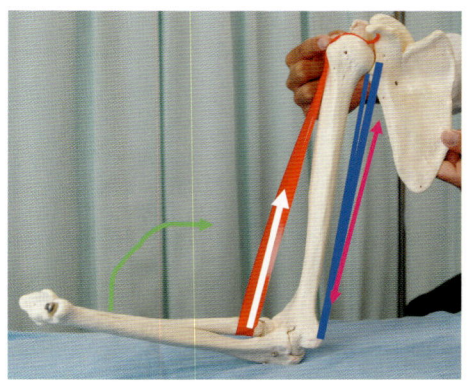

動筋：上腕二頭筋（赤）　拮抗筋：上腕三頭筋（青）
図20　動筋と拮抗筋（肘関節屈曲時）

3）固定筋（安定筋）（図21）

静止性収縮（等尺性収縮）によって骨や身体部分を固定して支持性を与える．

腕立て伏せ姿勢で，頭部が重力で下がらないように頸部伸筋群が，また，肩甲骨の安定に肩甲帯筋が静止性収縮を行う．

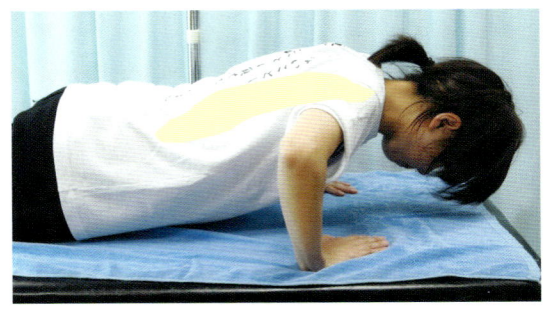

腕立て時の肩甲帯筋

図21　固定筋

4）共同筋（図22）

特定の運動に参加するすべての筋．

① helping synergist…動筋による不必要な動きを抑制しあうものである．2つあるいはそれ以上の筋が1つの筋に対して協調した働きをする．

握力の測定時，指の屈曲に対して手関節は背屈位となることが力学的に望ましい．この場合，手関節の伸筋群（長・短橈側手根伸筋，尺側手根伸筋）が必然的に収縮を行うことになる（図22-①）．

② true synergist…2関節筋などで，中間関節の運動を防止するために別の筋が静止性収縮を行う．

手指の周囲の筋が協調しなければ，手指屈筋は十分な機能を果たさない（図22-②）．

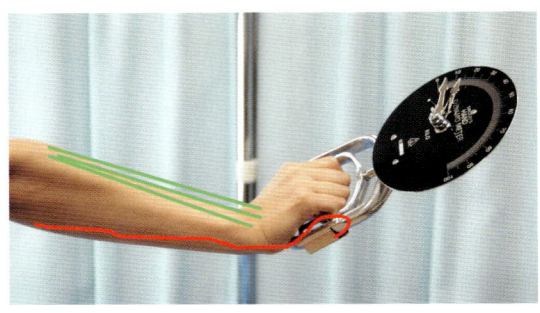

①共同筋（helping synergist）：握力を計測時に手関節の背屈保持

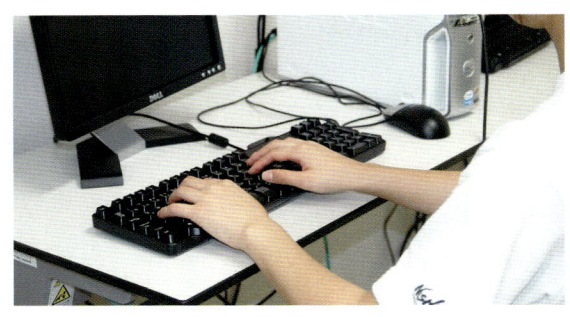

②共同筋（true synergist）：パソコンに入力時のPIP・DIP関節の保持

図22　共同筋

★One point Advice　把持装具

指の屈曲力が弱い場合，手関節背屈位を保持する目的で装具（コックアップスプリント）（図23）を処方する．これは，手関節背屈位をとることで指の屈曲を促進させる目的である．

手関節背屈機能が残存し，手指屈曲機能が失われた第6頸髄損傷患者に用いられる．

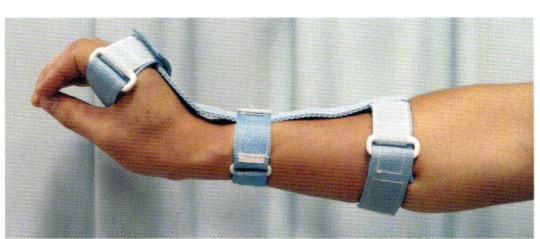

図23　把持装具（コックアップスプリント）

6．1関節筋と2関節筋

要 点 筋は，その起始と停止部の長さから多関節にわたるもの（2関節筋）と単関節で終わるもの（1関節筋）の2つに分類される．それによって筋の関節に及ぼす影響，筋が受ける負荷の影響は大きく異なることを理解してください．

1）1関節筋

例）上腕筋，三角筋
- 起始部と停止部が1つの関節をまたいでいる筋．
- 主動筋と補助動筋に分けられる．

2）2関節筋

例）上腕二頭筋長頭，大腿直筋，大腿二頭筋長頭
- 起始部と停止部が2つ以上の関節をまたいでいる筋（2つの関節の運動に関与）．
- 遠位関節に対して腱作用や靭帯作用，制約作用などがある．
- 遠位関節は主動筋に，近位関節は補助動筋として動く．

☆例外：足が床に固定されているとき（立位でのスクワットや懸垂しているとき），近位関節にかかる負荷が大きくなるので近位関節が主動的な働きをする．この運動を閉鎖的運動連鎖（closed kinetic chain）という（図24）．

一方，脚の末端が地面に固定されていない状態で，末端が自由に動く運動を開放的運動連鎖（open kinetic chain）という（図25）．

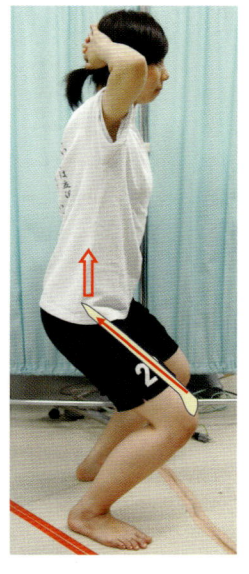

図24 閉鎖的運動連鎖（closed kinetic chain, CKC）

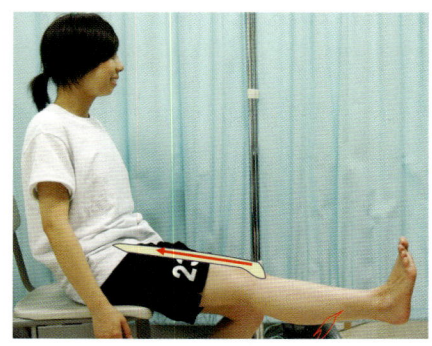

図25 開放的運動連鎖（open kinetic chain, OKC）

★One point Advice 　2関節筋の主動筋と補助動筋の理由

- 関節を中心として重さの軽い遠位部が主動的運動をおこしやすい．
- 遠位部はテコの長さからいって主動筋となりやすい．
- 近位部は遠位部に比べて重く，補助的な動きになる．
- 近位部は固定（安定性）が得られやすく，遠位部に運動の主体が生じることになる．

★One point Advice　2 関節筋の重要性

関節可動域（ROM）の観察・評価を行う場合，2関節筋の影響を考慮して計測する必要がある．
　例：膝関節の屈曲角（自動）における大腿二頭筋長頭の影響．
・長頭の付着部位は坐骨結節から腓骨頭．
・機能は股関節伸展と膝関節屈曲．
・股関節が伸展位にあるとき，大腿二頭筋長頭は緩む．その状態での膝関節屈曲は1関節筋である大腿二頭筋短頭に依存する割合が大きくなり，膝関節の自動ROMは減る（股関節伸展位での大腿直筋の緊張による影響もある）．
・股関節屈曲位では，大腿二頭筋長頭は適度な伸張が得られ，膝関節屈曲運動に有利となる．したがって膝関節のROMは増える（股関節屈曲位で大腿直筋は弛緩している影響もある）．

7．筋の形状

要点　筋は筋線維の走行から紡錘状筋と（半）羽状筋に大きく分類される（図26）．その意義を理解してください．

① **紡錘状筋**…筋束が筋と同じ方向に平行に配列している骨格筋（図26-①）．
　　大きな力は出せないが，収縮スピードが速く，深屈曲に向いている．
　例）上腕二頭筋，長掌筋，半腱様筋
② **（半）羽状筋**…筋束が斜めに配列して筋内腱を有する骨格筋（図26-②）．
　　収縮スピードは遅いが，大きな力を生み出す．深屈曲には向いていない．
　例）腓腹筋（羽状筋），半膜様筋（半羽状筋），大腿二頭筋

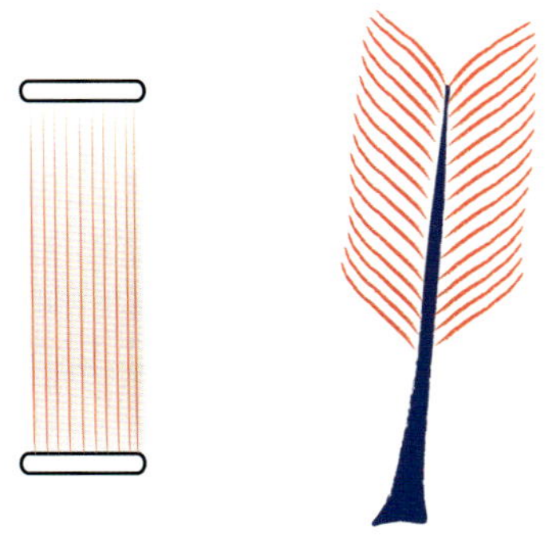

　　①紡錘状筋　　②羽状筋

図26　筋の形状

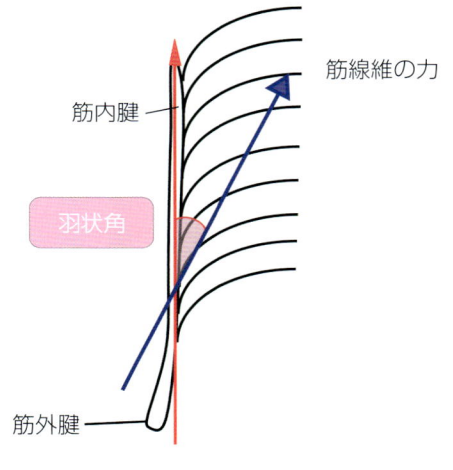

図27　羽状筋の有利性

★One point Advice　羽状筋の有利性

　紡錘状筋のように，筋線維が平行であれば筋線維で発生した力はすべて腱，関節に直接的に伝達される．
　羽状筋は，空間節約と浅屈曲における大きな筋力を発生させる能力が備わっている．すなわち，中央の腱（筋内腱）に対し，斜めに走行する線維は，一定の筋長に多くの線維を適合させることで大きな筋力を発生できる．しかし，筋収縮によって，筋線維と腱の配列の角度（羽状角）が大きくなると，筋線維で発生した力より小さい力しか腱には伝わらなくなる（図27）．

8．立位姿勢のバランスとランドマーク

要　点　立位での体幹のアライメントを観察することは，臨床上，極めて有効なことであり，そのためのランドマークを理解してください（図28）．

① 前後：後頭隆起→棘突起→殿裂→両膝関節内側中心→両内果中心

② 側方：耳垂→肩峰→大転子→膝関節前部（膝蓋骨後面）→外果の前2 cm

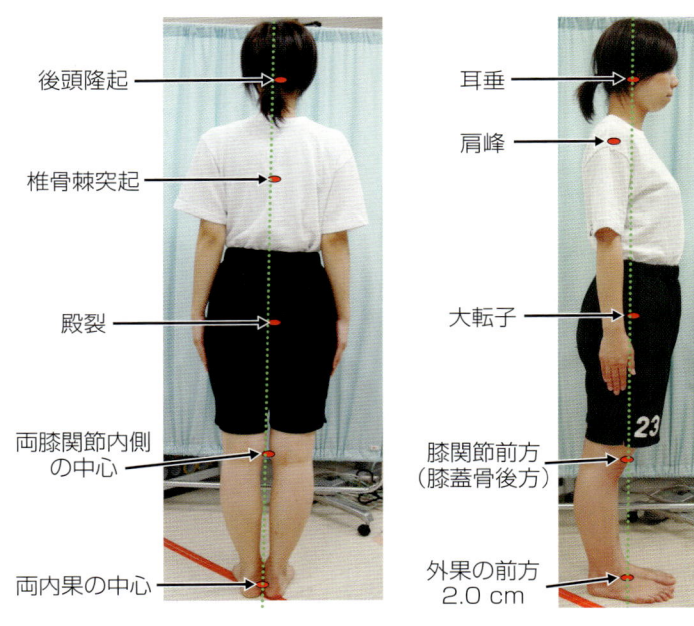

①側方のバランス　　　②前後方向のバランス

図28　立位バランス

★One point Advice
アライメントと異常姿勢

前後方向のアライメントがずれていると，胸椎後弯，体幹の前傾などの姿勢異常を考える．
側方のアライメントがずれていると，側弯，下肢長差などが考えられる．

9．重心の位置

要　点　立位での重心の位置はほぼ決まっており，これは体幹の安定性に影響することを理解してください．

① 骨盤内で仙骨（第1～第2仙骨）のやや前方，床から男性約56％，女性約55％の位置にある（図29-①）．
② 重心の高さは低いほど安定性はよくなる．
③ 人体の重心は3つの要素で規定される．
　・身体があらゆる方向に自由に回転しうる点．
　・身体の各部の重量が相互に均衡がとれている点．
　・基本水平面，基本前額面，基本矢状面が交叉する点．
　・幼児では，重心が成人よりも相対的に頭部に近く，立位姿勢の保持は不安定となる（図29-②，30）．

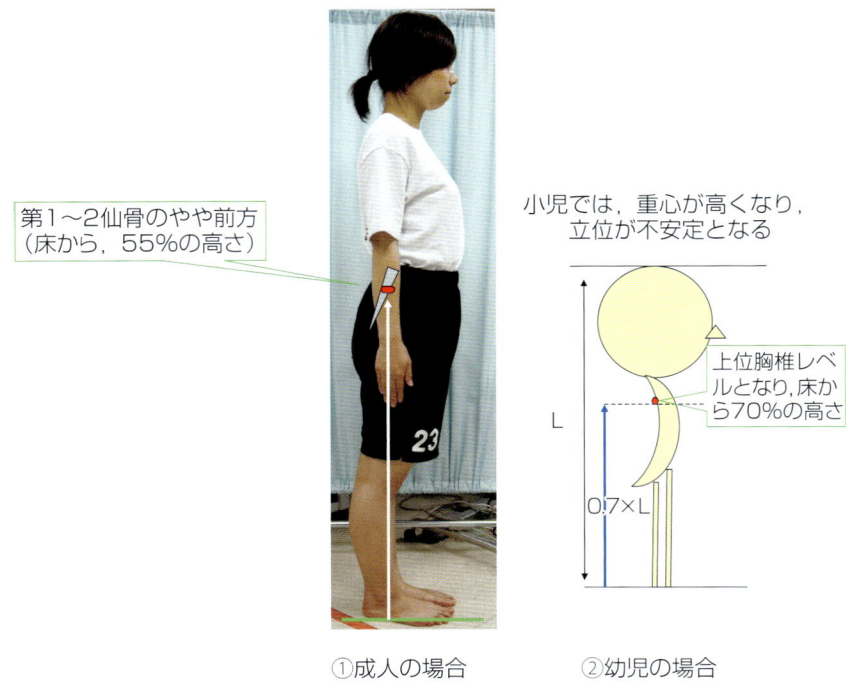

図29　重心の位置

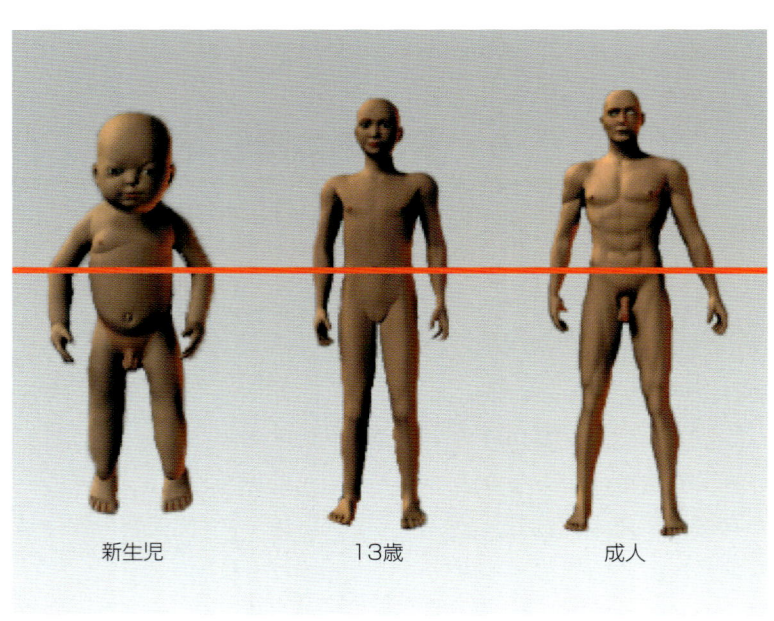

図30　成長段階における重心の高さ

10．関節の分類

要点 関節はその動きに応じて様々な形態が要求され，それぞれの形態には名前が付いている．また，その形態は運動軸と運動の方向を決定することになる．この点を理解してください．

① **運動軸と形状による分類**

可動関節（滑膜性関節）に対する分類として，
1軸性（自由度1）
　蝶番関節・らせん関節・車軸関節
2軸性（自由度2）
　楕円関節・顆状関節・鞍関節
3軸性（自由度3）
　球関節・平面関節・半関節

② **連結による分類**

不動関節における連結
・線維性連結…骨と骨とが膠原線維に富む線維性結合組織により連結
・軟骨性連結…骨と骨が軟骨により連結

1）可動関節（滑膜性関節）

ここでは運動学的立場から述べる．
　1軸性関節の運動軸は1つであり，1つの面だけで運動が可能である．2軸性関節は2つの運動軸があり，2つの面で運動が生じる．2つの運動軸を組み合わせると分廻し運動が可能となる．多軸関節とは，運動の面と軸が無数にあり，あらゆる方向への運動が可能な関節である．

● 1軸性関節
① **蝶番関節**：運動軸は骨の長軸に直角で，1方向だけの運動が行われる（指関節）．
② **らせん関節**：蝶番関節の変形とみるべきもので，運動軸は骨の長軸と直角ではなく，鋭角で交わり，運動はらせん状となる（腕尺関節，距腿関節）（図31）．
③ **車軸関節**：骨の長軸に対して，車輪のような回転運動だけが可能な関節である（上橈尺関節（図32），環軸関節）．

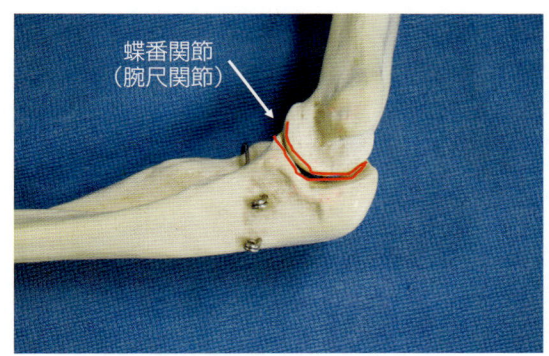

図31　らせん関節または蝶番関節（腕尺関節：上腕骨滑車—尺骨滑車切痕）

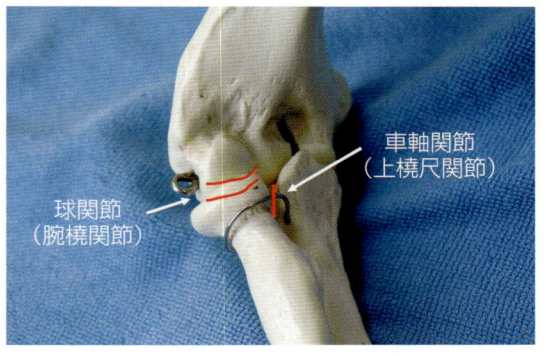

図32　球関節（腕橈関節：上腕骨小頭—橈骨頭）と車軸関節（上橈尺関節：橈骨関節環状面—尺骨橈骨切痕）

● 2軸性関節
④ **顆状関節**：関節頭が楕円形，関節窩がこれに対応したくぼみ（おわんを重ねた状態）を形成して，関節頭の長軸，短軸上で動く．その形状から楕円関節ともいう（環椎後頭関節，橈骨手根関節（図33），顎関節）．
⑤ **鞍関節**：相対する関節面が鞍を背中合わせにしたような形で適合している（第1手根中手関節）（図34）．

● 多軸関節
⑥ **球関節**：関節頭がほぼ半球状，関節窩は球状のくぼみになっている．肩関節（open ball and socket joint）（図35-①），腕橈関節（図32）などがある．
⑦ **臼状関節**：股関節（limitted ball and socket joint）は肩関節に比べると，関節窩が深く骨頭のほぼ2/3を収め，関節の可動範囲は狭められている．股関節のことを臼状関節ともいう（図35-②）．

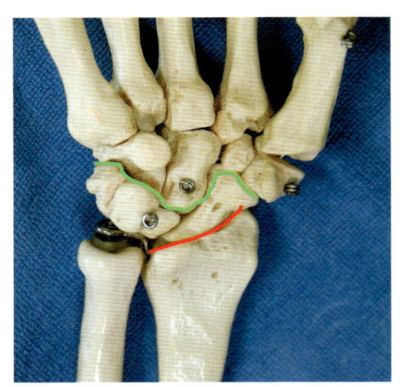

手関節は，橈骨手根関節と手根中央関節で構成されている
橈骨手根関節は顆状関節，手根中央関節は平面関節といえる
図33　顆状関節（赤線）と平面関節（緑線）

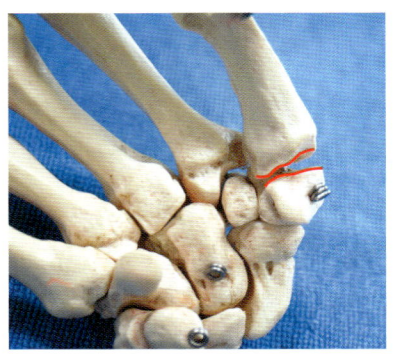

第1手根中手関節は，大菱形骨と第1中手骨底で構築されている
代表的な鞍関節といえる
図34　鞍関節

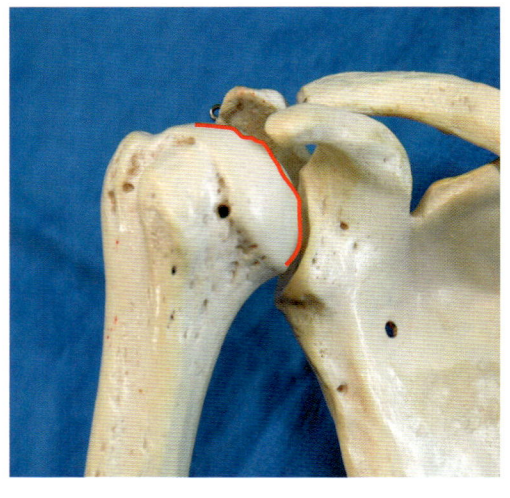

①球関節（肩関節）

図35　球関節

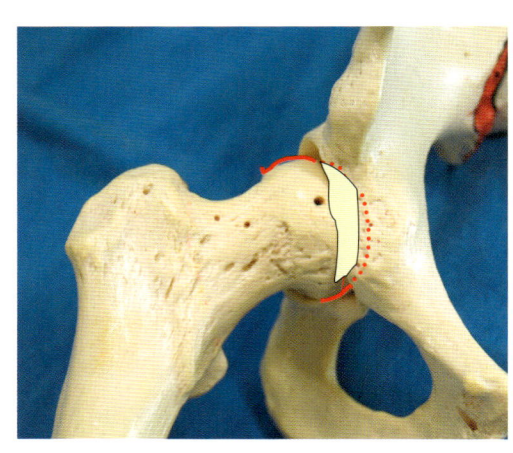

②臼状関節（股関節）

⑧ **平面関節**：相対する関節面の形も大きさもほぼ同じ平面である．関節包と靱帯で固く包まれ，運動は著しく制限される（椎間関節，肩鎖関節，手根間関節の一部（図 33），足根間関節）．

⑨ **半関節**：平面関節の一種で関節面が平面ではなく，しかも関節面がよく適合しているため，平面関節より運動範囲が小さい（仙腸関節）（図 36）．

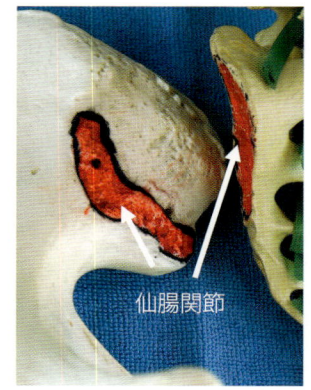

滑りと軸回旋の複合運動が可能
図 36　半関節

2）線維性連結

① **縫合**（頭蓋骨の頭蓋縫合；図 37-①）
② **靱帯結合**（遠位脛腓関節；図 37-②）
③ **釘植**（下顎骨や上顎骨に埋め込まれた歯；図 37-③）

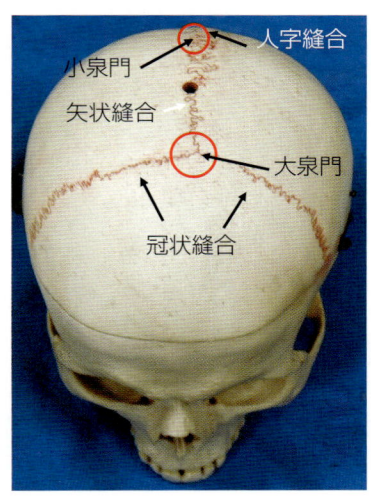

①縫合（頭蓋縫合）

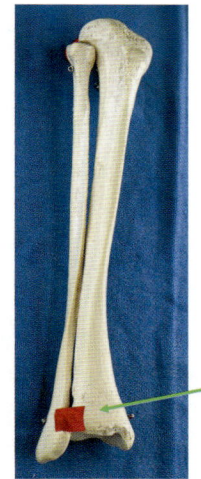

②遠位脛腓関節（靱帯結合）

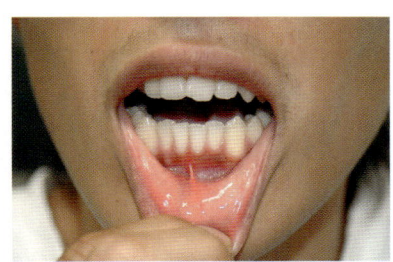

③釘植（歯根と歯槽）

図 37　線維性連結

3）軟骨性連結（図38）

① **軟骨結合**（頭蓋底の軟骨結合，肋骨と胸骨の間の関節，肋軟骨）（図38-①）

② **線維軟骨結合**（恥骨結合，椎間板，成人の胸骨柄と胸骨体の間の関節）（図38-②）

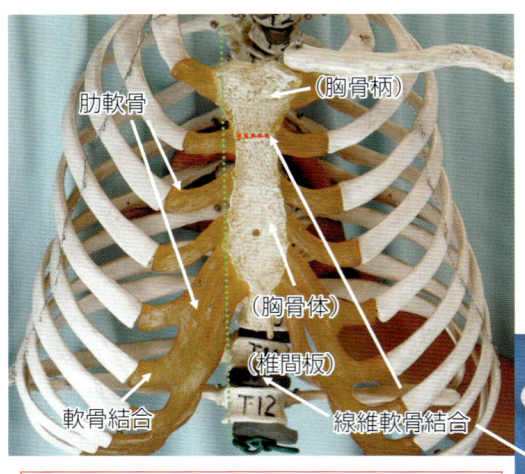
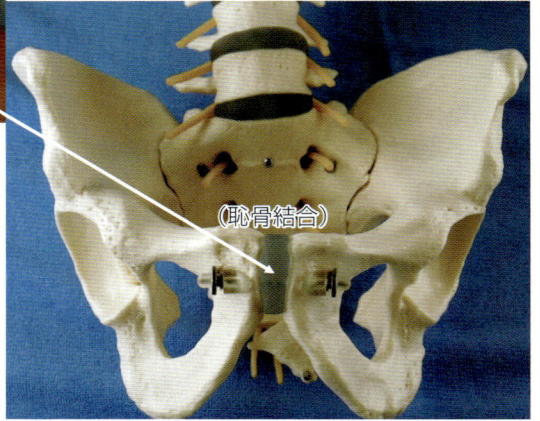

軟骨結合
　軟骨細胞からなり，硝子軟骨と一部のコラーゲン線維を含む

線維軟骨結合
　線維軟骨細胞からなり，約90％はコラーゲン線維で，うち90％はⅠ型コラーゲン

①軟骨結合　　　　　　　　　　　②線維軟骨結合

図38　軟骨性連結

11．滑膜性関節

要点 関節とは，いわゆる解剖学的関節をさし，一定の条件を備えていなければならない．その条件を理解することが機能解剖学を応用する上では必要といえる．

● 滑膜性関節の特徴（図39）
① 凹と凸を有する
② 関節腔を有する
③ 動きがある（可動関節）
④ 関節軟骨（硝子軟骨）で覆われる
⑤ 関節包（線維膜と滑膜で構成）に包まれる
　a．線維膜：弾力性に乏しく神経は豊富であるが，血管に乏しい
　b．滑膜：神経・血管が豊富にある
⑥ 滑液を有する
⑦ 靱帯を有する（関節包靱帯）

　そのほかに関節唇，関節円板，膝半月，滑液包を有する場合がある．関節円板は，顎関節，胸鎖関節，肩鎖関節，遠位橈尺関節に存在する．

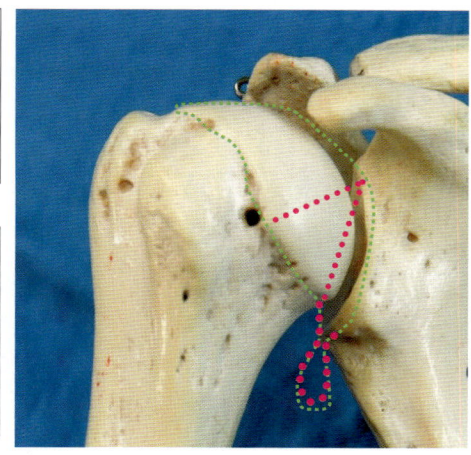

滑液を有する（関節の潤滑・栄養・緩衝・安定作用）主成分はヒアルロン酸

靭帯を有する（運動の抑制・誘導，関節の受動的安定）種類は関節包靭帯 関節包外靭帯

凹凸を有する

関節包を有する

関節腔を有する

動きを有する

関節軟骨を有する

円板，あるいは半月，関節唇，滑膜ヒダ，脂肪体などを伴う場合もある

赤：関節上腕靭帯　　緑：関節包

図39　滑膜性関節の特徴

★One point Advice　滑膜性関節に付随する組織

○必ずある組織
・滑液
・関節軟骨
・関節包
・滑膜
・関節包靭帯（関節内靭帯）
・血管
・感覚神経

○ときにある組織
・関節円板または半月（板）
・関節唇
・脂肪体
・滑膜ヒダ

★One point Advice　関節包靭帯とその例

・関節上腕靭帯，膝内側側副靭帯，前・後十字靭帯などがある．

・これらは関節包の一部が肥厚したものである（特定の動きに抗する作用をもつ）．

★One point Advice　関節軟骨の修復

　関節軟骨の損傷で，軟骨下骨にまで及ばない軟骨のみの損傷は修復されない．一方，軟骨下骨にまで達する損傷においては，欠損部は骨髄由来の間葉系細胞により線維軟骨組織として修復される．ただしもとの硝子軟骨になることはない．

12. 滑　液

要点 解剖学的関節の条件の1つに滑液の存在がある．滑液は滑膜より分泌され，さらに吸収されることでその条件（粘性，弱アルカリ性，pH調整など）が保たれている．滑液にはいくつかの特徴と役割が与えられていることを理解してください．

1）滑液とは

① 滑膜は，線維関節包の内面だけでなく，関節軟骨以外の関節内骨表面，関節内靱帯，滑液包の表面を覆っている（図40）．
② 滑膜表面で滑液の分泌と吸収を行っている（図41）（滑膜の内膜下層は毛細血管や線維芽細胞に富む．ここから成分の一部が通過する）．

2）滑液の特徴

① 性状は透明〜淡黄色
② 粘稠性（ヒアルロン酸による）
③ 弱アルカリ性
④ 滑膜の線維芽細胞から分泌されるヒアルロン酸＋血漿由来の細胞間液によるものである．
⑤ 貪食細胞を含み，関節内の細菌や，磨耗・断裂により生じた破片を除去する．

3）滑液の役割

① 関節面の潤滑
② 関節軟骨の栄養…成熟関節軟骨には血管，リンパ管がないため滑液により栄養供給される．
③ 関節への衝撃緩和
④ 関節の保持（外傷による関節を保護するために内圧を高める：たとえば関節水腫）

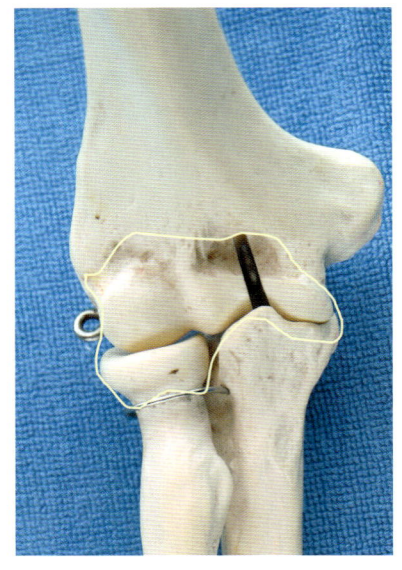

図40　肘関節内の滑膜

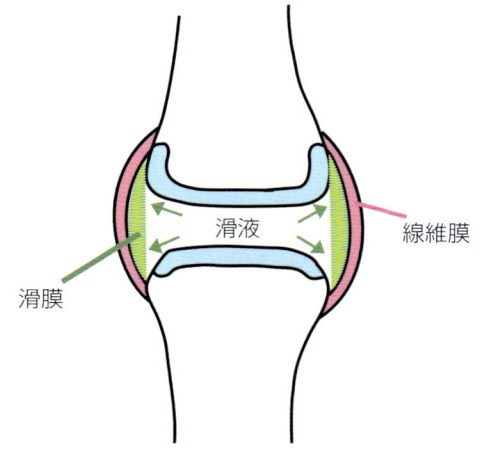

図41　滑液の分泌

13. 靭帯の働き

要点 関節に対する靭帯の位置を理解し，その役割を学ぶことは関節の動きを理解する上で極めて重要となることを理解してください．

① **運動の制限**：膝の内側・外側側副靭帯の場合，側方の動きと膝の回旋を制限する．
② **関節の安定**：運動時，関節にみだれが生じたとき，元の状態に戻ろうとする作用がある．
③ **運動の誘導**：関節運動の際，靭帯の張力により一定の方向に誘導する．

★One point Advice　関節包靭帯と，関節包外靭帯

・関節包靭帯は，関節包の一部が特定の運動に抵抗，あるいはその動きを制御するために肥厚した部分といえる．
前・後十字靭帯，膝内側側副靭帯（MCL）（後部の線維）等．
・関節包外靭帯は，関節包の肥厚した部分ではなく，独立して存在しているものである．
膝外側側副靭帯（LCL）等．

・MCLと関節包，さらに関節包と内側半月板は連結しているため，比較的安定している反面，同時に損傷も受けやすい．一方，LCLは外側半月板とは接していないため，単独損傷となることが多い．
（たとえば膝外反力で，MCLの損傷とともに内側半月板が受傷する可能性がある．ゆえに，内側半月板は外側に比べ損傷する機会が多いといえる）

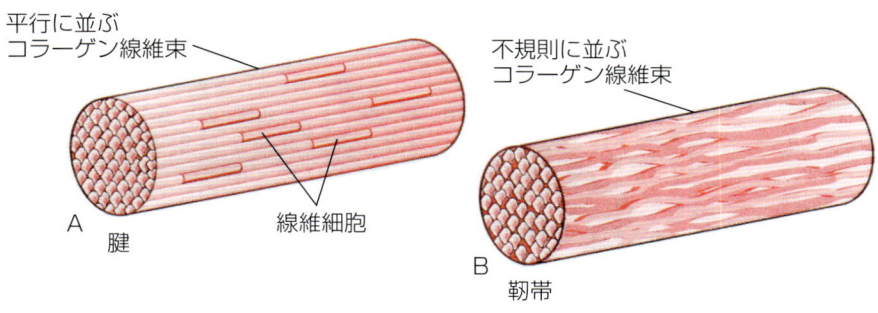

図42　靭帯と腱の違い

★One point Advice　靭帯と腱の違い（図42）

〈靭帯〉
・靭帯や関節包はコラーゲン束が不規則である．
・異なる方向の張力に対応することが可能となる．
・コラーゲン束の主たる並びの方向は，最もよく受ける運動方向に対している．
・関節の安定保持，動きの制限，あるいは関節の動きを誘導する働きをする．

〈腱〉
・腱のコラーゲン線維は平行に並んでいる．
・張力を一方向に伝達すること（筋の収縮力を骨格へ効果的に伝達）が主な役割といえる．したがって，他の方向の張力には抵抗しきれないことになる．

14. テコの応用

要点 人体における関節の動きはすべてテコの考えが応用されている．第1, 2, 3のテコについて，実際の代表的な関節を用いて理解してください（図43）．

- **第1のテコ**：バランスのテコとも呼ばれ，「安定性」が特徴である．
  例）頭部の定位（図43-①）
- **第2のテコ**：力のテコともよばれ，「力の有利性」が特徴である．
  例）つま先立ちのときの足の状態（図43-②）
- **第3のテコ**：力に対しては不利であるが，運動の速さに対して有利な構造になっている．
  スピード，距離の面で有利．
  例）肘関節の屈曲（図43-③）．人体のテコの効用の大部分．

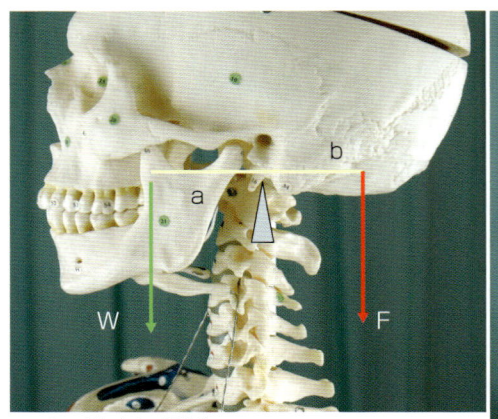

F：力（筋力に相当）
W：作用（荷重に相当）

$aW=bF$

①第1のテコ
（バランスをとる）

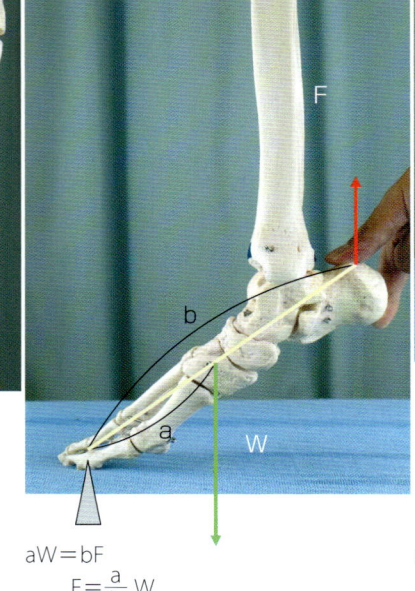

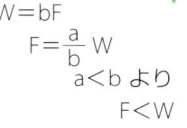

$aW=bF$
$F=\dfrac{a}{b}W$
$a<b$ より
$F<W$

②第2のテコ
（力で有利，スピード・距離で不利）

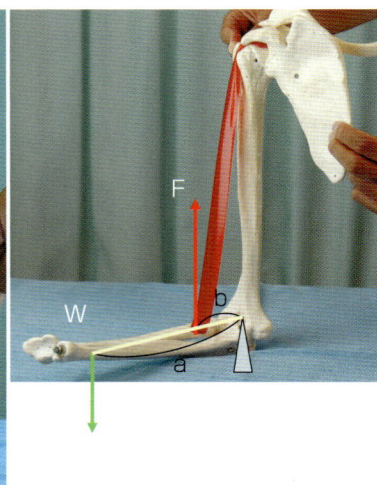

$aW=bF$
$F=\dfrac{a}{b}W$
$a>b$ より
$F>W$

③第3のテコ
（スピード・距離で有利，力で不利）

図43　テコ

Ⅱ．肩関節

要点 肩関節は，手（効果器）をあらゆる方向に移動するためのものであるが，そのために生じるリスクも高いといえる．下肢に対して骨盤があるように，上肢には肩甲骨が存在する．頑丈に固定された骨盤とは異なり，肩甲骨はそれ自体が機能的関節としての作用をもつ．したがって，肩甲胸郭関節の機能障害は肩関節に重大な障害をもたらす．肩関節をみるにあたっては，狭義の肩関節（関節上腕関節）のみならず，広義の肩関節，さらには体幹，下肢をも含んだ全身から捉えるという視点が必要である．

1．広義の肩関節

・肩は単一の関節でなく，複数の解剖学的関節と機能的関節の複合体として捉える．
・広義の肩関節は主に5つの関節から構成されており，個々の関節の動きとそれらを複合した動きがいわゆる肩関節の機能といえる（図1，表1）．

表1　肩関節の分類

1．関節上腕関節 2．胸鎖関節 3．肩鎖関節	解剖学的関節 （図1 赤色囲み）
1．第2関節 2．肩甲胸郭関節	機能的関節 （図1 緑色囲み）

★One point Advice　肩関節の触診

・複合体としての各関節の部位を理解する．
・各関節の動きを理解する．

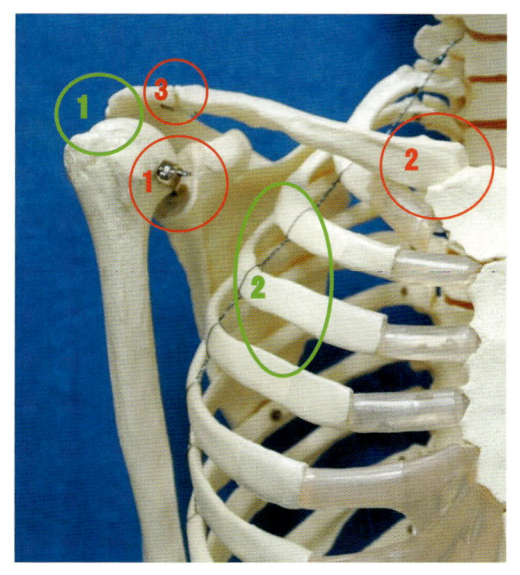

図1　広義の肩関節

2．肩関節を構築する骨

要点 肩関節を構築する骨には鎖骨，肩甲骨，上腕骨の3つがあり，それぞれの解剖学的・機能的意義を理解する．
① 鎖骨（S状の棒のような骨）：体幹と上肢を連結するクランクシャフト様の骨である．
② 肩甲骨（貝殻に似た骨）：胸郭上で規則的に動いて，肩関節の動きを補助する．
③ 上腕骨（捻じれたグリップのある杖のような骨）：肩甲骨と骨頭間の緻密な動きを作りだす．

1）鎖骨（図2）

・体幹と上肢を連結する唯一の骨．
・肩甲骨から分かれたものといわれている．
・肩関節複合体の調整軸となる．
・組織発生学上は膜性骨（membrane bone）に属し，他の長幹骨とは異なる．
・鎖骨内側端は胸鎖関節，外側端は肩鎖関節を構築する．
・鎖骨は，水平面上で内側が前方凸，外側は後方凸のS字状カーブを呈している（図2-①，②）．

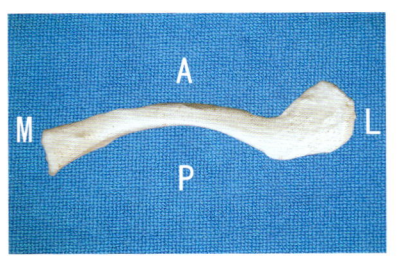
①上面

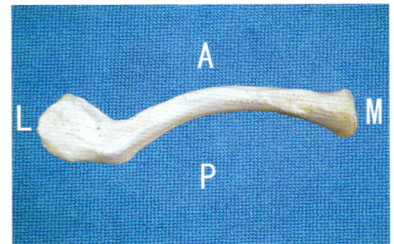
②下面

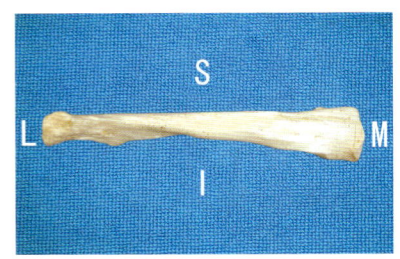
③前面

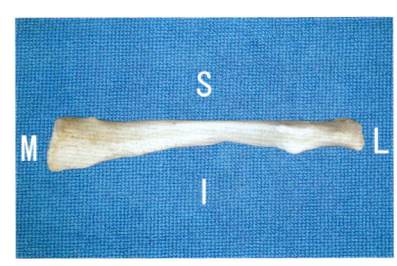
④後面

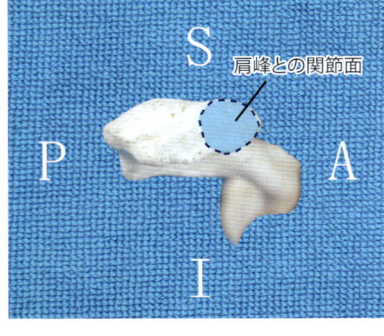
⑤外側端

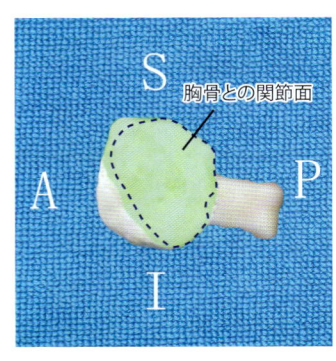
⑥内側端

図2　鎖骨

> ☆**膜性骨**（membrane bone）
> ・骨形成は，膜性骨化と軟骨内骨化の2つの様式により行われる．
> ・膜性骨は，骨化の過程であらかじめ軟骨のモデルを生じることなく，結合組織から骨芽細胞（osteoblast）ができ，直接，骨組織になる（鎖骨以外に，頭蓋冠の扁平骨，上顎骨・下顎骨も膜性骨に含まれる）．

- 上肢挙上の際，このS字状カーブは回旋を生じるため，鎖骨の回旋障害は上肢の動きに影響を与える．
- 各方向よりみた外観を示す（図2-③〜⑥）．

(1) 鎖骨の特徴

- 鎖骨の両端は関節面となっており（図3-①），両端の周囲は粗くて内側下端は第1肋骨圧痕，外側下端は円錐靱帯結節・菱形靱帯稜などの凹凸面がみられる（図3-②）．
- 鎖骨両端の動きは，靱帯によって強固に制限されており，内側には肋鎖靱帯，鎖骨間靱帯，前後胸鎖靱帯，外側では肩鎖靱帯，烏口鎖骨靱帯がみられる（p40参照）．
- 筋肉は，内側で鎖骨下筋（鎖骨下筋溝），大胸筋，胸鎖乳突筋（鎖骨頭），外側では，三角筋，僧帽筋（上部線維）が付着する．

(2) 鎖骨の部位による断面の特徴

- 外側1/3は前後に扁平な形状をしている．

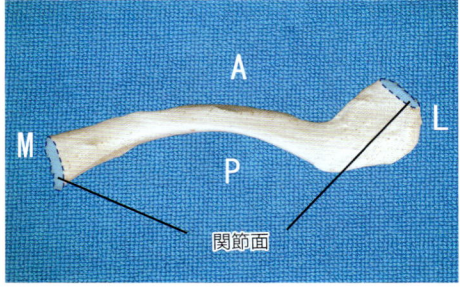
①上面
表面はすべすべして，皮膚の間で滑走性をもたらす．

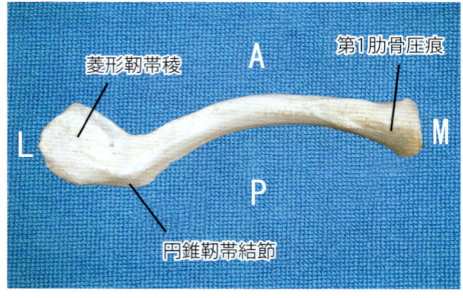
②下面
鎖骨両端の下面は粗くなっており，靱帯が付着する．

図3　鎖骨の特徴

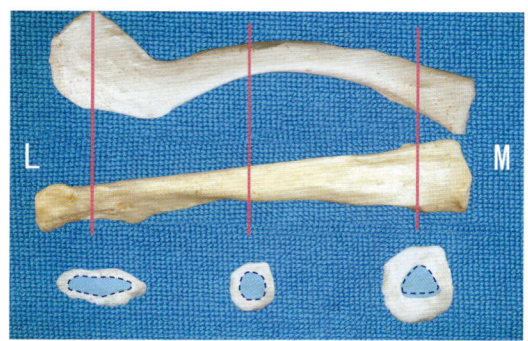

図4 断面の特徴

- 内側1/3は三角形をしている．
- 中央1/3は三角形から扁平な形状に移行する間で円筒形を呈する（図4）．
- 中央1/3と外側1/3の境界部はカーブの変換点となっていて，最も脆弱な部位となる．

2）肩甲骨（図5）

- 前方から，烏口突起，肩峰，肩甲切痕，肩甲下窩を観察する．特に肩甲下筋の起始する肩甲下窩は薄くて透けてみえる（図5-①）．
- 後方では，肩甲棘が際立っており，上に狭い棘上窩，下に広い棘下窩に二分される（図5-②）．
- 外側面では，そら豆状の関節窩，烏口突起と肩峰の位置，およびその形態（Y字状），関節窩から垂直におりる外側縁のラインに注目する（図5-③）．
- 上から，棘上窩，肩甲切痕，棘窩切痕，さらに烏口突起と肩峰の位置，およびその形態を観察する（図5-④）．
- 肩甲骨内側縁のライン，肩峰から連続する肩甲

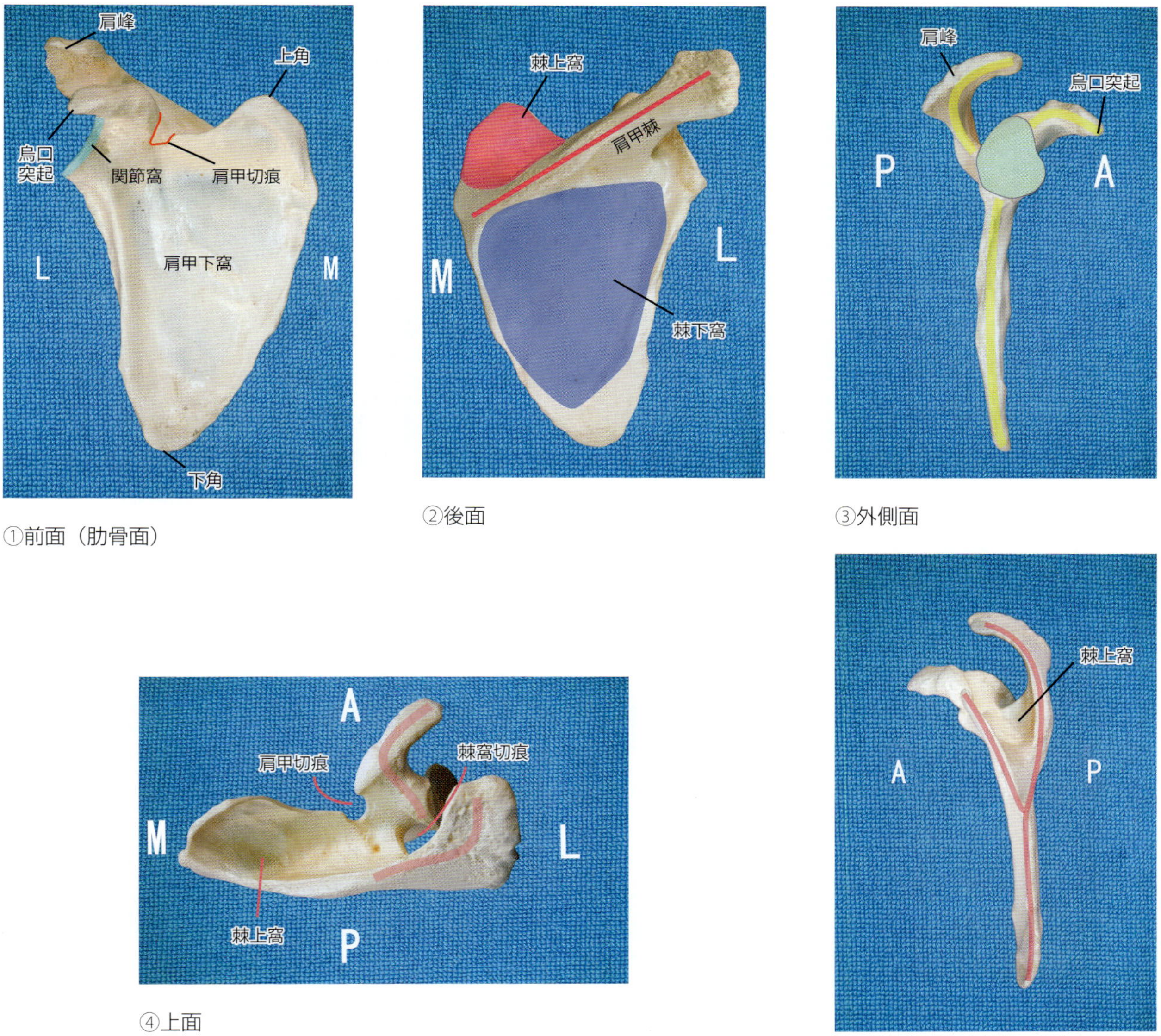

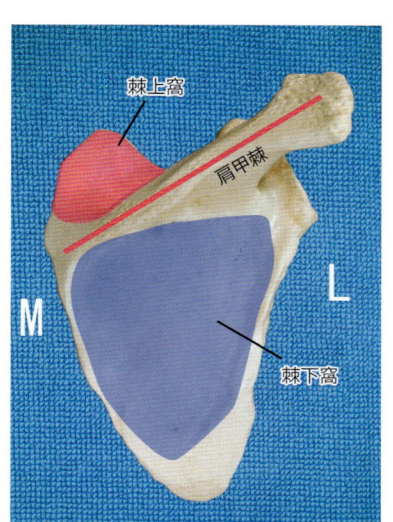

①前面（肋骨面）

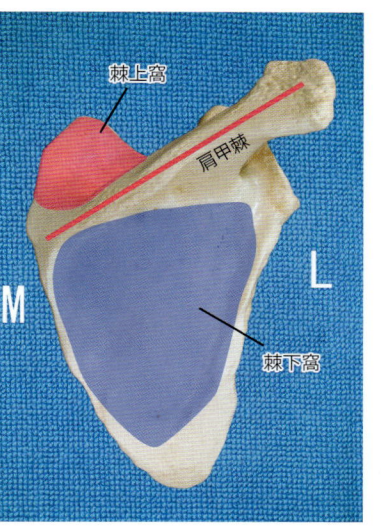

②後面

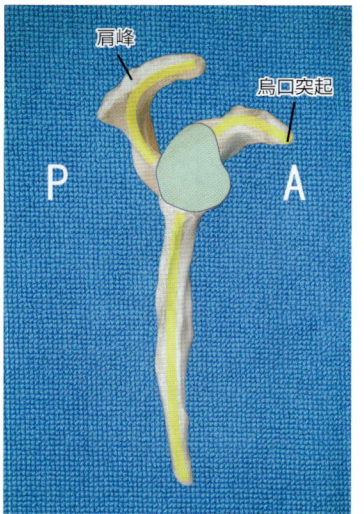

③外側面

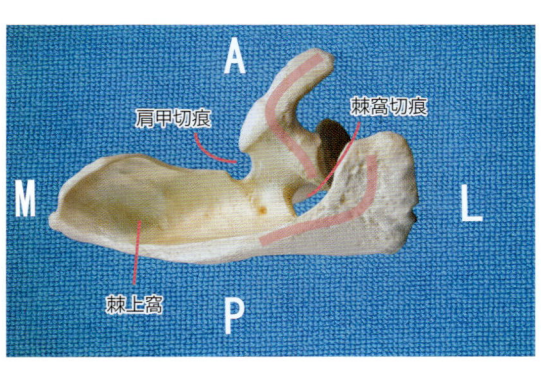

④上面

図5 肩甲骨（右）の形態

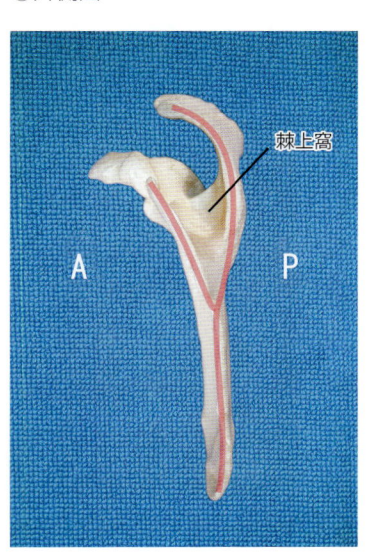

⑤内側面

棘，その上部の棘上窩，下部の棘下窩，さらに烏口突起と肩峰の位置，およびその形態（Y字状）を確認する（図5-⑤）．

(1) 肩甲骨の位置

上腕骨頭の受け皿としての肩甲骨と，胸郭における肩甲骨の位置を確認する（図6）．

- 肩甲骨と胸郭との位置関係（個人差があるが，一応の基準として示す）は，上角（第2胸椎棘突起，あるいは第2肋骨），肩甲棘根部（内側縁）（第3胸椎棘突起，あるいは第3肋骨），下角（第7〜8胸椎棘突起，あるいは第7〜8肋骨），内側縁から棘突起までの間隔5〜6cmと考えられる．
- 肩甲骨には，筋肉が多く付着しており，極めて複雑な動きを生み出している．

- 棘上窩の面積は小さく，棘下窩は大きい．これは，肩甲骨（逆にとれば，上腕骨）に大きな回旋が求められていることを意味している（図7）．

(2) 肩甲切痕（図8-①）

- 棘上窩の前縁中央やや外側にあるくぼみである（図8-①）．
- 肩甲上動脈・神経が横靱帯の下を通過しており，overuseによって横靱帯との間で絞扼されるとされている．
- 棘窩切痕を含めたこれらの部位での絞扼は，棘下筋の萎縮をもたらす．

(3) 棘窩切痕（図8-②）

- 肩甲骨を直上からみると，臼蓋の後方と肩甲棘間に切れ込みがみられ，これを棘窩切痕という（図8-②）．

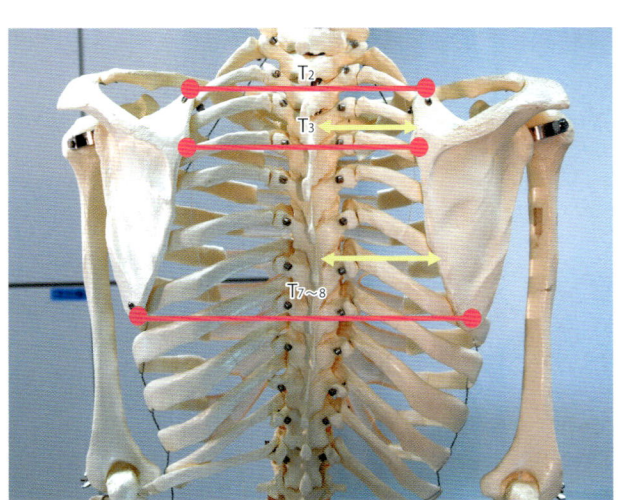

図6　肩甲骨の位置

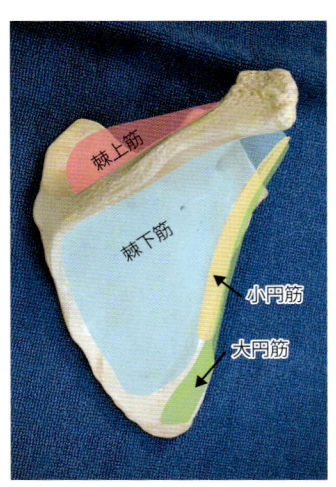

図7　肩甲骨後面に付着する筋肉

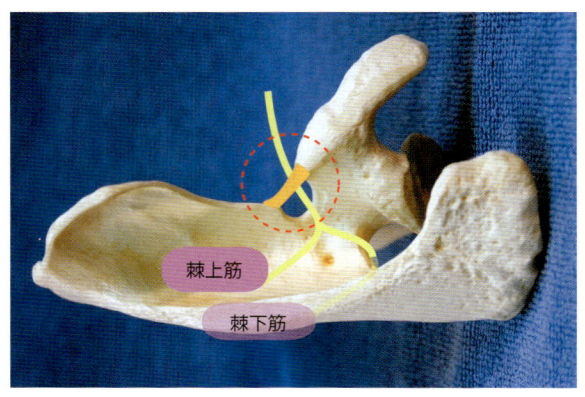

①肩甲切痕

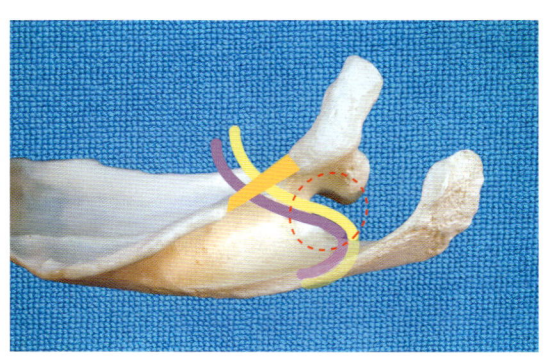

②棘窩切痕

図8　肩甲切痕と棘窩切痕

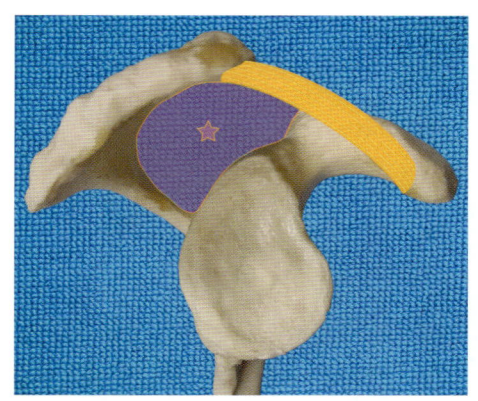

図9 棘上管

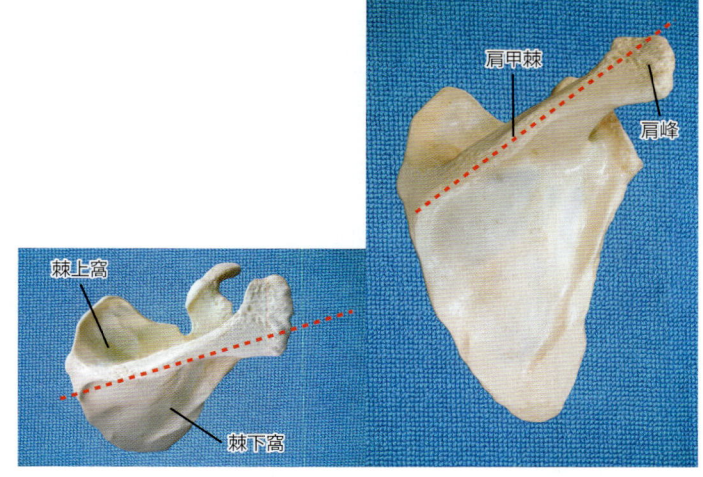

図10 肩甲棘

- 肩甲上神経と脈管の棘下枝が通過する．激しい運動により，メカニカルストレスの生じる部位である．
- 棘窩切痕上で，烏口肩峰アーチで囲まれた空間を棘上管といい，棘上筋が存在する（図9）．

(4) 肩甲棘（図10）

- 肩甲骨背面にある棒状の骨隆起で，外側端は肩峰となっている．
- 肩甲棘を境にして棘上窩と棘下窩に二分される．
- 肩甲棘はゼロポジションにおいて，上腕骨とそのラインを同じくするための基準となる．

(5) 肩甲骨面（図11）

- 胸郭は円筒形をしていることから，肩甲骨は前額面に対して，前方に約30°の傾きをもつ．
- 前方に約30°傾いた平面を肩甲骨面といい，この面での外転を肩甲骨面での外転といい，前額面での外転とは異にする．

(6) 棘鎖角（図12）

- 水平面上（上からみる）で，鎖骨と肩甲棘の間でつくる角度を棘鎖角という．
- 通常，上肢下垂位（中間位）で約60°である．
- 棘鎖角は上肢の動きによって変化し，挙上時は増加(70°前後)，伸展により減少する(55°前後)．
- 棘鎖角は，烏口鎖骨靭帯によってコントロールされている（烏口鎖骨メカニズム）．ちなみに，円錐靭帯は棘鎖角の増加を抑制し，菱形靭帯は棘鎖角の減少を抑制する．

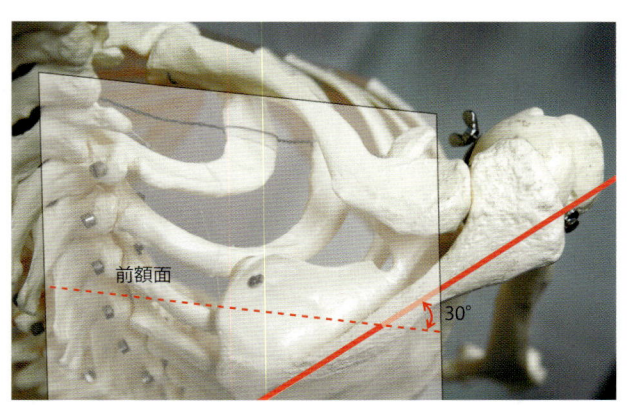

図11 肩甲骨面

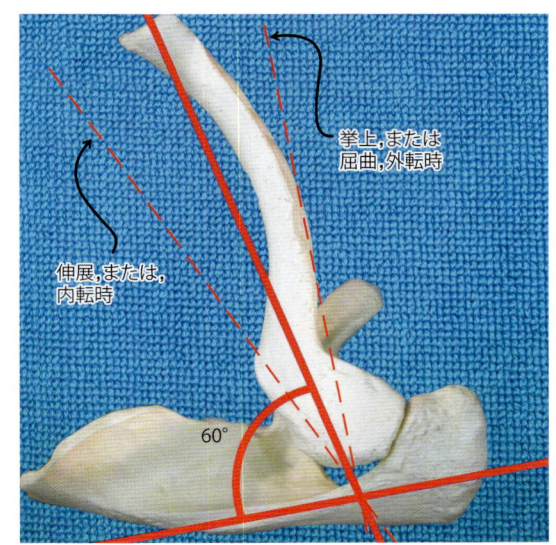

図12 棘鎖角

(7) 関節窩（図13, 14）

- 関節窩は，約5°上方に傾斜し，前方へ約30°向いている（図13-①）．

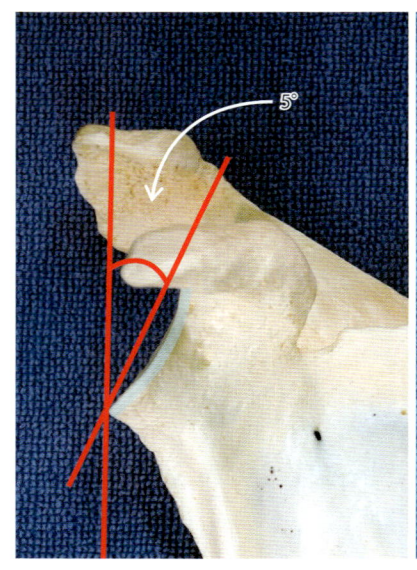
①関節窩（前面）

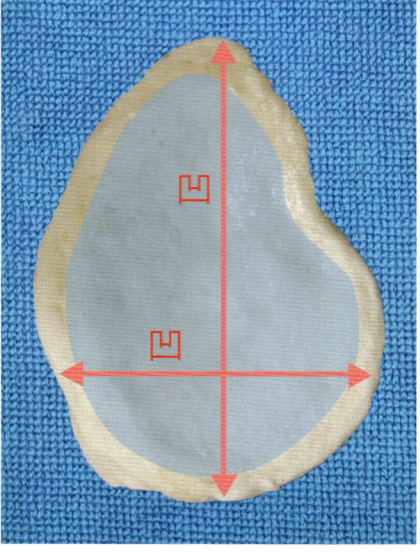
②関節窩の形態

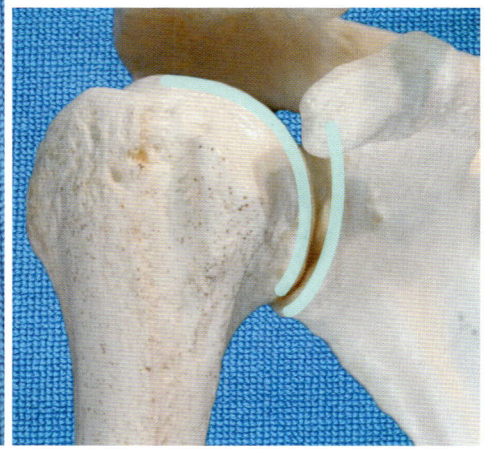
③関節窩と骨頭のカーブ（曲率）

図13　関節窩の傾き

約5°の上方傾斜
　関節窩が約5°上方に向いていることから，棘上筋が関節に対して水平に作用する場合，その筋力は骨頭をより安定させる効果を生じる（図14-左）．
　一方，傾斜角がない場合，骨頭は下方に滑り，関節の支点が得られにくくなる（図14-右）．

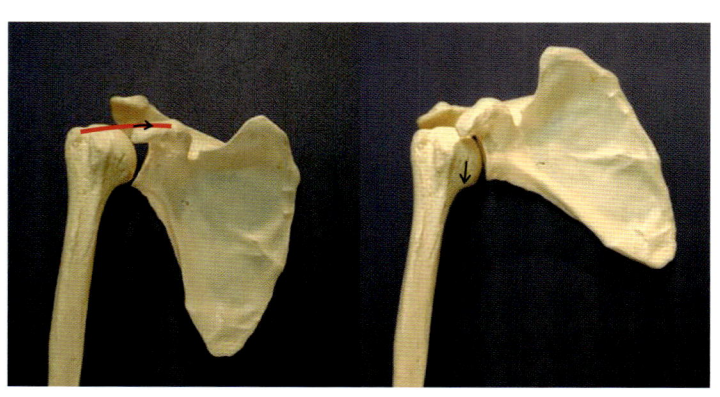
図14　関節窩の上方傾斜

- 関節窩は下方に拡がった"そら豆状"の形をしており，骨頭との接触面積を高め，上腕の下方偏位を抑制するのに都合のよい形態となっている（図13-②）．
- 関節窩は，垂直（縦径），水平（横径）の両面で凹となっており，その間の規則性はみられない（図13-②）．
- 関節窩の曲率は，上腕骨頭の曲率と比較して大きく，両者間の適合性は極めて悪いといえる（図13-③）．
- 関節包の弛緩など，他の要因が加わることで弛緩性肩関節症を発症する．

（8）関節唇

- 関節窩周囲にある線維軟骨様の輪であり，浅い関節窩を補う構造となっている（図15）．
- 関節の適合性に貢献しており，関節窩の深さの約50％はこの関節唇が担っている．
- 横断面は，三角形となって3つの面を有している（図16）．
- 上腕二頭筋長頭腱は関節唇の一部として関節上結節周囲で線維性の連結をしている（上腕二頭筋長頭腱は関節包内滑膜外組織となる）．
- 上腕二頭筋長頭腱と関節唇連結部の複合体を，BLC（biceps tendon and labrum complex）といい（図16），過使用などによるBLC損傷にSLAP（superior labrum anterior posterior）損傷がある．
- 関節唇の有無によって，骨頭との接触面積は大きく異なる．

● 関節唇の吸盤作用
- 骨頭が関節窩の方向に圧迫されると，関節唇は拡がって接触面を拡大し，関節液とともに吸着性を高めることになる（図17）．

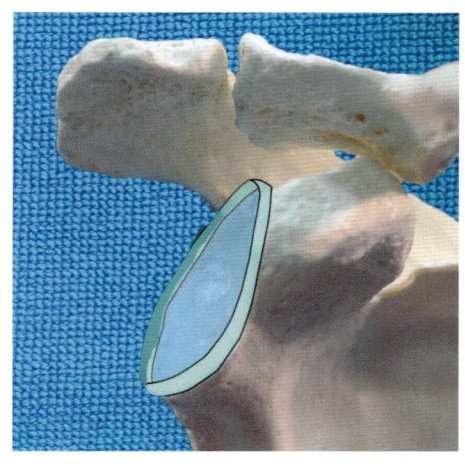

図15 関節唇

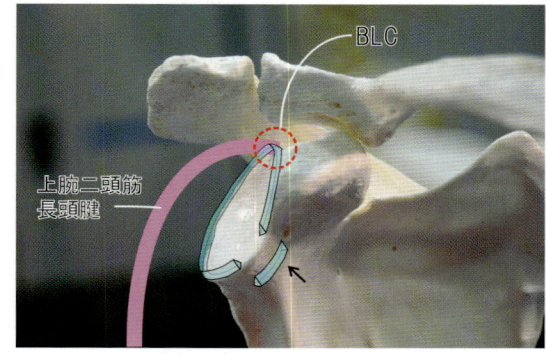

図16 BLCとBankart損傷（矢印）

> ☆関節唇の損傷
> ・Bankart損傷：反復性肩関節脱臼の際，骨頭の前方移動によって関節唇前縁に剥離が生じる（図16）．
> ・SLAP病変：上腕二頭筋長頭腱への牽引や捻じれによって，関節唇上方の線維が剥離等の損傷を受ける．
> ・Bennett病変：関節窩後方の骨増殖をいい，後方関節包や上腕三頭筋付着部である関節窩後縁に牽引力が繰り返されて発生する．

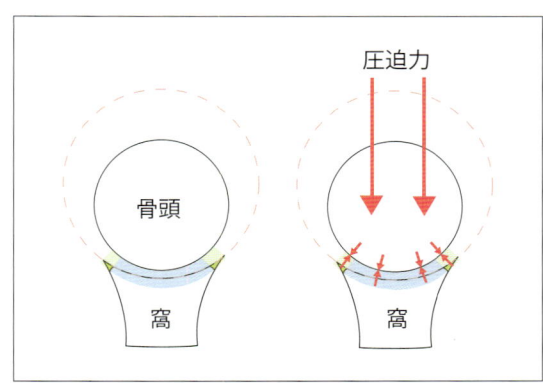

図17 関節唇の吸盤作用

（9）関節上腕関節（肩甲上腕関節）（図18）

・上腕骨頭の縦径・横径は，関節窩の約2倍，面積比は3〜4倍といわれている（図18-①）．
・両者の曲率は大きく異なる（図18-②）．
・小さな受け皿に大きな骨頭を引っかけたような構造となっており，関節の可動性は保証されるが，安定性は極めて悪くなる．したがって，安定性の確保には，関節周辺の関節唇，靱帯，筋肉，あるいは他の関節の複合的作用が必要になる．
・適合する面積は角度によって異なる．

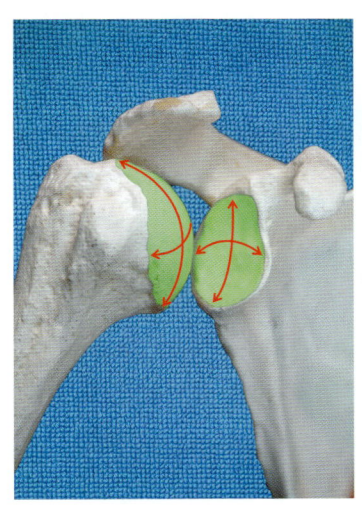

①正面

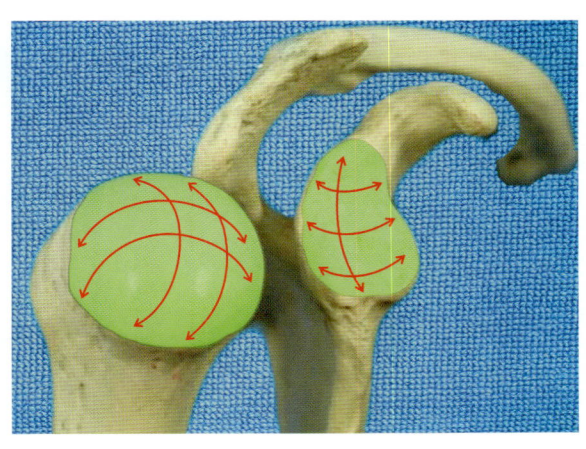

②関節上腕関節を開いたところ

図18 関節上腕関節

（10）烏口突起

- 関節窩の上縁には突出したくちばし様の烏口突起がある．「カラスのくちばし」の意味をもつ．
- 烏口突起には，靱帯，筋肉が多く付着することから，臨床的に重要な部位となる．
- 下記に烏口突起に付着する靱帯と筋肉を記載する（図19）（p 32）．

烏口突起に付着する靱帯と筋肉（図19：数字は図に対応）	
靱帯	・烏口上腕靱帯① ・烏口肩峰靱帯② ・烏口鎖骨靱帯③
筋肉	・烏口腕筋④ ・小胸筋⑤ ・上腕二頭筋（短頭）⑥ ・烏口舌骨筋

3）上腕骨（図20）

- 前面からは，中心に小結節があり，外側に結節間溝，大結節を，内側には骨頭がみられる（図20-①，③）．
- 後面では，骨頭と大きな部分を占める大結節をみる（図20-②）．

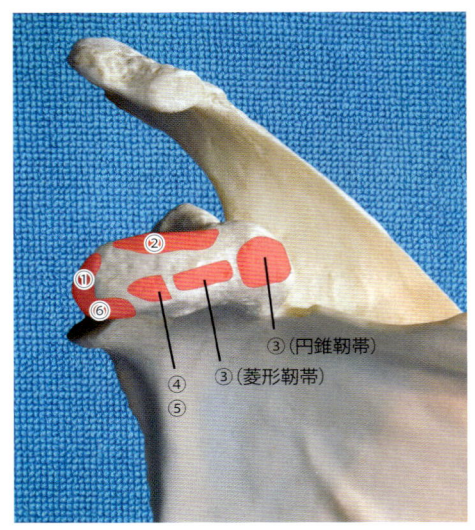

図19　烏口突起に付着する靱帯と筋肉

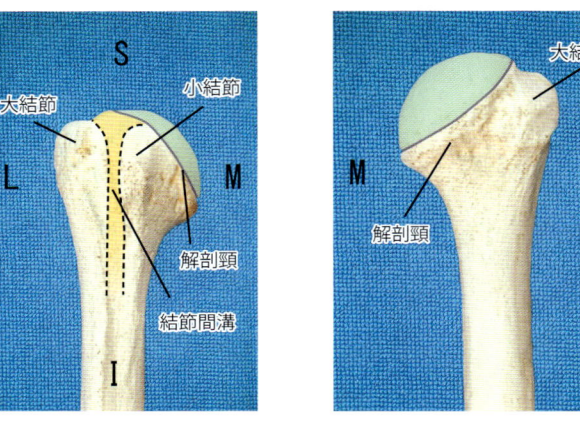

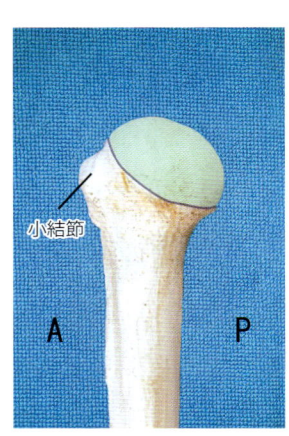

①前面　　　　　　②後面　　　　　　③内側面

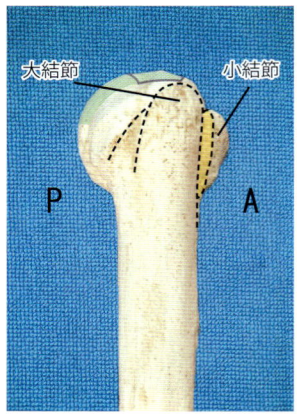

④外側面

図20　上腕骨の形態

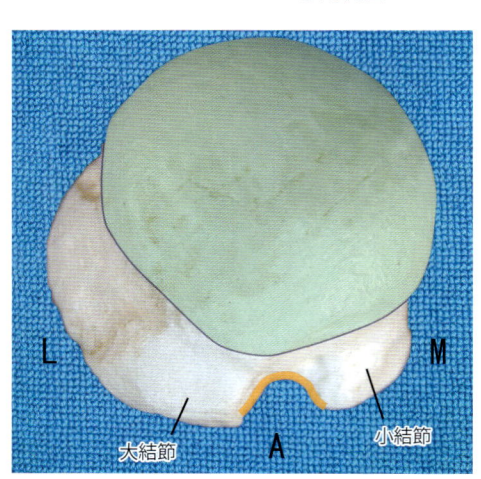

⑤上面

- 外側面では，外側の大部分を占める大結節と，結節間溝を挟んで前面に小結節がみえる（図20-④）．
- 上面からは，骨頭を中心として対側に小さな突起（小結節）と大きな突起（大結節），その間に結節間溝が観察できる（図20-⑤）．

（1）上腕骨頭の後捻（図21）

- 水平面における上腕骨頭中央と大結節間を結ぶライン（上腕骨頭軸；赤実線）は，前額面（上腕骨内側上顆と外側上顆を結んだライン：上腕横軸；青実線）に対して約30°後方へ捻転している（後捻角）．
  ちなみに大腿骨頭は前捻角を有する．
- 肩甲骨面が30°前方を向き，上腕骨骨頭が30°後方に捻じれ（後捻角）ることから，両者は相殺して0°となり，基本肢位を保つことになる．

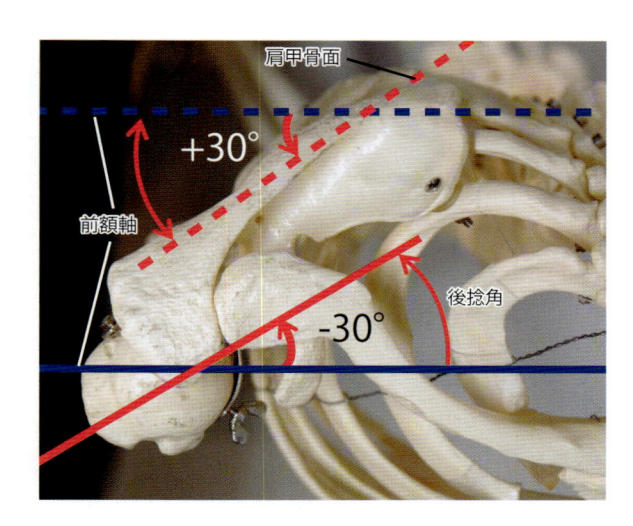

図21 上腕骨頭の後捻

☆**大腿骨は前捻**
- 大腿骨頸部は大腿骨内・外側顆を通る内外横軸に対し，約15～20°前捻している（前捻角）．生下時は大きく（約30°），6歳までに減少する．
- 過度前捻は先天性股関節脱臼，内股歩行の原因となることが分かっている．

前捻と後捻の形態学
　爬虫類→哺乳類→ヒト（直立型）へと進化する過程で，四足から二足歩行へと進歩した．二足での荷重（安定）と歩行（運動）という相反する機能を踏襲するために，より適正な頸体角，前捻角が作りあげられた．
　すなわち，四足動物が立位となり，二足歩行するには，後脚の骨頭が前方に，前脚の骨頭は逆に後方に捻じられなければならない．したがって，上腕骨の後捻，大腿骨の前捻は四足歩行から二足歩行に進化する過程で必然的に変化したものと推測される．

（2）上腕骨の傾斜角

- 前額面における上腕骨頭軸は骨幹部の軸に対して130～135°の傾斜角をなす（図22）．したがって，上腕骨頭の向きは，上・内・後方といえる．

☆**大腿骨の頸体角**
- 前額面で大腿骨頸部と大腿骨骨幹軸のなす角は，正常成人で125°であり，生下時は140～150°と大きい．

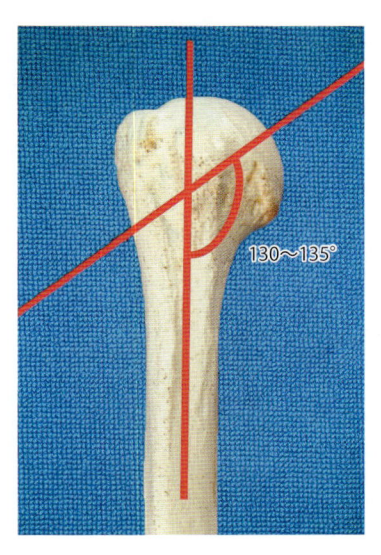

図22 上腕骨傾斜角

（3）上腕骨頭の形状（図23，24）

- 骨頭関節面は，直径60 mm球の円周の約1/3に相当する部分である（図23-①）（ちなみに，大腿骨骨頭の直径は40～50 mmの円周の2/3に相当する領域である）．
- 骨頭は，縦長の楕円形をしており，その径は，縦径が横径よりも約3～4 mm長い．
- 上腕骨頭の関節面は水平面に対して約45°の傾斜角をもっており，このラインを解剖頸という（図23-②）．
- 解剖頸より上を上腕骨骨端部，その直下を上腕骨骨幹端部と呼ぶ．

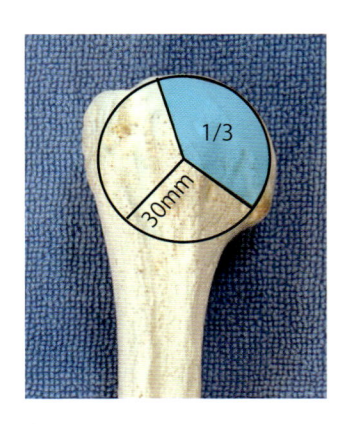

①関節面 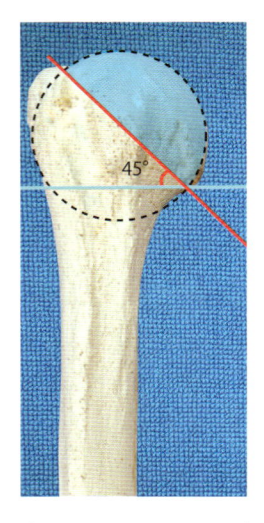　　　　　　　　　　　②上腕骨頭の傾斜角（解剖頸）

図23　上腕骨頭の形状

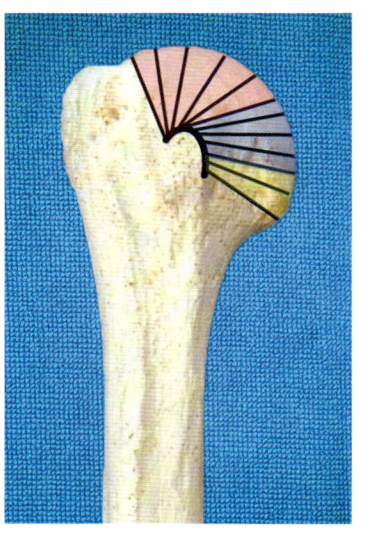

①楕円形を呈す 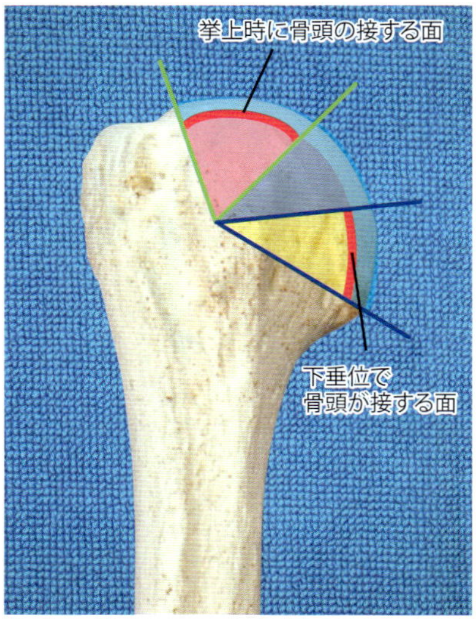　　　　　　　　②関節窩と接する領域

図24　上腕骨頭のカーブ

●骨頭のカーブ
・前額面で骨頭は楕円形をしており，そのカーブは等しくない（図24-①）．
・曲率の違いと縦長の楕円形であることから，骨頭の上方が関節窩と接するとき（外転挙上時）に関節包は緊張して最も安定する．一方，上腕下垂位では，その逆となって不安定となる（図24-②）．

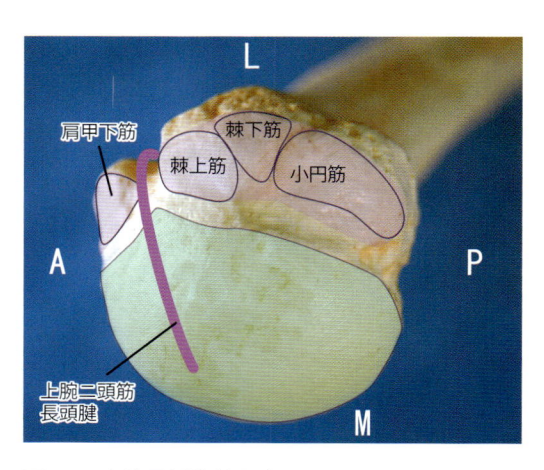

（4）大結節・小結節

・上腕骨近位の前面に小結節があり，肩甲下筋や広背筋，大円筋がつく．

図25　上腕骨近位端を上からみる

30　Ⅱ．肩関節

- 外側面は大結節といい，3つの平面の集まりがある．上から，棘上筋，棘下筋，小円筋が付着する（図25）．
- 両結節は骨幹前面で遠位に下がり，それぞれ大結節稜，小結節稜と名称を変える．
- 両者間の溝は結節間溝となって，上腕二頭筋長頭腱をいれている．
- 大結節稜の大部分には大胸筋が停止する．
- 小結節稜には広背筋・大円筋が付着する．
- 骨頭を水平面からみると，骨頭周囲には，前方に肩甲下筋，結節間溝を挟んで，その後方に棘上筋，棘下筋，小円筋が位置する．これらは全体として，骨頭を袖状に包みこむため，袖（cuff）と表現され，いずれも肩関節の回旋作用を有することから，この4筋をロテーターカフ（rotator cuff）と呼んでいる．

3．肩関節の関節包，滑液包，靱帯

> **要 点** ここでは，関節包の形態とその意義，滑液包の存在，肩関節周囲の靱帯とその制御機構について説明する．

1）関節包

- 関節包は関節窩周縁から上腕骨解剖頸までの領域にあり，上腕二頭筋長頭腱溝に至る結節間溝にその一部を延長している．
- 関節包内には上腕二頭筋長頭腱が進入しており，線維膜内・滑膜外を通過する．
- 関節包の前面は，関節上腕靱帯によって補強され，特に，上・中関節上腕靱帯の間は肩甲下滑液包と連絡している（バイトブレヒト孔，図26☆）．
- 下関節上腕靱帯は，腋窩で腋窩陥凹を形成し，前後2本の線維はハンモック様に拡がり，骨頭を支えている．これは外転時の自由な動きを保証している．逆に，この部分の癒着は，肩関節に外転制限をもたらすことになる．

● 関節包の意義
- 関節液（滑液）を入れて関節を保護する．
- 緩衝作用をもつ．
- 関節軟骨の栄養にかかわる．
- 関節唇とともに，吸着作用を有する（図27）．
- 運動時に生じる内圧の変化によって，関節液の吸収・分泌をコントロールしている．

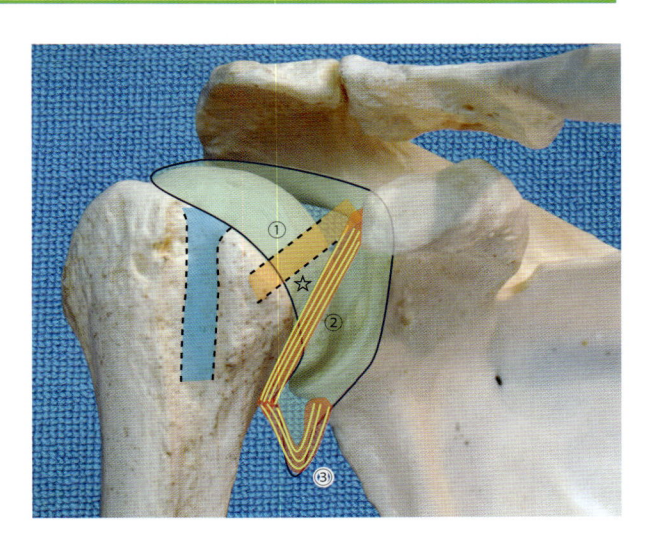

①上関節上腕靱帯　②中関節上腕靱帯　③下関節上腕靱帯

図26　関節包と関節上腕靱帯

☆**腋窩陥凹の病変**
- 癒着性肩関節炎は腋窩陥凹に好発し，結果として肩関節の可動性（挙上）を低下させることになる．

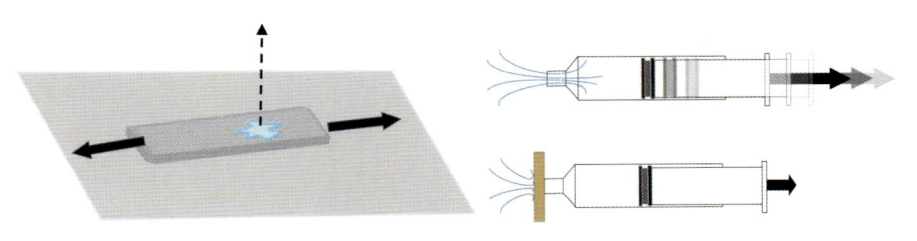

①吸着作用　　②内圧の変化による吸着作用

図27　吸着作用の種類

2）滑液包（図28）

- 肩関節周囲には，組織間を緩衝する多くの滑液包が存在する．
- 滑液包の意義は，腱間，関節包と骨との境界，筋・靭帯の近接部位，あるいは2つの筋肉間の摩擦を低下させる緩衝作用がある．
- 肩峰下滑液包と三角筋下滑液包は相互に交通していて，上腕の外転・挙上時に骨頭と腱板間を滑ることで摩擦を減少させる．
- 肩甲下滑液包は，関節腔と連絡しており（バイトブレヒト孔），両者間の交通閉鎖は運動時の痛みを誘発する．
- 臨床上，上記の閉塞に対しては，joint distensionの手技が用いられる．これは，肩外転位での内旋の強制（あるいは，内旋・外旋の繰り返し）を行うことで関節包と肩甲下滑液包間の開通を期待するものである．

烏口下滑液包について
烏口下滑液包については，烏口突起が多くの靭帯，筋の付着部となっており，これらは緩衝作用を目的としたものである．

☆肩甲下滑液包の閉塞
関節包から肩甲下滑液包に続く通路に閉塞が生じた場合，運動によって関節内圧が高まり，痛みを誘発することになる．この場合，close-packed position（肩関節外転90°から内旋）の肢位を繰り返し行うことで，閉塞が解消され，関節腔内の圧を減少して疼痛を除去することができる．

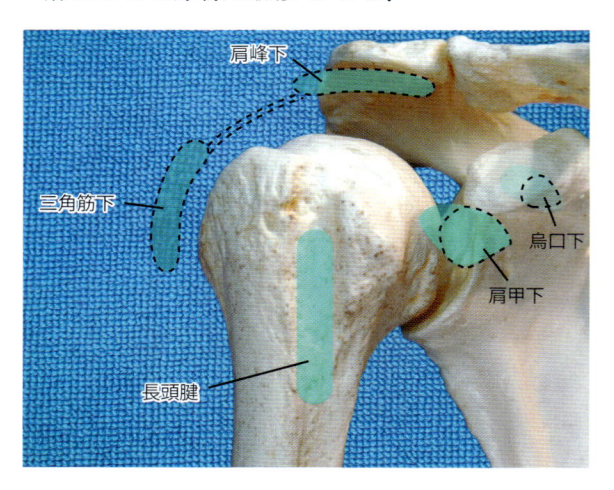

図28　滑液包

3）靭帯（図29）

肩関節の周囲には表に示す靭帯がある（表2）．
- 烏口上腕靭帯は肩関節の外旋制限を主とする．
- 関節上腕靭帯は関節包前面の補強と外旋制限に働く．
- 烏口肩峰靭帯は烏口肩峰アーチとして大結節との間に第2肩関節を構築する．
- 烏口鎖骨靭帯は肩甲骨を懸垂するとともに棘鎖角の調整を行う．
- 肩鎖靭帯は肩鎖関節の支持性を果たす．
- 胸鎖靭帯，肋鎖靭帯，鎖骨間靭帯は胸鎖関節の支持と運動制限，および誘導を行う．

表2　肩の靭帯

- 烏口上腕靭帯（大結節線維束・小結節線維束）
- 関節上腕靭帯（上・中・下前方・下後方関節上腕靭帯）
- 烏口肩峰靭帯：第2肩関節を構成する
- 烏口鎖骨靭帯（菱形靭帯・円錐靭帯）
- 肩鎖靭帯：肩鎖関節を上から補強する
- 胸鎖靭帯，肋鎖靭帯，鎖骨間靭帯（胸鎖関節の動きを制限する）
- 上肩甲横靭帯，下肩甲横靭帯：肩甲骨の肩甲切痕，棘窩切痕の上にある
- 上腕二頭筋長頭腱（靭帯性の機構）

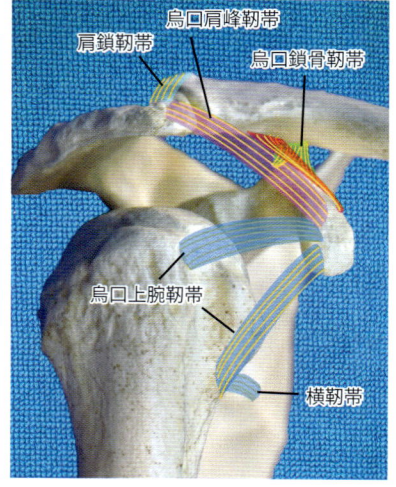

①靭帯（側面から）　　②靭帯（前面から）

図29　肩関節の靭帯

- 上腕二頭筋長頭腱は筋の作用以外に付属靱帯として作用し，上腕骨の動きの誘導，骨頭の上方転位抑制などの作用をもつ．

● 上腕二頭筋長頭腱の役割
① 付属靱帯としての機能をもつ．
② 上腕骨頭を上からおさえる（図30-①）．
③ 上腕骨の動きを誘導する（図30-②）（biceps sliding mechanism）．

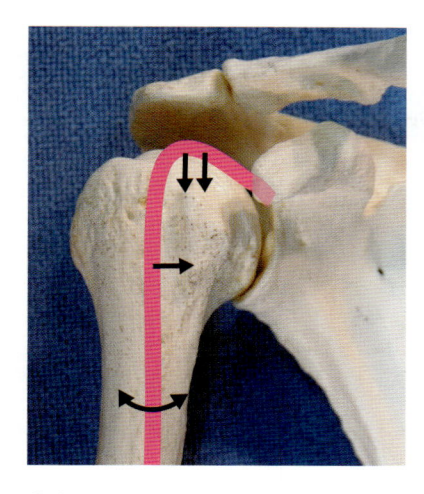

①上腕骨頭を上からおさえる 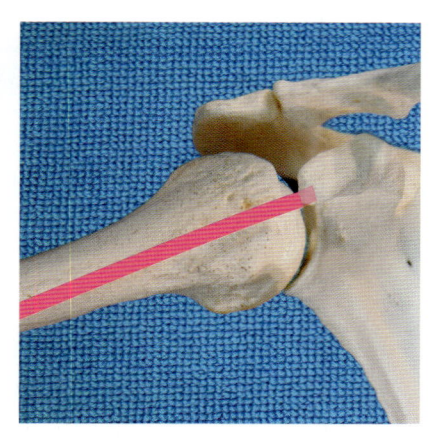　②上腕骨の動きを誘導

図30　上腕二頭筋長頭腱の役割

4．肩関節（広義）の構成

1）関節上腕関節（または肩甲上腕関節）

(1) 構造（図31）

- 上腕骨の骨頭（凸）と浅い肩甲骨関節窩（凹）で構成され，比較的支持性を有しない．
- 関節上腕関節（glenohumeral joint：GH joint），または肩甲上腕関節（scapulohumeral joint）の安定性にかかわる組織として，関節上腕靱帯（SGHL，MGHL，AIGHL，PIGHL；p 36，表3参照），烏口上腕靱帯（大結節線維束・小結節線維束），腱板（棘上筋，棘下筋，小円筋，肩甲下筋），上腕二頭筋長頭腱，上腕三頭筋長頭腱，関節唇，などが挙げられる．

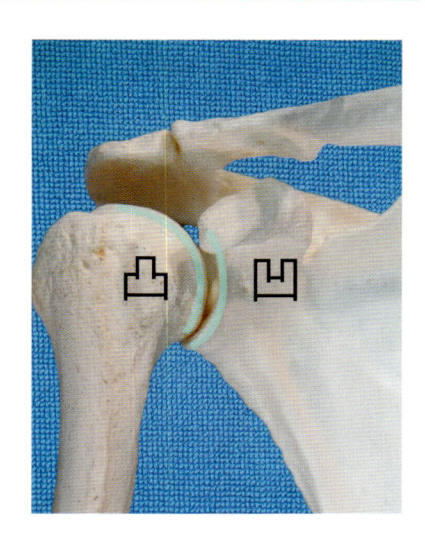

図31　関節上腕関節

(2) 機能

● 矢状面の運動（屈曲―伸展）（図32）

　屈曲時，骨頭はspinningが主たる動きとなり，第2肩関節でいう前方通路を通るために肩内旋位をとることになる．すなわち，屈曲時，大結節は烏口肩峰（C-A）アーチの前方を通過する．したがって上腕骨は内旋位を余儀なくされる．一方，外転時では上腕骨は外旋位を余儀なくされる（図33）．

● 前額面の運動（外転―内転）（図34）

- 外転時，骨頭はrollingと同時に下方にgliding

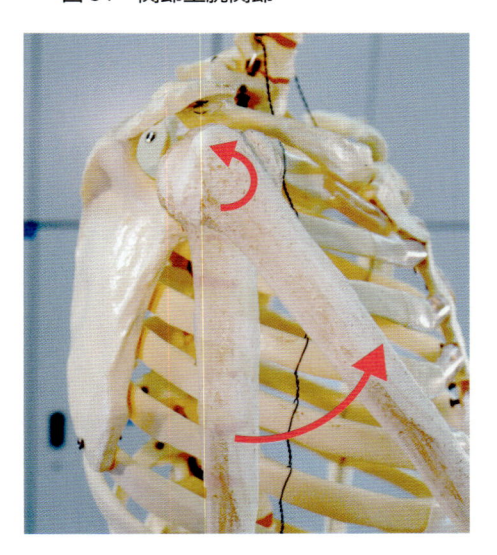

図32　肩関節屈曲

し，大結節が烏口肩峰アーチ（C-Aアーチ）下に入り込むことを可能とする（図34-①）．
・また，外転時は，大結節は後方通路を通過するため，肩外旋位をとることになる．
・棘上筋断裂があると，大結節が上方移動をきたして骨頭は肩峰下に入ることができず，外転不能となる（図34-②）．

● 水平面の運動（内旋―外旋）（図35）
・肩関節の内旋・外旋は上腕の肢位によって可動範囲と作用筋が異なる．図36の3つの肢位での運動を理解し，計測することが必要となる．
・包内運動における骨頭はspinningが主たる動きとなる．

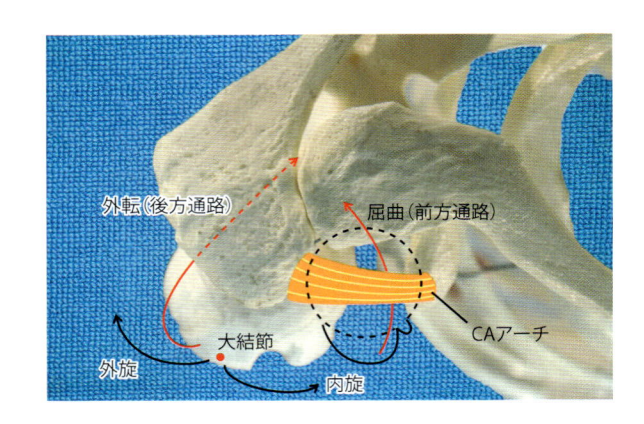

図33　烏口肩峰アーチと大結節の通路

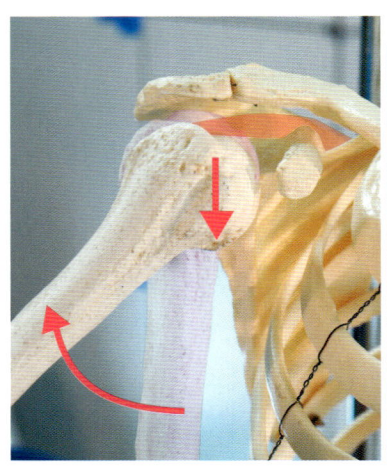

①正常時の外転 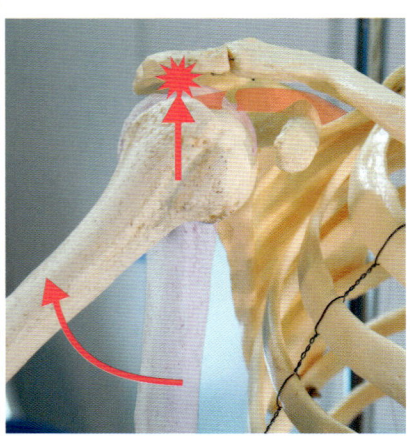　　②棘上筋断裂時の外転

図34　肩関節の外転

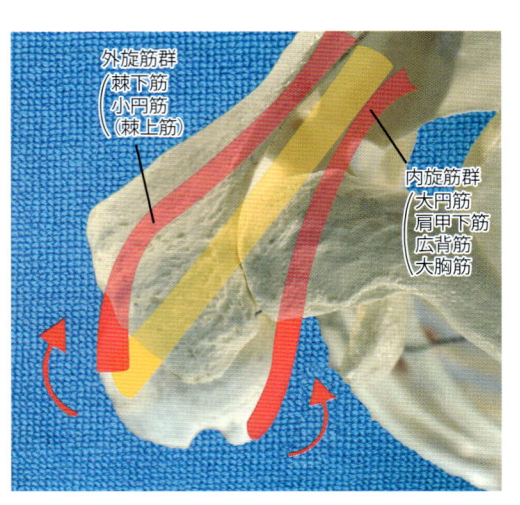

図35　内旋・外旋に作用する筋

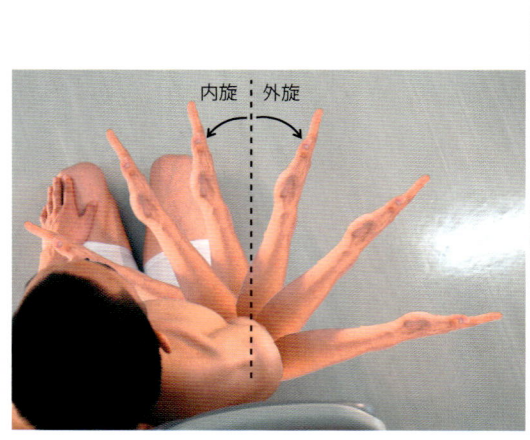

①第1肢位（1st position） 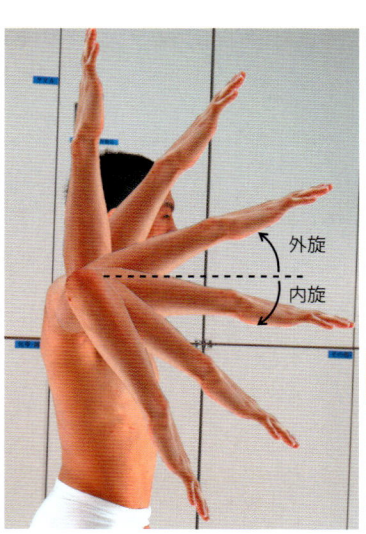　　②第2肢位（2nd position） 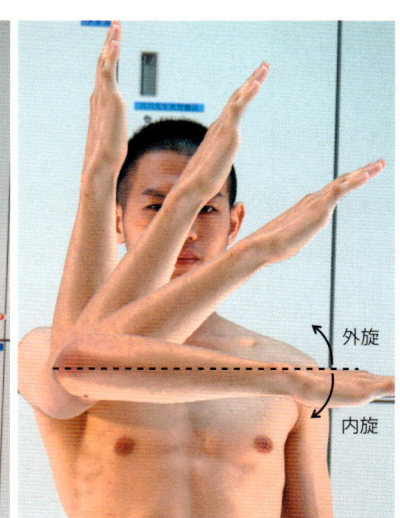　　③第3肢位（3rd position）

図36　3つの肢位での内旋・外旋運動

- ●3つの肢位での内旋・外旋運動（図36）
  - 第1肢位：上腕下垂位での内旋・外旋
  - 第2肢位：上腕90°外転位での内旋・外旋
  - 第3肢位：上腕90°外転位から90°水平内転位での内旋・外旋

  肩関節の動きにおける包内運動には，rolling，gliding（sliding），spinning などが挙げられる．

（3）烏口上腕靭帯（図37）

- 烏口突起基部→上腕骨大結節，小結節に付着する2本の靭帯である（図37-①）．
- 肩関節屈曲時は大結節線維束が緊張（屈曲制限）（図37-②）．
- 肩関節伸展時は小結節線維束が緊張（伸展制限）（図37-③）．
- 肩関節下垂位では，両者は外旋位で緊張（図37-④），内旋位で弛緩する．
- 一部小胸筋からの腱線維が連結する（図37-①）．

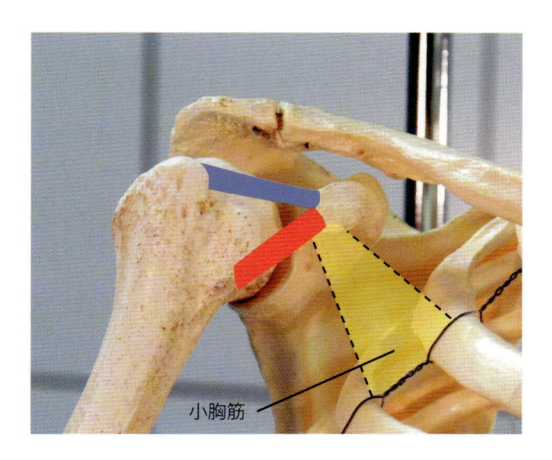

①基本肢位 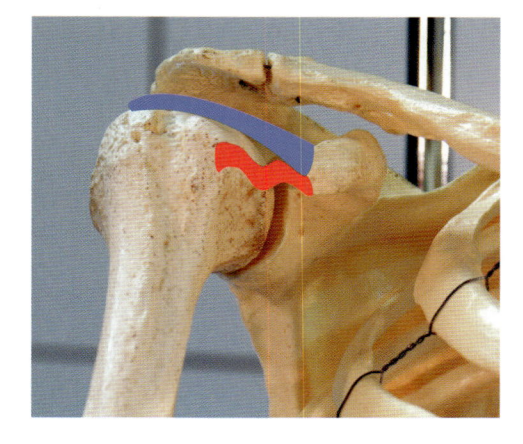　　②屈曲時の烏口上腕靭帯

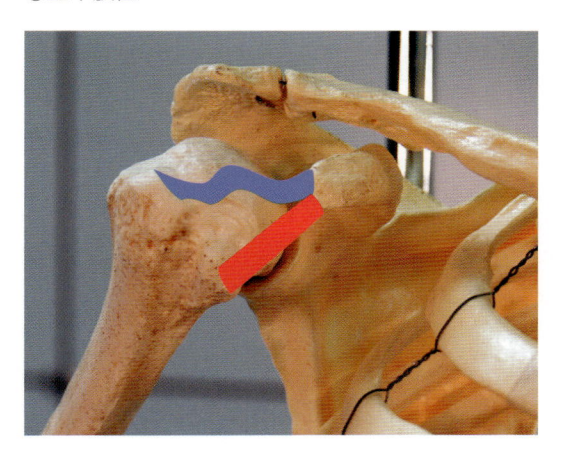

③伸展時の烏口上腕靭帯 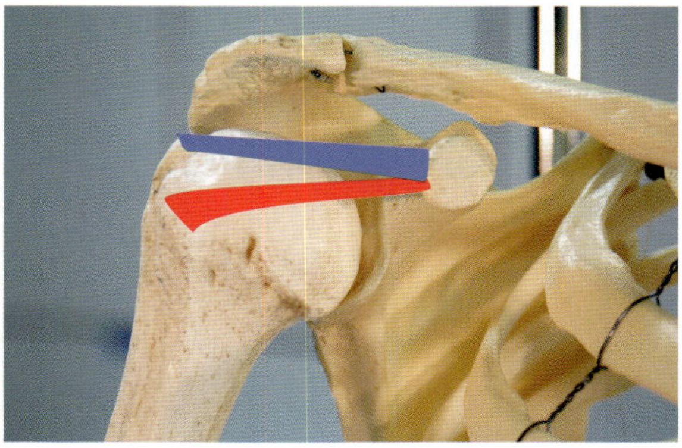　　④外旋時の烏口上腕靭帯

図37　烏口上腕靭帯

☆**骨頭の下方不安定性**
　肩関節外旋位で下方不安定性（sulcus sign）がみられるときは，烏口上腕靭帯を含めた上前方支持組織の弛緩が疑われる（投球肩障害のケース）．

☆**屈曲終末期の上腕内旋**
　屈曲していくと烏口上腕靭帯大結節線維束が緊張して屈曲を制限する．このとき，上腕を内旋することで緊張を緩め，より大きな可動域を獲得できる．
　伸展時も同様，内旋することにより，小結節線維束は緩み，可動域は増えることになる．

(4) 腱板疎部（図38）

　肩関節の前面において，棘上筋と肩甲下筋の間で疎となる部分が存在する（図38 水色）．この部位は，外旋・内旋運動の変換点となって最も動き（ストレス）が大きく，臨床的にまず評価されるべきである．この疎部に対して，上腕二頭筋長頭腱が前面を覆うように通過する（図38-①，②）．

- 棘上筋腱と肩甲下筋腱の間で薄い膜状の結合組織で形成される脆弱な部分をいう．
- 外旋と内旋の変換点であり，関節の遊びの部分でもある．
- この脆弱部は，烏口上腕靭帯，関節包，上・中関節上腕靭帯，上腕二頭筋長頭腱等によって補強されている．
- この部位の目安としては，烏口突起の2 cm外側，1 cm上方にあたる．
- 臨床的には，まず炎症（損傷）をきたす部位とされており，その後に肩全体へと拡がることがわかっている．

(5) 関節上腕靭帯（図39）

- 上・中・下関節上腕靭帯の3つの線維束からなり（表3），下関節上腕靭帯は前後に2つあってハンモック様に骨頭を支える構造（腋窩陥凹）となっている．

表3　関節上腕靭帯の線維束

- 上関節上腕靭帯：SGHL
  （superior gleno-humeral ligament）
- 中関節上腕靭帯：MGHL
  （middle gleno-humeral ligament）
- 前下関節上腕靭帯：AIGHL
  （anterior inferior gleno-humeral ligament）
- 後下関節上腕靭帯：PIGHL
  （posterior inferior gleno-humeral ligament）

- 3本の関節上腕靭帯は関節包の前方を補強しており，Z字状を呈している．
- 肩関節前方脱臼は上・中関節上腕靭帯の間（バイトブレヒト孔：Weitbrecht孔．図39の※）を抜けることが多い．

● 関節上腕靭帯の各肢位における影響（図40）
　各靭帯の作用として，下記が考えられる．

- 基本肢位での走行を示す（図40-①）．
- 外転位で外旋して緊張→　MGHL，AIGHL（図40-②）
- 下垂位で外旋して緊張→　SGHL（図40-③）
- 屈曲位で内旋して緊張→　PIGHL
- 90°屈曲位から内旋位で水平屈曲して緊張→ PIGHL
- 90°屈曲位から外旋位で水平伸展して緊張→ MGHL，AIGHL
- 下垂位での内旋位で弛緩→すべての靭帯（図40-④）

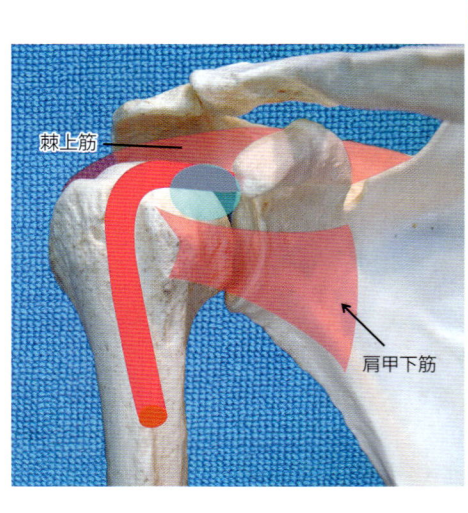

①腱板疎部（正面）

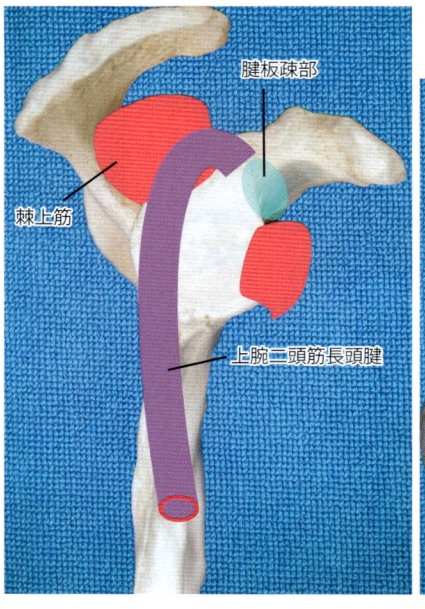

②肩甲骨外側面（外側面）

図38　腱板疎部の位置

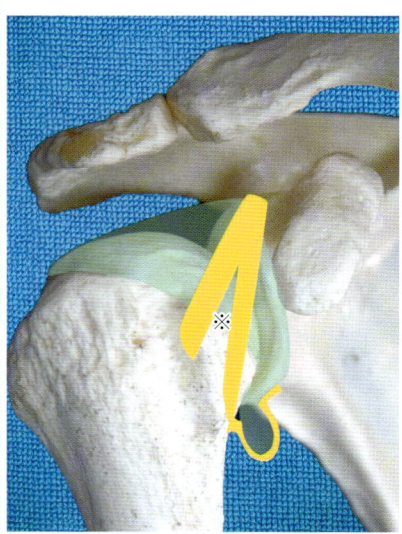

図39　関節上腕靭帯

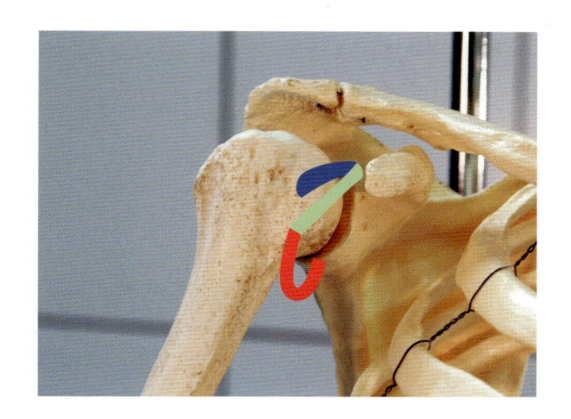

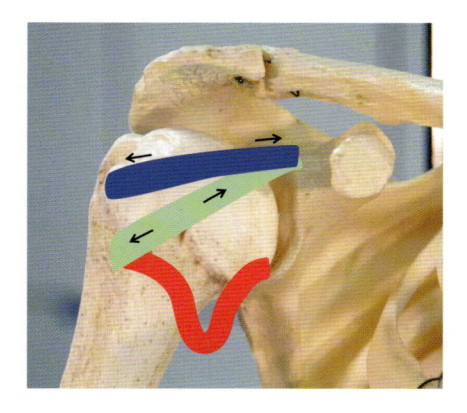

①基本肢位　　　　　　　　　　　　②外転

③外旋　　　　　　　　　　　　　　④内旋

図40　関節上腕靭帯の各肢位における影響

★One point Advice
肩関節の手術時に主に観察される所見

① 棘上筋・肩甲下筋辺縁の充血，肉芽・滑膜増殖
② 上腕二頭筋長頭腱の炎症
③ 関節上腕靭帯（中部線維）の変性と損傷
④ Bankart様の関節唇の変化

2）胸鎖関節

(1) 構造（図41〜43）

・胸鎖関節（sternoclavicular joint, SC joint）は，体幹と上肢を連結する唯一の関節であり，上肢の基部にあたる関節といえる（図41）．
・鎖骨内側端，胸骨の鎖骨関節面，第1肋軟骨の上縁で構成される（図42）．
・複雑な鞍関節構造を呈している（図43-①，②）．
・不規則な関節面の適合性を高めるために関節円板が存在する．

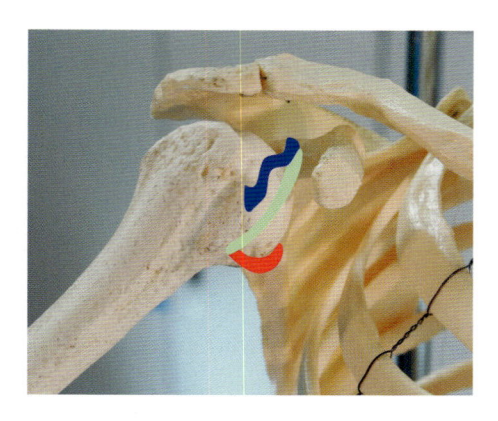

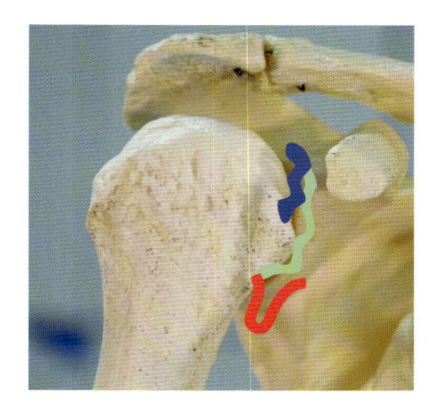

・靭帯は，前・後胸鎖靭帯，鎖骨間靭帯，肋鎖靭帯がある．
・肋鎖靭帯は，第1肋骨内側上面→鎖骨の肋鎖靭帯圧痕に付着する．
・筋肉は，胸鎖乳突筋（鎖骨頭），鎖骨下筋がある．
・胸鎖関節は，鞍関節であり，その形状は，表のとおりである（表4）．

(2) 機能（図44）

・胸鎖関節における鎖骨の運動自由度は3度である．
・挙上—下制，前方牽引—後退牽引，前方回旋，後方回旋，を行う．
・基本的に肩関節の運動は，胸鎖関節における鎖骨の3軸での運動が関与している．
① 鎖骨は，挙上時に約45°，下制時約10°傾く（肩甲骨の挙上，下制と関連する）．
② 前方牽引，後方牽引は約15°移動する（肩甲骨の内転，外転と関連する）．

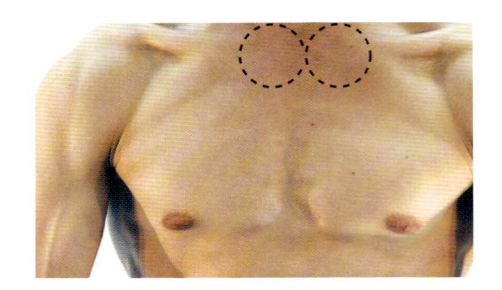

図41　胸鎖関節の位置

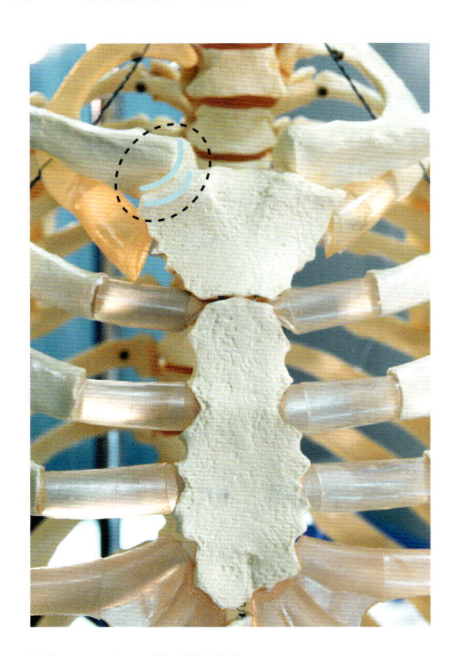

表4　胸鎖関節とその形状

	鎖骨端	鎖骨切痕（胸骨）
前額面（外転―内転）	凸	凹
矢状面（軸回旋）	凹	凸
水平面（水平屈曲―水平伸展）	凹	凸

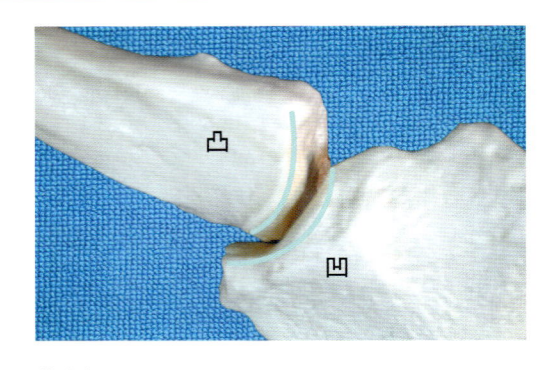

①前額面

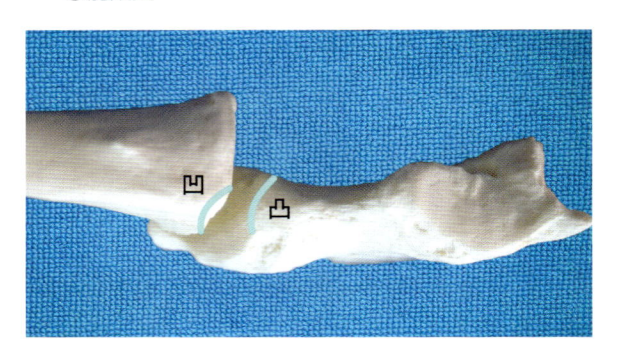

②水平面

図42　右の胸鎖関節

図43　胸鎖関節の形状

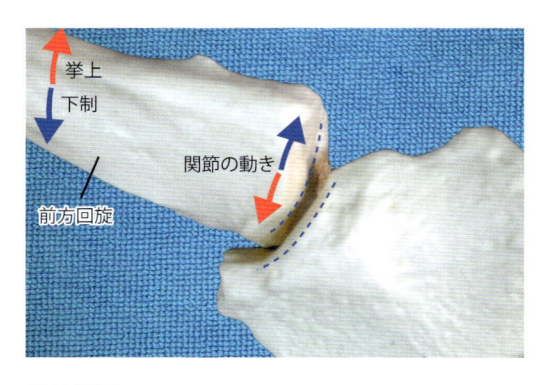

①前額面

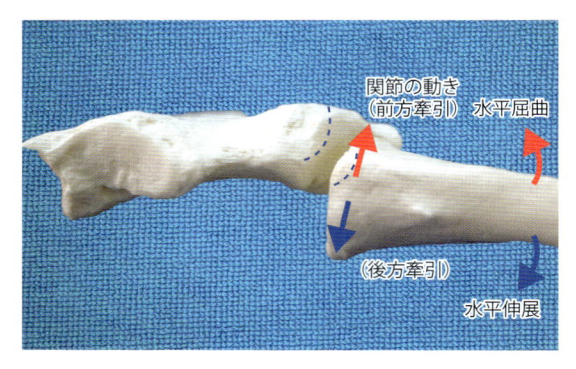

②水平面

図44　胸鎖関節の包内運動

③ 回旋は，前後方向に約40°であり，完全に後方へ回旋した肢位は不動の肢位（close-packed position）とされている．

● 肩関節運動に伴う胸鎖関節での包内運動

前額面での鎖骨の動き（矢状軸での運動）：鎖骨の挙上時は，鎖骨内側端は下方に，下制時は上方に滑る（図44-①）．

軸回旋での鎖骨の動き（前額軸での運動）：鎖骨の挙上時は後方回旋，伸展時は前方回旋する．

水平面での鎖骨の動き（垂直軸での運動）：鎖骨の前方牽引時は，鎖骨内側端は前方に，後方牽引時には後方に滑る（図44-②）．

> ☆胸鎖関節の外傷
> ・胸鎖関節は，関節周囲の筋・靱帯・骨構造により安定しているため，脱臼は稀れである．
> ・脱臼以前に，鎖骨骨折を引き起こす可能性が高い．
> ・脱臼の多くは介達外力による前方脱臼であり，前胸鎖靱帯が断裂する．直達外力では，後方脱臼となり，臓器損傷（食道，気管，大血管）の発生は重篤な症状をもたらす．

3）肩鎖関節

(1) 構造（図45）

- 肩鎖関節（acromioclavicular joint, AC joint）は，鎖骨の外側端と肩甲骨の肩峰の上面で構成される（図45）．
- 平面関節であるが，実際は，平坦なもの，やや凸状，凹状など様々である．
- 関節としては極めて不安定であり，関節構造としての「噛み合わせ」はない．
- 関節面の「噛み合わせ」がなく，不適合性は，関節円板によって補正される．
- 靱帯の強度は限られており，介達性に鎖骨の脱臼をおこしやすい（上方脱臼）．

- 肩鎖関節を安定させる組織として，①肩鎖靱帯，②烏口鎖骨靱帯（菱形・円錐靱帯），③関節円板，④三角筋と僧帽筋，が挙げられる．

● 肩鎖関節の関節面の向き

肩峰に対して，鎖骨外側端は外・下・後方を向く．一方，肩峰の関節面は，内・上・前方を向く（図46）．

(2) 機能（図47）

- 肩鎖関節における肩甲骨の運動自由度は3度である．
- 平面関節であり，肩甲骨の上方回旋—下方回旋を含めた肩甲骨の微細な調整を行っている．

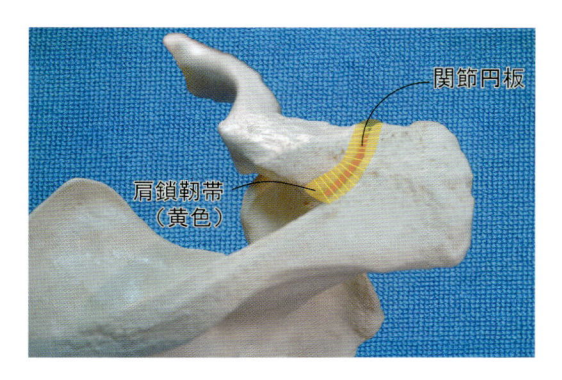

図45　肩鎖関節の位置

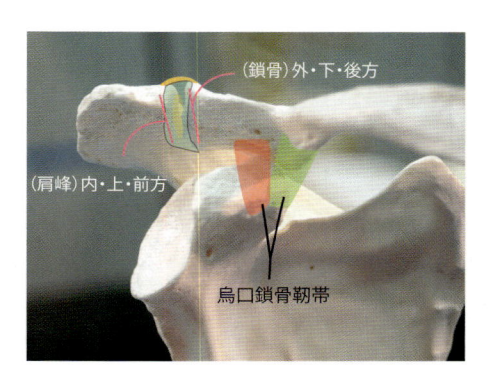

図46　肩鎖関節の形状と向き，靱帯

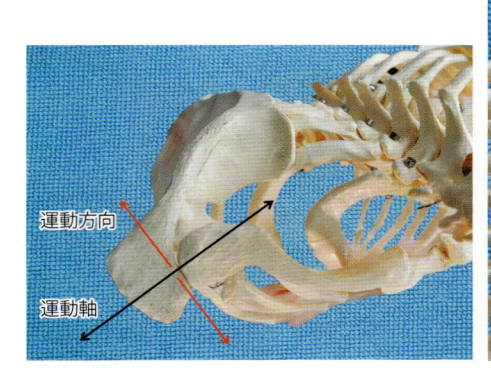

図47　肩鎖関節の運動軸

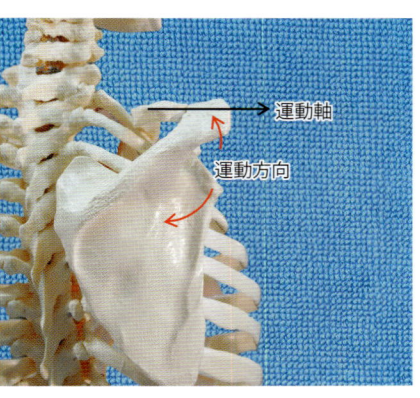

（3）烏口鎖骨靱帯（円錐靱帯，菱形靱帯）
（図48）

主な役割としては以下の通り挙げられる．
- 肩鎖関節の安定性の保持
- 肩甲骨のつり下げ
- 棘鎖角のコントロール

① **円錐靱帯**：烏口突起近位底部（基部）〜鎖骨下端の円錐靱帯結節（鎖骨の下後縁）（図48）
② **菱形靱帯**：烏口突起の上内側面（円錐靱帯の前方）〜鎖骨の菱形靱帯稜（円錐靱帯結節の前外方のざらついた三角部分）（図48）

● **肩甲骨回旋における烏口鎖骨靱帯の役割**（図49）

棘鎖角の増加（肩甲骨の上方回旋）に対して制限を加えるのは円錐靱帯であり（図49-①），減少（肩甲骨の下方回旋）に対して制限を加えるのが菱形靱帯である（図49-②）．

棘鎖角は，70〜57°の範囲で変化する．

（4）肩鎖靱帯（図50）

- 鎖骨峰上面→肩峰上面に付着する．
- 肩鎖関節を補強して，肩甲骨を支持する．
- 肩鎖関節の安定性は，烏口鎖骨靱帯（菱形靱帯，円錐靱帯）に依存する．

● **肩鎖関節における肩鎖靱帯と烏口鎖骨靱帯**

肩鎖靱帯は，肩関節の運動においてより大きな"可動性"が求められている．一方，動きの制限に関して肩鎖靱帯のみでは強度不足であり，より効果的な制限因子として烏口鎖骨靱帯が存在する．

- 肩甲骨の上方回旋に対して円錐靱帯が制限を加える．このとき，肩鎖靱帯の後方線維は緊張して補助的に制限を加える．
- 肩甲骨の下方回旋に対して菱形靱帯が制限を加える．このとき，肩鎖靱帯の前方線維は緊張して補助的に制限を加える（図50）．

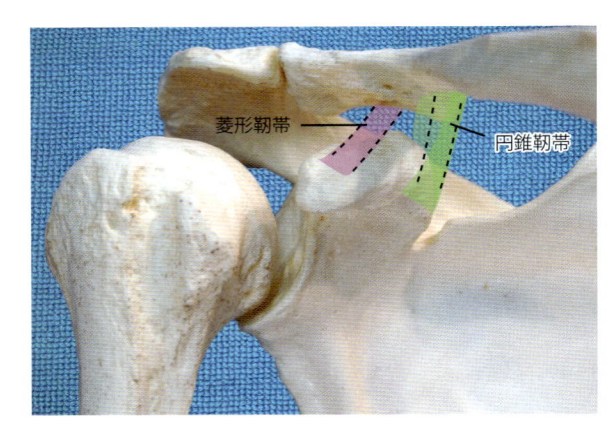

図48　烏口鎖骨靱帯

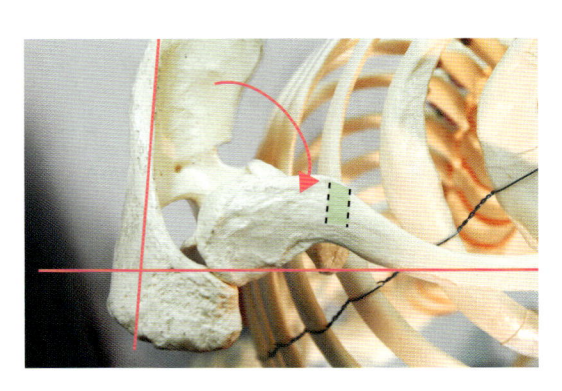

①円錐靱帯

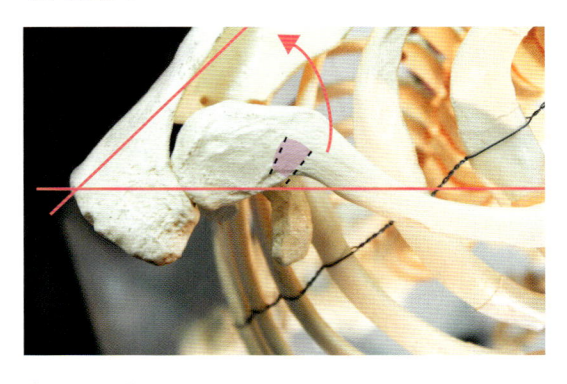

②菱形靱帯

図49　円錐靱帯と菱形靱帯の役割

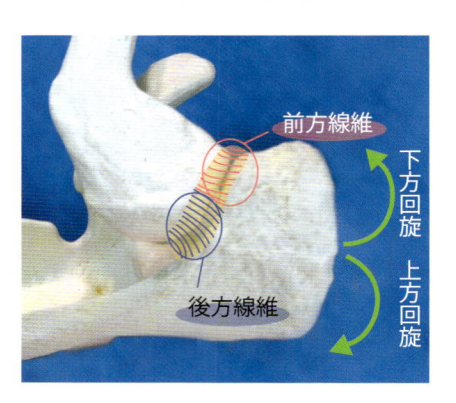

図50　肩鎖関節と肩鎖靱帯

4）第2肩関節

(1) 構造（図51）

- 烏口肩峰アーチ（凹面）と大結節（凸面）の間における機能的関節をいう．
- 構成要素として，烏口肩峰アーチ（肩峰，烏口肩峰靱帯，烏口突起）と大結節があり，その間に，肩峰下滑液包，腱板，関節包が介在する．
- 関節包以外に，肩峰下滑液包は緩衝作用を有した注油機構として存在する．
- ISPS（intrinsic shoulder pain syndrome）の約80％が肩峰下滑液包炎，癒着性関節包炎（腋窩陥凹に多い），上腕二頭筋長頭腱炎，腱板損傷に分類される．

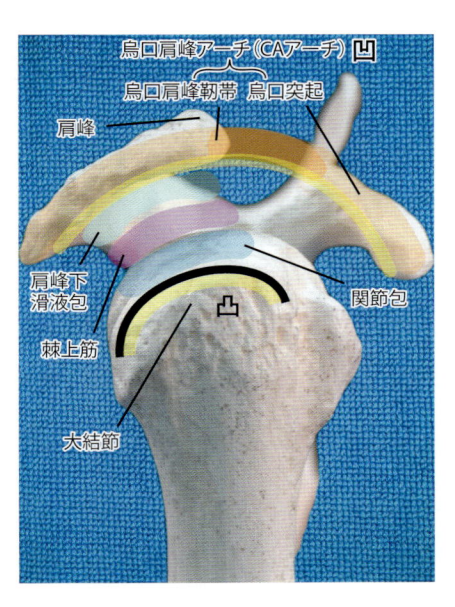

図51 第2肩関節の構造

(2) 烏口肩峰靱帯（図52）

- 烏口突起上外側面→肩峰の前面に付着する．
- 烏口突起，烏口肩峰靱帯，肩峰で烏口肩峰アーチ（coraco-acrominal arch；C-Aアーチ）を形成する．
- 烏口肩峰アーチを凹とみなし，大結節を凸とみなした場合，この両者は第2肩関節（肩峰下関節）を形成する．
- 烏口肩峰アーチと上腕骨頭との間はわずか1cm程度であり，肩峰下腔間（棘上管）を形成する．
- 肩峰下腔間には棘上筋腱，肩峰下滑液包，上腕二頭筋長頭腱，関節包の一部がみられる．

(3) 機能

- 骨頭の上方移動を防ぐ．
- 烏口肩峰靱帯は，挙上時の骨頭上昇移動を防止し，棘上筋を上方から押さえ，外転時の支点を形成する．すなわち，定滑車機構を有する（図53）．
- 肩挙上時，大結節は必ず肩峰下に入る必要があり，そのための大結節の通路として，第2肩関節における前方通路，中間通路，後方通路がある．ちなみに，前方通路は屈曲，後方通路は外転，中間通路は肩甲骨面上での外転ということになる（図54）．
- さらに，烏口肩峰アーチに対して大結節の位置がどこにあるかによって，prerotational glide（pre RG），rotational glide（RG），postrotational glide（post RG）の3つに分類される．すなわち，大結節が烏口肩峰アーチに入りこむまでをprerotational glide，烏口肩峰アーチ下にある場合をrotational glide，烏口肩峰アーチを通り過

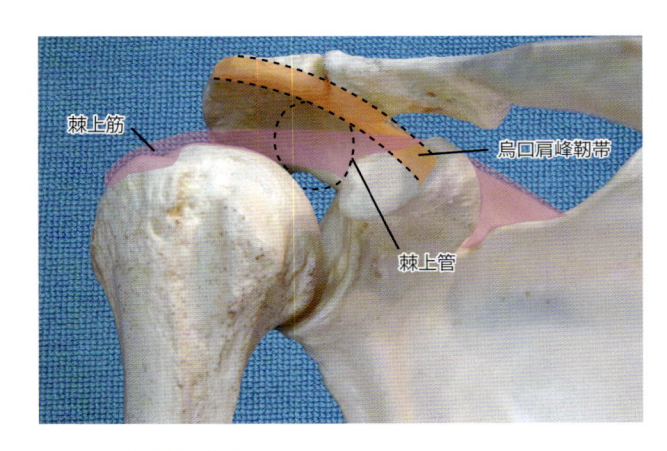

図52 烏口肩峰靱帯

> ☆棘上管（棘上筋溝）（図52）
> - 棘上筋の通過する棘上窩と烏口肩峰アーチで作る管を棘上管といい，強固で拡大できない骨線維輪を形成する．
> - 棘上筋炎や烏口肩峰靱帯の変性による肥厚で，棘上筋の活動が障害される．
> - 部分的肥厚（棘上筋）によって，肩に弾発現象（抵抗にうちかって通過する際）が生じる（swimmer's shoulder）．
> - 棘上筋断裂によって，90°以上の自動外転が不能となり，大結節が烏口肩峰アーチに直接接触するインピンジメントをもたらす．

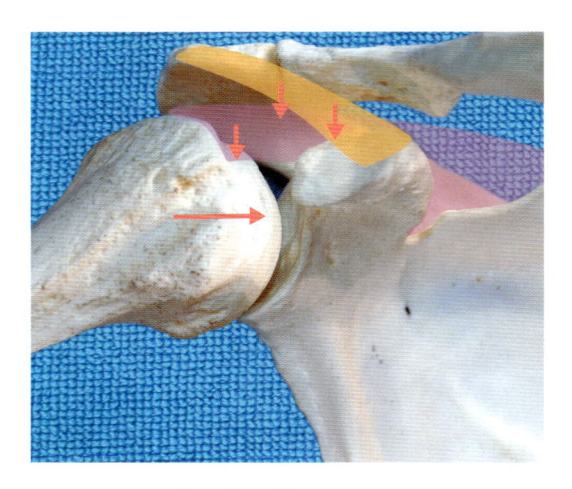

図53　烏口肩峰靭帯の機能

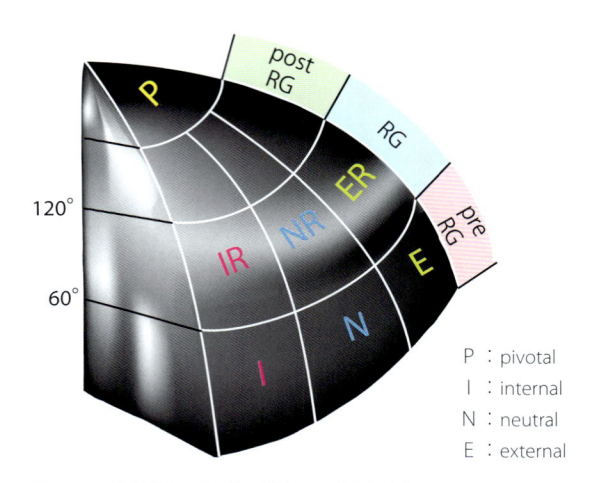

図54　大結節の通路（信原一部改変）
P：pivotal
I：internal
N：neutral
E：external

ぎてからを postrotational glide と呼ぶ．
- 大結節の通路と位置を総合的に考えると，下記の9つの領域に分けられ，臨床上，大結節がどの位置にあるかが評価される．

☆**滑車機構**（図53）
　烏口肩峰靭帯は，棘上筋を上方から押さえることによる大結節への牽引ベクトルを作りだし，挙上に有利な支点形成を構築する．これを滑車機構という．

- 9つの領域は，下垂位から最大挙上に至る過程として，下記のようになる（図54，信原）．
　屈曲：肩関節内旋位での挙上
　　　　前方通路＋pre RG，RG，post RG
　肩甲平面上：肩関節中間位での挙上
　　　　中間通路＋pre RG，RG，post RG
　外転：肩関節外旋位での挙上
　　　　後方通路＋pre RG，RG，post RG

☆**第2肩関節**（second joint of the shoulder）**の病変**
- インピンジメント…第2肩関節での通過障害．烏口肩峰アーチと大結節で十分な通路を確保できず，疼痛や衝突を招いた状態をいう．前方通路や後方通路の意義と関連して考えることが重要となる．石灰性沈着性腱板炎や転位のある大結節骨折，腱板修復後の腱板の隆起，腱板機能不全による骨頭の不安定性などで生じる．ニアやホーキンスのインピンジメントテストで検査する．
- ペインフルアークサイン…第2肩関節に病変がある場合，自動外転60〜120°の間で痛みが発生する．この60〜120°の範囲を有痛弧（painful arc）と呼ぶ．腱板炎，肩峰下滑液包炎，大結節裂離骨折などを疑う．

5）肩甲胸郭関節

（1）構造

- 肩甲骨前面と胸郭上の運動をいい，機能的関節といえる．
- 肩甲胸郭関節（scapulothoracic join）の機能不全は，次の①〜③の結果をもたらす．
　① 関節上腕関節の適合が異常となり，肩関節の動きのリズムに悪影響を与える．
　② 肩甲骨の機能不全は，腱板への負担を大きくする．
　③ インピンジメントを生じやすくなる．
- 胸郭と肩甲骨の間にある位置関係は，T2―上角，T3―肩甲棘の内側縁，T7-8―下角，である．

（2）肩甲骨の運動と主な筋肉

●肩甲骨の動き

　挙上―下制，外転―内転，上方回旋―下方回旋，前傾―後傾の4つの動きがある（図55）．

- これらの動きは，単独でなく複合的に発生する．一例を①，②に示す．
① **肩関節の挙上時（屈曲・外転時）**：肩甲骨は，挙上・外転・上方回旋・後方傾斜する．
② **肩関節の伸展時**：肩甲骨は，下制・内転・下方回旋・前方傾斜する．

①基本位　②挙上　③下制　④外転　⑤内転

⑥上方回旋　⑦下方回旋

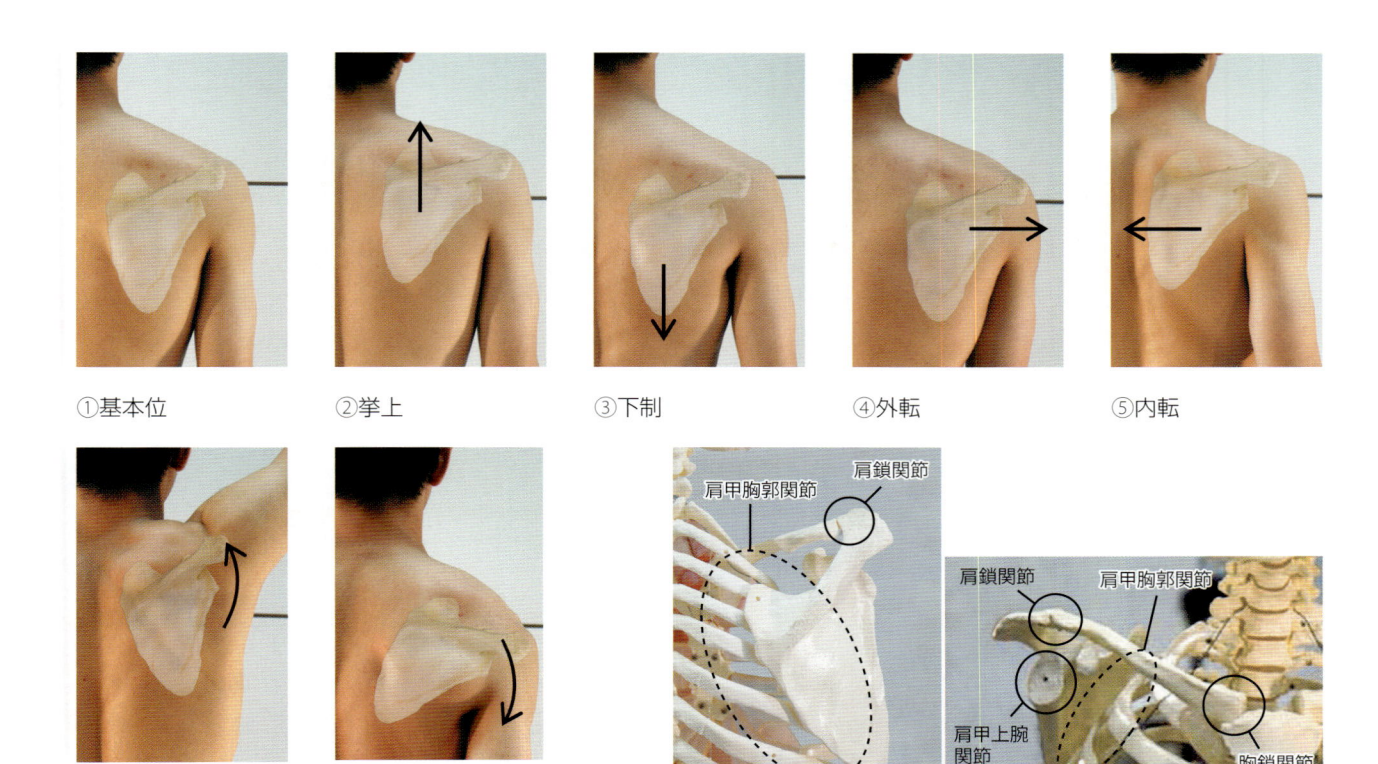

図55　肩甲骨の運動

図56　肩甲胸郭関節の位置と関連する他の関節

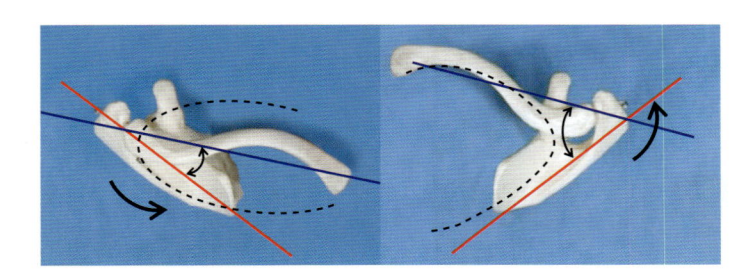

図57　棘鎖角と肩甲胸郭関節

● 作用する筋
① **肩甲骨挙上**：僧帽筋上部線維，肩甲挙筋，大・小菱形筋（肩すくめ動作）．
② **肩甲骨外転と上方回旋**：前鋸筋，僧帽筋．
③ **肩甲骨内転**：僧帽筋中部線維，大・小菱形筋，広背筋（胸を張る動作）．
④ **肩甲骨下制と内転**：僧帽筋下部線維，広背筋，小胸筋．
⑤ **肩甲骨内転と下方回旋**：大・小菱形筋，広背筋，肩甲挙筋，などが挙げられる．

(3) 機能（図56〜58）

・肩甲胸郭関節は，上肢挙上の際，関節上腕関節，胸鎖関節，肩鎖関節など，他の解剖学的関節と協調しながら動く（図56）．したがって，肩関節の角度（棘鎖角の大きさ）によって肩甲胸郭関節の動く方向は異なることになり（図57），臨床上，関節面の方向に注意を要する点となる（図58-①，②，③）．

> ☆**ROMの減少の原因**
> 　関節の複合体として，一方の関節で運動の減少が生じれば，少なくとも他方の関節がこれを代償する．
> 　たとえば，肩甲胸郭関節の運動は胸鎖関節と肩鎖関節の影響を受けており，肩鎖関節の運動性の異常は胸鎖関節，肩甲胸郭関節により大きな動きを求めることになる．これらの複合的関連性を考慮した上で，ROMの減少の意義と原因を考えることが大切である．

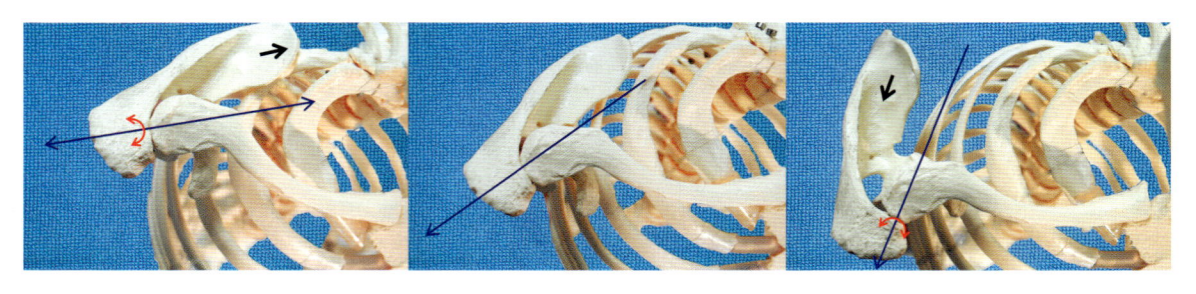

①伸展位，または内転位　　　②中間位　　　③挙上（屈曲，または外転位）

図 58　肩甲胸郭関節の動きと関節面の向き

5．肩関節の動き

要　点　ここでは，肩の動きを理解する上で必要な面，軸，運動方向について記述する．

1）肩関節の運動

肩の運動には，前方挙上（屈曲 flexion），後方挙上（伸展 extension）（図 59），側方挙上（外転 abduction），内転（adduction）（図 60），内旋（internal rotation），外旋（external rotation）（図 61），水平内転（horizontal adduction），水平外転（horizontal abduction）（図 62）がある．

肩の動きは三次元的であり，それを解明するために運動面を定義する必要がある．空間は矢状面（sagittal），前額面（frontal），水平面（horizontal）の 3 つに分けられる．前方挙上，側方挙上，水平外転・水平内転ではそれぞれ下記の運動面の動きを示す．

・前方挙上：矢状面（sagittal plane）の動き
・側方挙上：前額面（frontal plane）の動き
・水平外転，水平内転：水平面（horizontal plane）の動き

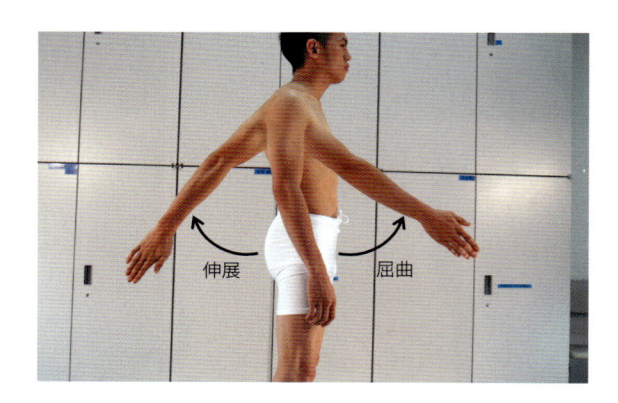

図 59　肩の運動（屈曲―伸展）

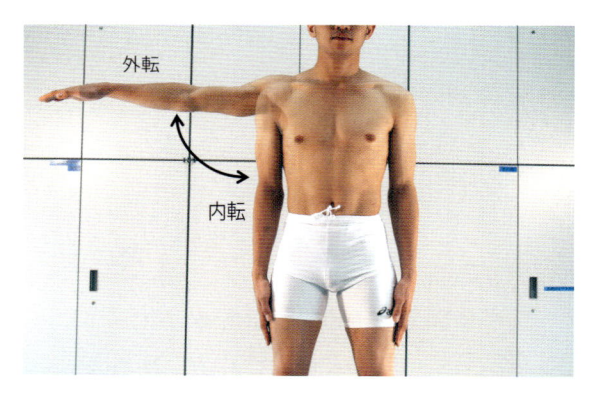

図 60　肩の運動（外転―内転）

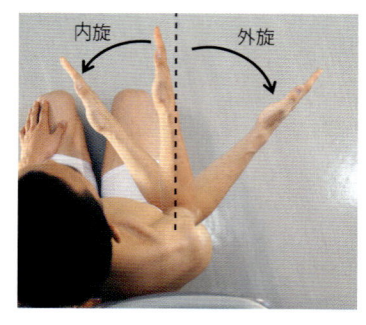

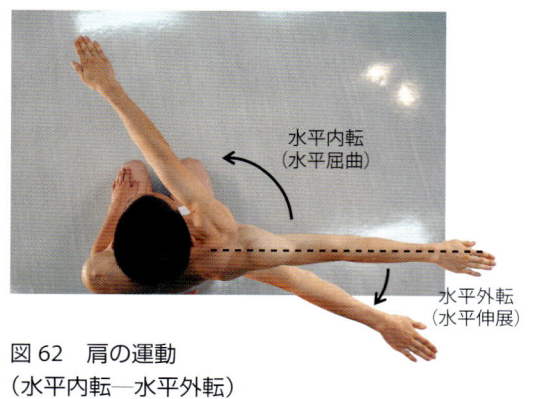

図 61　肩の運動（内旋―外旋）　図 62　肩の運動（水平内転―水平外転）

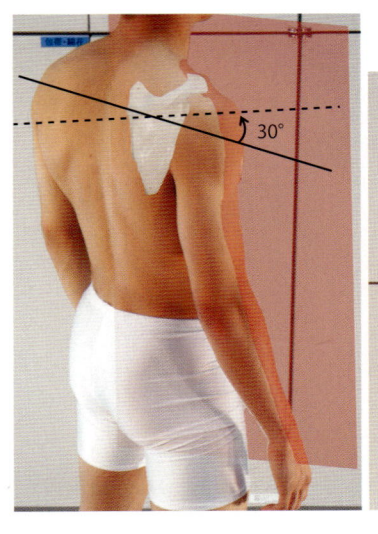

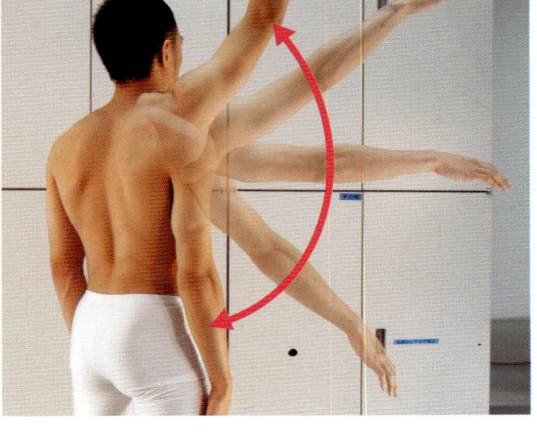

図63　肩甲骨面の外観　　図64　肩甲骨面での動き

2）肩甲骨面

- 立位において，肩甲骨は前額面に対して30°前方を向く．この面を，肩甲骨面（scapular plane）という（図63）．この面は，肩関節の挙上によって異なってくる．肩甲骨が外転によって側方に移動すると，曲率の小さな胸郭の側方では，その角度の変化は大きくなる（図64）．
- 肩甲骨面上の挙上・下降の運動を scaption と呼ぶ．

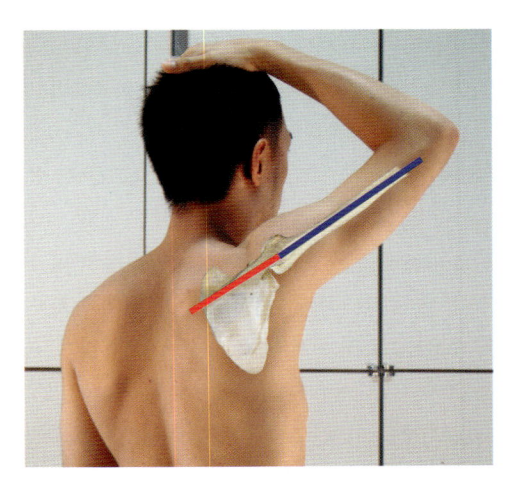

3）ゼロポジション

　ゼロポジション（zero position）は，肩甲骨面上にあって肩甲棘の軸と上腕骨軸が一致した肢位をいう（図65）．いわゆる，頭の後ろで両手を組んだリラックスした肢位といえる．

　この肢位は肩関節が最も安定し，周囲の筋群の活動が最も少ない肢位といえる．

　健常者におけるゼロポジションは脊椎の代償運動を除いた場合，挙上約130°位であり，代償運動を加えると約150°付近になる．

　臨床的に術後の固定肢位や肩関節脱臼時の整復肢位として用いられる．スポーツでは，投球動作やテニス，バレーボールのアタックなどにおいて，最も負担のかからない肢位に相当する．

　ゼロポジションと scaption が肩の運動においていかに機能的に重要であるかを理解する．

図65　ゼロポジション

4）肩甲上腕リズム

(1) 肩甲上腕リズムの変遷

① 1934年 Codman が，上腕骨挙上に付随して起こる肩甲骨の回旋運動を，肩甲上腕リズム（scapulo-humeral rhythm）と命名した．肩関節は肩甲骨を固定すると自動では90°，他動では120°しか動かず，内旋位ではわずかに60°しか側方挙上できない．

② 1944年 Inman らは外転における静止期（setting phase）が約30°あり，外転30°，屈曲60°から，初めて肩甲骨と上腕骨の関係が一定の度合いで動くことを発表した．かつ個人差を認めた．Inman はこの setting phase 以降の挙上における関節上腕関節と肩甲胸郭関節での

運動比を 2：1 と報告した．現在では，この比を否定する報告が多いが，運動を理解する上で便利であることから依然として用いられている．
③ 1961 年 Saha は 90°以上の挙上では，Inman のいう 2：1 を否定して 1：2 になるとしている．
④ 伊藤らは挙上と下降でこのリズムは異なると報告している．すなわち，以下の通りとなる．
 ・挙上時：外転 100°までは関節上腕関節の運動が勝り，それ以降は肩甲骨の運動が増加するが，Saha のいう逆転までは起こらない．
 ・下降時：最初に，関節上腕関節が動き，次第に肩甲骨の動きが加わる．これは上腕骨頭が支点を求める動き（joint needing support：信原）のためと考察されている．
⑤ 信原らの研究では，肩甲骨面にて A-T 角度（arm-trunk angle）と G-H 角度（glenohumeral angle）および肩甲骨回旋角度を計測している．G-H 角度と肩甲骨回旋角度の比は平均的には挙上運動で 66.3％，下降で 66.5％となり，Inman の報告した 66.6％（2：1）とほぼ一致している．すなわち，以下の通り．
 ・挙上：0〜20°で G-H 角度の変化が A-T 角度の増加を上回る→肩甲骨の内転が静止期で起こっている．変化率は挙上とともに減少し，途中 50〜70°で小さな変動が生じる．
 ・下降：静止期は挙上よりも長く，全体的に下行は挙上よりも不安定で，かつそのリズムも異なる．

（2）肩甲上腕リズム（信原）

肩甲上腕リズムを肩関節の機能により懸垂関節，移行帯，要支持関節の 3 つに分類し，説明している（図 66）．すなわち，肩関節の機能は次の 2 つの機能が組み合わされた複合関節である．
① hanging joint（懸垂された位置での動き：懸垂関節）

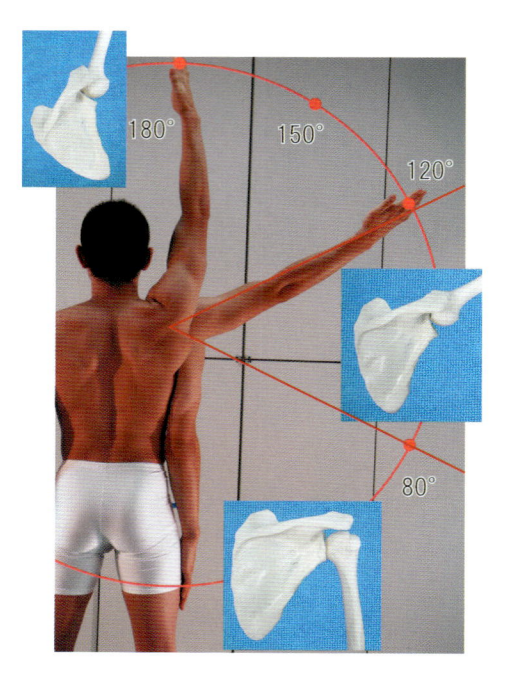

図 66　肩関節の機能的分類

② joint needing support（骨頭が臼蓋に支点を求め，肩甲骨が上肢を支持する動き：要支持関節）

結果としては，以下のように結論づけている．
 ・挙上では，0〜30°：静止期，30〜60°：懸垂関節，60〜120°：2 つの関節の移行帯，120〜150°：要支持関節．
 ・下降では，150〜80°：要支持関節，80〜60°：移行帯，60〜20°：懸垂関節，20°以下：静止期．

5）臼蓋上腕リズム

● 臼蓋上腕リズム（glenohumeral rhythm）は関節上腕関節での包内運動をいい，4 つの動きが挙げられている
① ship roll：腕下垂位での骨頭の不安定な動き
② ball roll：腕挙上時にみられる骨頭の転がり
③ gliding：骨頭が臼蓋上を平行移動する滑り運動
④ rotation：腕挙上位での回旋運動

● 肩関節の角度と包内運動
① 0〜30°までは ball roll 優位
② 30〜90°では ball roll と gliding が同じ割合
③ 90〜140°では gliding が優位となる

6．肩関節の筋肉

要　点　いわゆる，狭義の肩関節（関節上腕関節）を様々な方向に動かす場合，広義の関節（解剖学的・機能的関節など）のすべてが正常に機能していることが必要である．たとえば，胸鎖関節に機能障害が隠れていると鎖骨の挙上が不十分となり，周囲の筋力が十分であっても肩関節は正常なリズムをもって機能しないことになる．あるいは，一部の潜在的な筋力低下は，関節複合体の一部分として存在する関節上腕関節に影響を及ぼし，正常な動きを期待できなくなる．
　この点から，肩関節の屈曲にかかわる筋肉をみる場合，まずは肩甲帯筋が屈曲角の全過程において肩甲骨を体幹に固定できることが必須条件であり，その後に肩関節の屈曲がもたらされると考えるべきである．このような観点から，それぞれの作用にかかわる筋肉を紹介する．

1）関節上腕関節にかかわる筋肉

●屈曲（図67）

　関節上腕関節の屈曲には肩甲骨の挙上・外転・上方回旋をもたらす筋と，上腕骨を屈曲させる筋が必要である．屈曲は肩甲骨に対する上腕骨の矢状面での角度の増加を意味しており，それにかかわる筋はすべて屈曲の作用筋と考えるべきである．さらに，関節上腕関節の角度によっても伸展に作用した筋が屈曲に働く（筋の起始と停止の相対的位置関係から）ことも当然考えられる（習慣的機能の転倒）．
　ここでは，これらの詳細に触れることなく，単純に屈曲に関係する筋群を一括して取り上げる．
　肩甲胸郭関節の挙上・外転・上方回旋は，僧帽筋，前鋸筋が主なものであり，関節上腕関節の屈曲には三角筋（前部線維），烏口腕筋，肩関節外旋位で働く上腕二頭筋長頭が挙げられる．

●伸展（図68）

　伸展時の肩甲胸郭関節の下制・内転・下方回旋は，菱形筋，肩甲挙筋が主なものがあり，関節上腕関節の伸展には広背筋，大円筋，上腕三頭筋長頭，角度によって三角筋（後部線維），棘下筋が挙げられる．

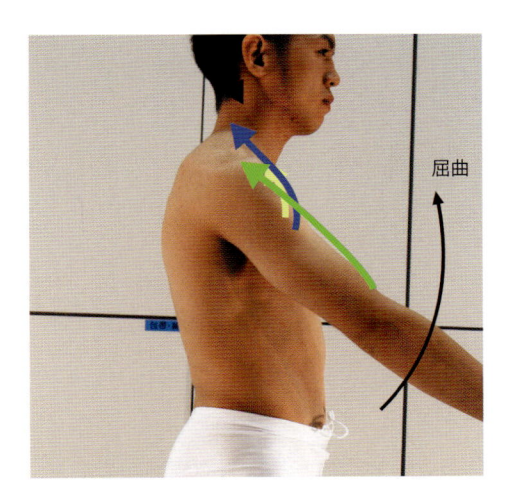

①三角筋前部線維（青）
②烏口腕筋（黄）
③上腕二頭筋長頭（緑）
　　＋
　肩甲胸郭関節の動き

図67　肩の屈曲（筋の作用）

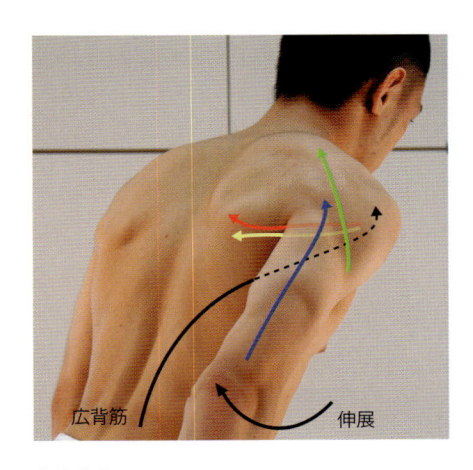

①広背筋
②大円筋（黄）
③三頭筋長頭（青）
④三角筋後部線維（緑）
⑤棘下筋（赤）

図68　肩の伸展

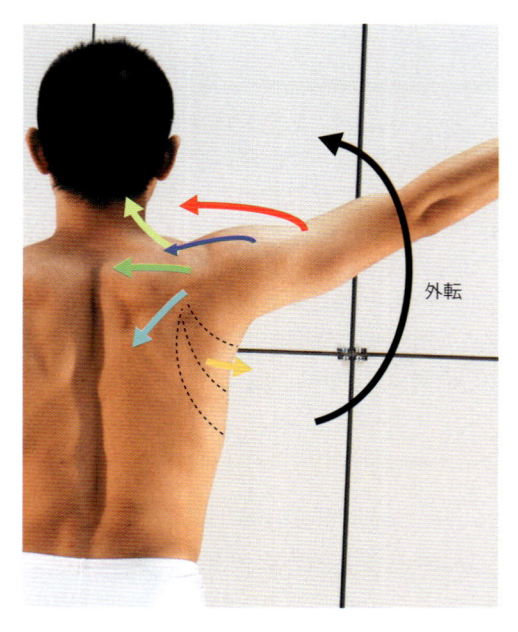

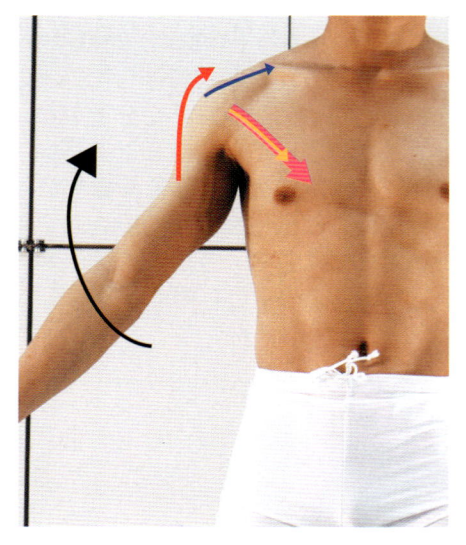

①肩の外転（後方から）　　　　　　②肩の外転（前方から）

①棘上筋（青）
②三角筋中部線維（赤）
③棘下筋
④小円筋（オレンジ）
⑤肩甲下筋（ピンク）
　＋
⑥僧帽筋（上部：黄緑，中部：緑，下部：水色）
⑦前鋸筋（点線）：黄色
（③，④，⑤は角度により異なる）

図69　肩の外転＋肩甲胸郭関節の上方回旋（筋の作用）

●外転（図69）

　外転時は，肩甲骨の挙上・外転・上方回旋をもたらす筋と，上腕骨を外転させる筋が必要である．外転は肩甲骨に対する上腕骨の前額面（あるいは肩甲骨面）での角度の増加を意味しており，それにかかわる筋はすべて外転の作用筋と考えるべきである．関節上腕関節の角度によっては外転の作用筋は内転にも作用する（筋の起始と停止の相対的位置関係から）．

　肩甲胸郭関節の挙上・外転・上方回旋は，僧帽筋，前鋸筋が主なものであり，関節上腕関節の外転には棘上筋，棘下筋，三角筋（中部線維），角度によって小円筋，肩甲下筋が挙げられる．

●内転（図70）

　内転時，肩甲胸郭関節の下制・内転・下方回旋を生じることになり，菱形筋，肩甲挙筋，関節上腕関節の内転には広背筋，大円筋，角度によって棘下筋，小円筋，三角筋（後部線維）が挙げられる．

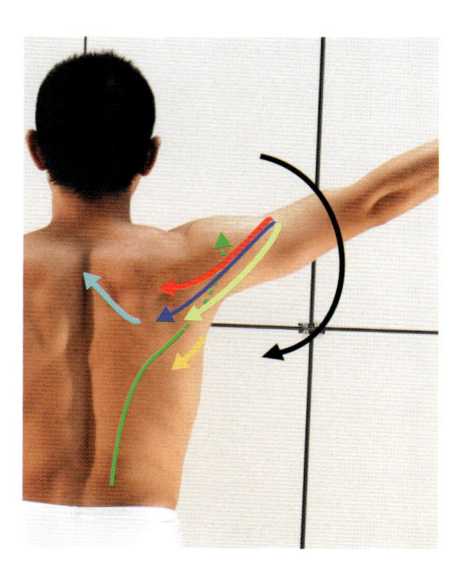

①大円筋（黄緑）　　⑤三角筋後部線維（赤）
②広背筋（緑）　　　　　＋
③棘下筋（青）　　　⑥菱形筋（水色）
④小円筋（オレンジ）

図70　肩の内転＋肩甲胸郭関節の下方回旋（筋の作用）

48　Ⅱ．肩関節

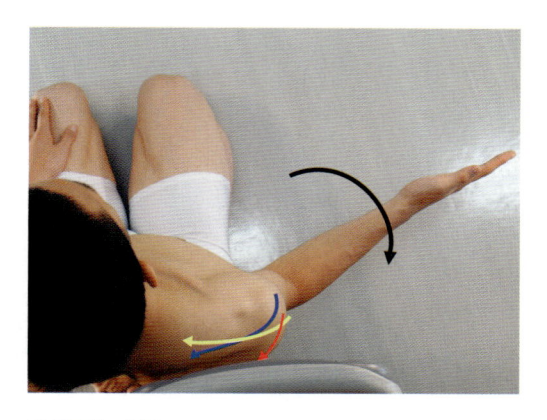

①棘下筋（青）
②小円筋（赤）
③三角筋後部線維（黄）

図71　肩の外旋

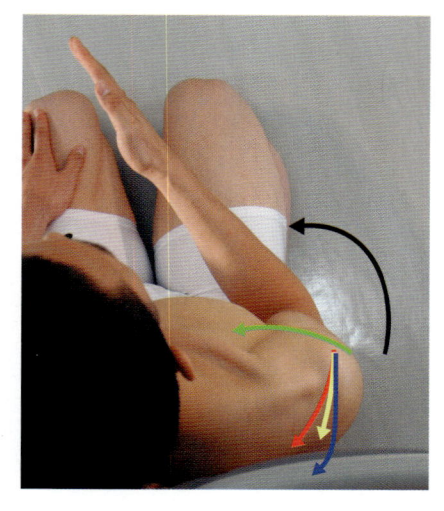

①肩甲下筋（赤）　④広背筋（青）
②三角筋前部線維　⑤大円筋（黄）
③大胸筋（緑）

図72　肩の内旋（筋の作用）

● **外旋**（図71）

外旋と内旋時は肩甲帯筋群の共同収縮が行われ，その上で関節上腕関節の外旋が可能となる．外旋筋は，棘下筋，小円筋，角度によって三角筋（後部線維），棘上筋が挙げられる．

● **内旋**（図72）

外旋と内旋時は肩甲帯筋群の共同収縮が行われ，その上で関節上腕関節の内旋が可能となる．内旋筋は，肩甲下筋，大胸筋，大円筋，広背筋，角度によって三角筋（前部線維）が挙げられる．

2）肩甲胸郭関節にかかわる筋肉

肩甲胸郭関節に作用する筋は多く存在するが，いずれも三次元方向の動きをもっている．この組み合わせが十分に機能した場合に初めて肩甲骨の胸郭における安定性が得られ，関節上腕関節に正常な動きがもたらされることになる．

● **上方回旋**（図69）

上方回旋に働く筋は，僧帽筋，前鋸筋である．

● **下方回旋**（図70）

下方回旋に働く筋は，菱形筋，肩甲挙筋，小胸筋である．

● **挙上**（図73）

挙上に作用する筋は，僧帽筋（上部線維），肩甲挙筋，菱形筋である．

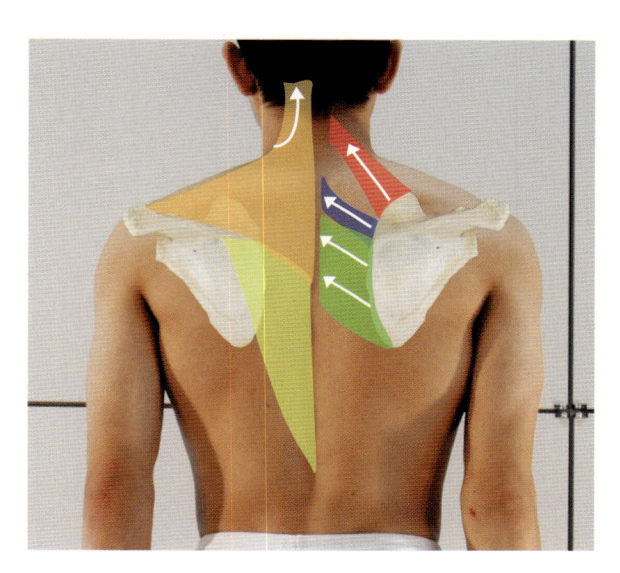

①肩甲挙筋（赤）
②小菱形筋（青）
③大菱形筋（緑）
④僧帽筋上部線維（オレンジ）

図73　肩甲胸郭関節の挙上

● **下制**（図74）

下制に働く筋は，僧帽筋（下部線維），小胸筋，広背筋，鎖骨下筋である．

● **外転**

外転に働く筋は，前鋸筋である．

● **内転**

内転に働く筋は，僧帽筋，菱形筋，広背筋，肩甲挙筋である．

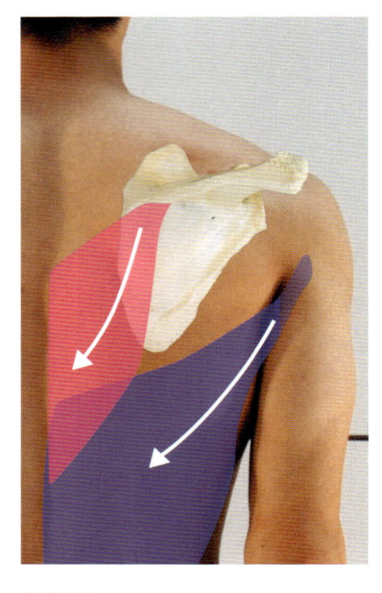

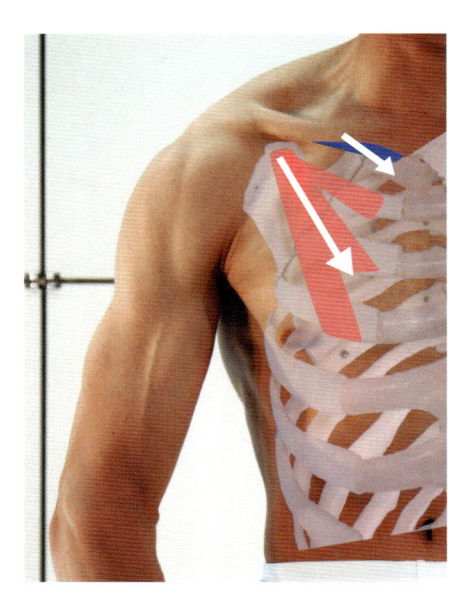

①僧帽筋下部線維（左赤）
②広背筋（左青）
③小胸筋（右赤）
④鎖骨下筋（右青）

①後面　　　　　　　　　　②前面

図74　肩甲胸郭関節の下制

50　Ⅱ. 肩関節

III. 肘関節

> **要点** 肘関節は，屈曲―伸展と前腕の回内―回外運動に関与し，上腕骨遠位端，橈骨・尺骨近位端の3部位で3関節が構成されている．個々の動きとしては，腕尺関節（狭義の肘関節）での屈曲―伸展（蝶番，あるいはらせん関節），近位橈尺関節（車軸関節）での前腕の回内―回外があり，これらの両者に腕橈関節（球関節）がかかわることになる．
> このように，肘関節は3つの関節の複合的運動として機能していることを理解する．

1．肘関節の解剖学的特徴

● 肘関節のとらえ方
① 1つの関節包
② 2つの機能（屈曲―伸展，回内―回外）
③ 3つの関節（a 腕尺・b 腕橈・c 近位橈尺）としてとらえられる（図1）．

● 2つの機能
① 屈曲―伸展：腕尺関節，（腕橈関節）
② 回内―回外：近位橈尺関節，（腕橈関節）
　回内―回外の回旋軸：橈骨頭と尺骨頭を結んだライン上にあり，肘関節90°屈曲位で行う．

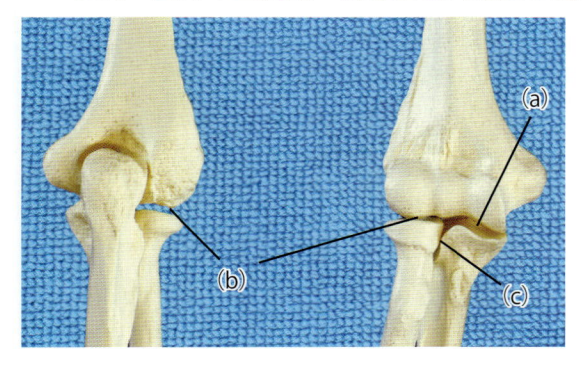

● 3つの関節の構成体
① 腕尺関節（蝶番関節）：上腕骨滑車―尺骨の滑車切痕（図2-a）
② 腕橈関節（球関節）：上腕骨小頭―橈骨頭（図2-b）
③ 近位橈尺関節（車軸関節）：橈骨の関節環状面―尺骨の橈骨切痕（図2-c）

● 関節を外して前方からみえる部位（図3）．
　上腕骨：小頭，滑車，内側上顆
　橈骨：橈骨頭，関節環状面，橈骨粗面
　尺骨：滑車切痕，鉤状突起，尺骨粗面，などがわかる．

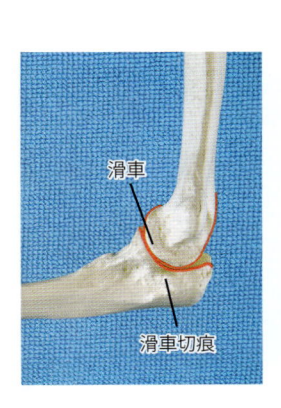

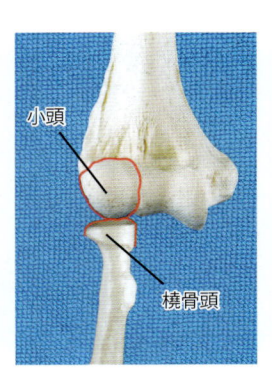

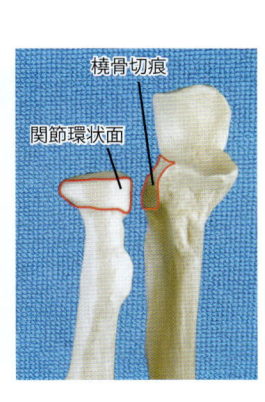

図1　右肘関節の構成要素
　　（左　後面，右　前面）

（a）腕尺関節　　（b）腕橈関節　　（c）近位橈尺関節

図2　3つの関節の構成体

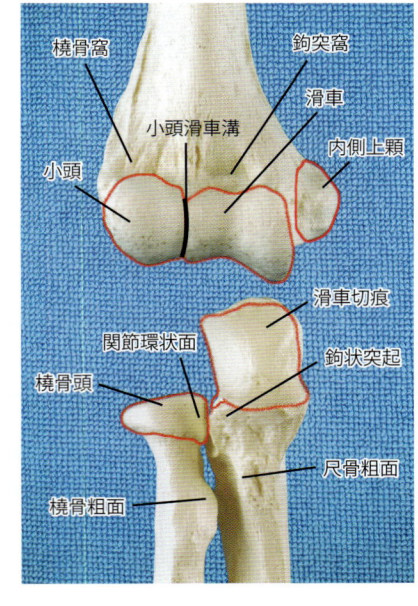

図3　肘関節の主な部位（前方から）

2．肘関節を構築する骨

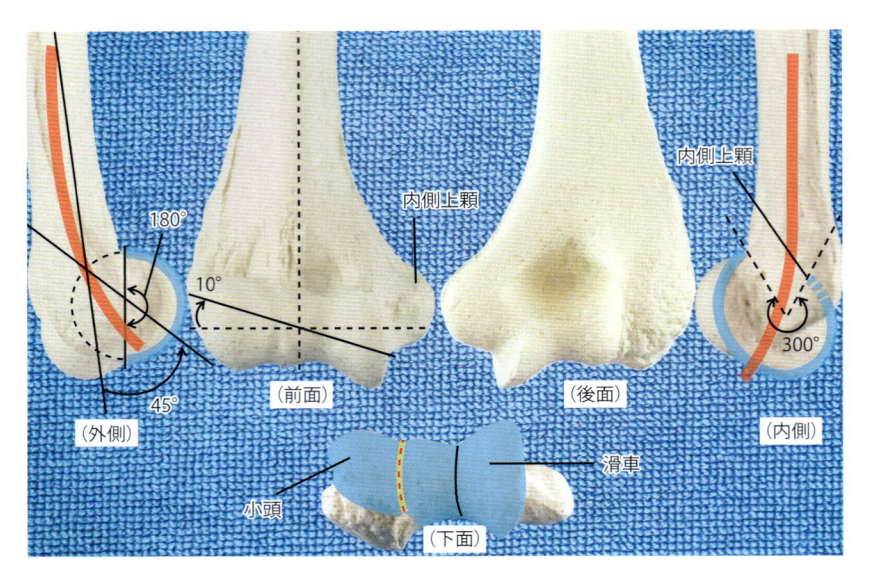

図4　右上腕骨遠位端の形態

1）上腕骨（遠位端）（図4）

●**側面**（図4 外側，内側）

　上腕骨遠位端は後方凸のカーブを有しており（図4 赤実線），滑車，小頭は前方に45°傾いており（傾斜角），肘関節の屈曲角を増大させる効果をもたらしている．

　内側では，中央には際立った突起（内側上顆）があり，その下方には約300°にわたる関節面をもつ滑車が，外側では，前方に向いた約180°の関節面をもつ小頭がみえる．

●**前後面**（図4 前面，後面）

　上腕骨遠位端を前方からみると，著しく内側に突出した上腕骨内側上顆と2つの凹部である橈骨窩，鈎突窩がみえる．また，後方では大きな凹面となって肘頭窩が観察できる．そのため，顆上部は極めて薄くなっており，強度の面で高いリスクを負っている．

　前方からみて，上腕骨遠位端は小頭・滑車を結んだラインが水平線に対して約10°外方に傾いており，これが肘外偏角をつくる要因となっている．

●**下面**（図4）

　小頭とその内方にある滑車は連続しており，その間の陥凹を小頭滑車溝（破線）という．滑車の中央は滑車溝（実線）となって，屈曲・伸展時に尺骨鈎状突起の先端が誘導される．さらに内側には，上腕骨内側上顆が突出してみえる．

●**上腕骨遠位端の脆弱部**

　上腕骨遠位端のほぼ中央は，前方に鈎突窩，後方に肘頭窩が接して極めて薄い構造となっている．図5のように，ライトをあてると透けてみえることからも理解できる．したがって，この部位は成長期において上腕骨顆上骨折を多発する部位として知られている．

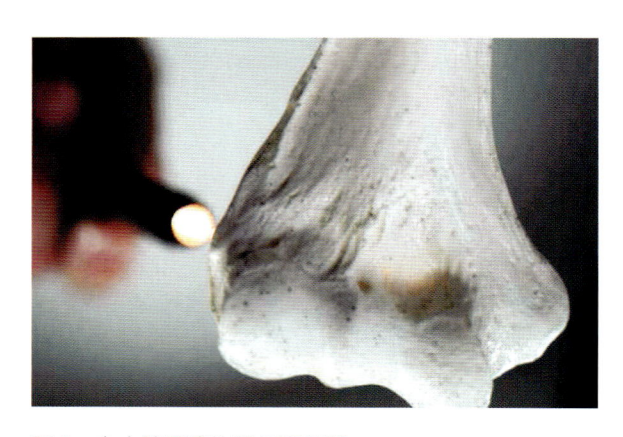

図5　右上腕骨遠位端の脆弱部

2) 橈骨（近位端）(図6)

- 橈骨は全長にわたって後方・外方凸のカーブを有している（図6-①，②）．
- 完全回外位で橈骨を前面からみると，橈骨粗面が内方凸①に，円回内筋付着部（橈骨中央外側②）は外方凸に向いたクランク様の形態をしている（図6-②）．
- 橈骨近位端での橈骨頭の上面は上腕骨小頭と関節する．
- 橈骨頭の内側（関節環状面）は尺骨の橈骨切痕と関節を構築しており，比較的小さな関節構成体といえる．
- 完全回外位で橈骨は尺骨と平行に，回内するに従って交叉の度合いを強める（後述）．
- 橈骨遠位端は徐々に肥大しており，近位手根列とで橈骨手根関節を形成する．また，遠位橈尺関節は，橈骨の尺骨切痕と尺骨頭で関節が構成されている（後述）．

3) 尺骨（近位端）(図7)

- 尺骨の近位端は大きく，前方に滑車切痕，後方は肘頭となっている（図7-①）．
- 肘関節の主要な構成部分（腕尺関節）であり，また，前方に鉤状突起，その遠位への続きとして尺骨粗面，橈側には回外筋稜が観察できる（図7，8）．
- 尺骨近位端の外方にある陥凹は橈骨切痕であり，その遠位に回外筋稜を観察できる（図8，9）．
- 前方の嘴状の突起（鉤状突起）の下方には尺骨粗面があって上腕筋が付着する（図7-②，図9）．

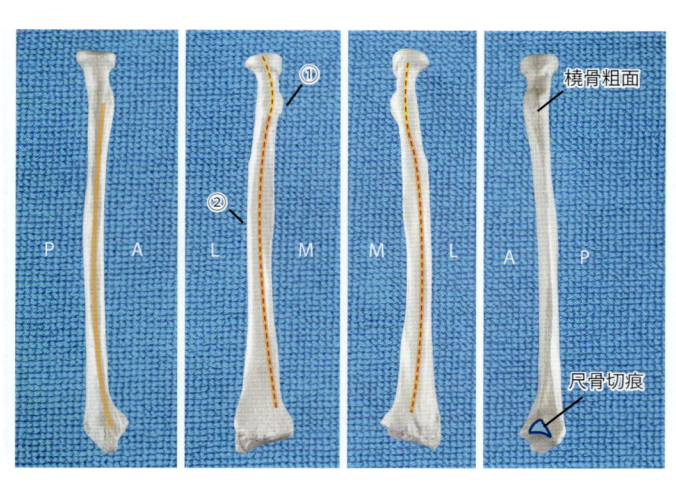

①外方（橈側）　②前方　③後方　④内方（尺側）

図6　右橈骨の形態

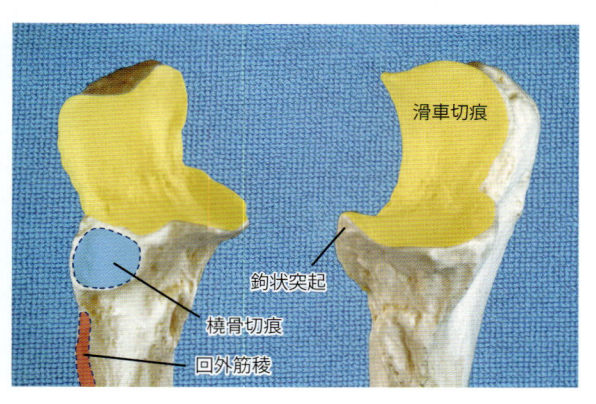

尺骨の外側には橈骨切痕がみえる

図8　右尺骨近位端（前方斜位よりみる）

①外方（橈側）　②前方　③後方　④内方（尺側）

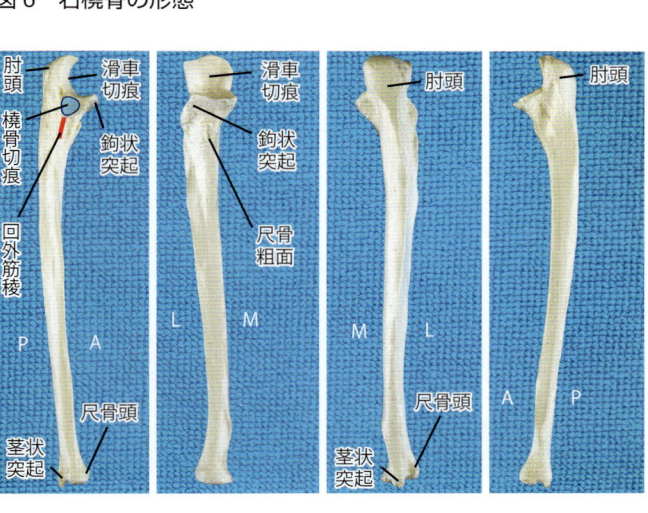

図7　右尺骨の形態

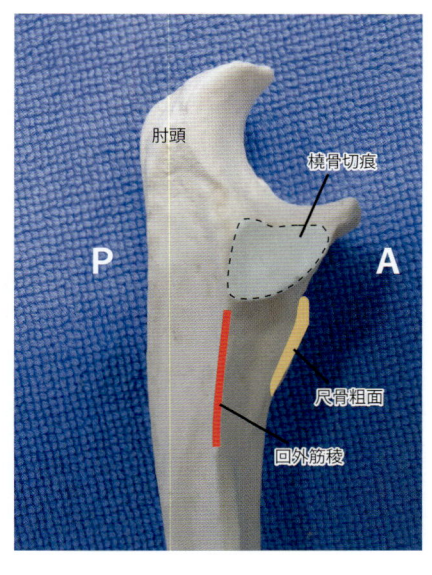

図9　右尺骨近位端（外側よりみる）

・遠位端は小さく円筒形（尺骨頭）になり（図7-①，③），尺骨切痕（橈骨）と茎状突起間に関節円板（TFC）を構築して遠位には三角骨が接する．

● 関節面の傾き（図10）

上腕骨遠位端が傾斜角を有していることはすでに説明したが，これに相対する尺骨の近位端も，その関節面は傾きを持っており，尺骨滑車切痕は45°前上方に傾斜している（図10-②）．これによって，肘関節の屈曲角をさらに増大させる効果をもたらしている．

一方，各関節面を考慮すると，関節軟骨の占める範囲には，次の関係が成立している．

上腕骨小頭（180°）…橈骨頭（軽い凹面）
上腕骨滑車（300°）…尺骨滑車切痕（180°）

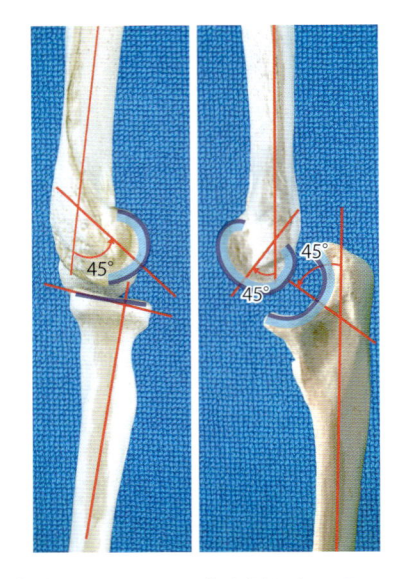

①外側からみる　②内側からみる
　（腕橈関節）　　（腕尺関節）

図10　右肘関節の関節面の傾き

3．生理的外反肘

● 肘外偏角（図11）

肘関節の屈曲・伸展運動は腕尺関節で行われるが，その運動軸は，小頭・滑車を結んだライン（赤ライン）である（図11-①）．このラインに対する垂線が上腕骨軸の外方でなす角（約10°）を肘外偏角という（図11-①，②）．

特に，肘外偏角は肘関節伸展・前腕完全回外位で明確となり，回内位では目立たない．

肘外偏角は，運搬角（carrying angle），または肘角（cubital angle）とも呼ばれている．

● 骨性衝突（図12）

肘関節の最終屈曲時，尺骨鉤状突起は上腕骨鉤突窩に深く入りこんで骨性に制限される（図12-①）．このとき，橈骨頭も上腕骨橈骨窩に入り込むことになる．

一方，伸展時，肘頭は上腕骨肘頭窩に衝突して伸展を制限される（図12-②）．

当然，ヒトでは筋肉等の軟部組織が介在するため，直接骨性衝突に至ることはない．

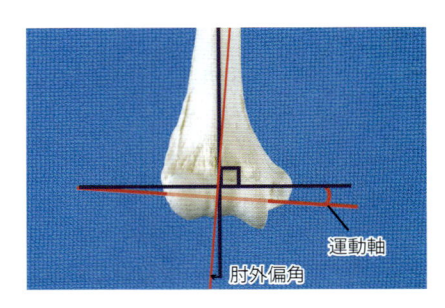

①運動軸と肘外偏角

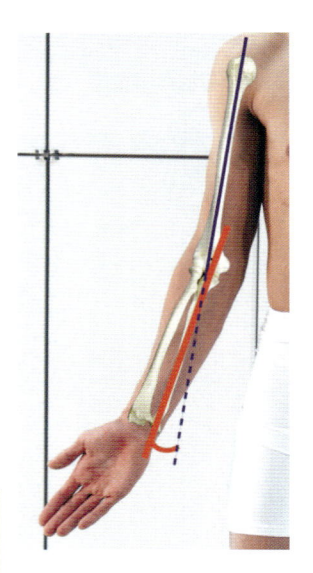

肘外偏角：成人男子で約10°，小児や成人女性では約15°といわれている．

②肘外偏角

図11　肘外偏角

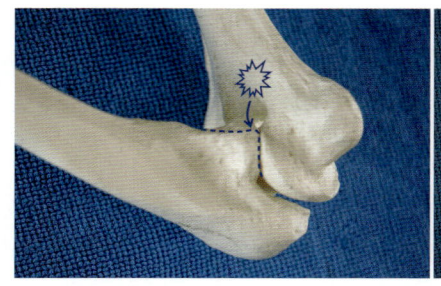

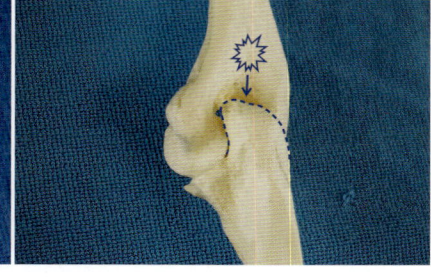

①腕尺関節屈曲位（斜位）　　②腕尺関節伸展位（背側面）

図12　骨性衝突

● 関節軟骨（図13）

肘関節にみられる関節軟骨の領域を示す（図13）．

関節面を外側からみると，上腕骨小頭の関節面は前方の約180°を占めている．

一方，内側は上腕骨滑車の関節面は約300°であって（図4），滑車に相対する尺骨の滑車切痕の180°が対応することになる．

肘関節伸展から屈曲にいたる範囲での滑車と滑車切痕における関節軟骨の占める領域を図14に示す．

肘関節の屈曲・伸展は，ほぼ円形の滑車の周囲を，ほぼ曲率の等しい滑車切痕が回転することで生じる円運動といえる（図14）．ただし，前額面上で小頭・滑車ラインは外側に約10°傾いていることから，正確にははらせん運動を伴った円運動と考えるべきである．

①屈曲位　　②転度屈曲位　　③伸展位

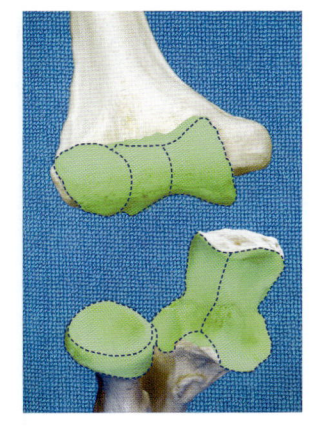

図13　関節軟骨の占める範囲

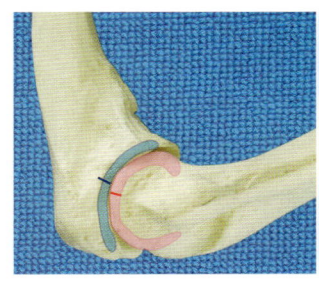

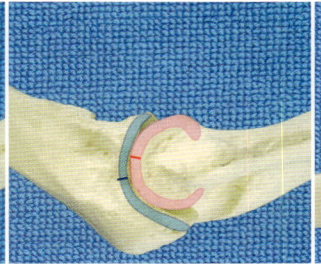

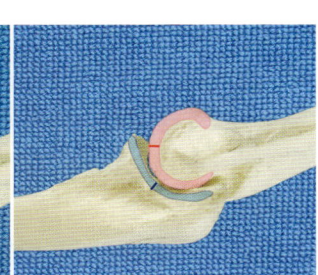

図14　肘関節の動きと関節軟骨

4．肘関節の関節包，靭帯

1）関節包

- 肘関節の関節包は，腕尺関節，腕橈関節，近位腕尺関節の3つの異なる解剖学的関節をすべて被覆する1つの関節包でできている（図15）．
- 関節包は，前方では小頭，滑車の直上を被覆しており，外顆外側や内側上顆の突出部は関節包外といえる（図15-①）．
- 輪状靭帯で周囲を取り巻かれた橈骨頸部直下には方形靭帯があり，尺骨の鉤状突起直上までが関節包内といえる（図15-③）．
- 後方では，肘頭窩を含んだ三角形の部分が関節包内といえる（図15-②）．
- 関節包は内側・外側側副靭帯によって補強されている．内側からみると腕尺関節の関節面周辺を被覆しており（図15-③），外側では橈骨頭を含めた変則的形態を呈している（図15-④）．

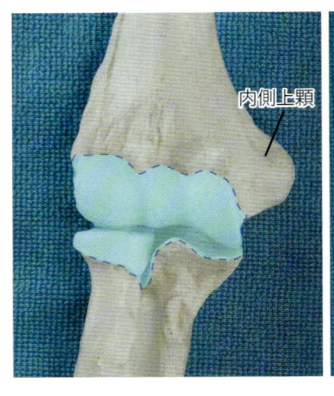

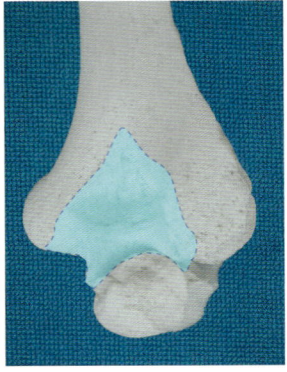

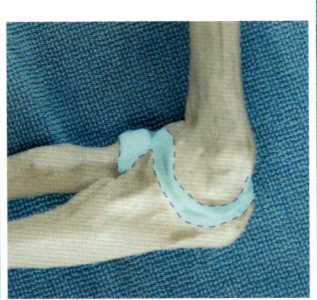

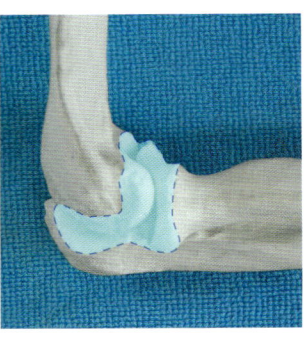

①前面　　②後面　　③内側　　④外側

図 15　関節包の占める範囲

2）靱　帯

(1) 内側側副靱帯

・内側側副靱帯は前部線維束（前斜走線維），後部線維束（後斜走線維），および横走線維束（横走線維）の3方向の線維より構成される（図 16）．90°屈曲位での各靱帯の様子を示す（図 16-①）．

● 前斜走線維
・内側側副靱帯の中で最も強靱である．
・上腕骨内側上顆の前部から尺骨鉤状突起の内側縁に付着する．この線維は肘関節伸展位で最も緊張し（図 16-②），屈曲に従って弛緩する（図 16-③）．外反制動に最もかかわる．

● 後斜走線維
・上腕骨内側上顆の後部から肘頭内側縁に付着する．この線維は，後方にあって肘関節最大屈曲位で最も緊張し（図 16-③），伸展で弛緩する（図 16-②）．
・肘関節伸展位での固定は，この線維束が最も短くなった状態（弛緩した状態）となるため，拘縮時には肘関節の屈曲制限をもたらすことになる．

● 横走線維
・横走線維束は発達に乏しい線維束であり，肘頭から尺骨の鉤状突起へと走行して前斜走線維と後斜走線維間を連結している．付着部が同じ尺骨内側縁にあるため，肘関節の安定性には寄与しない．

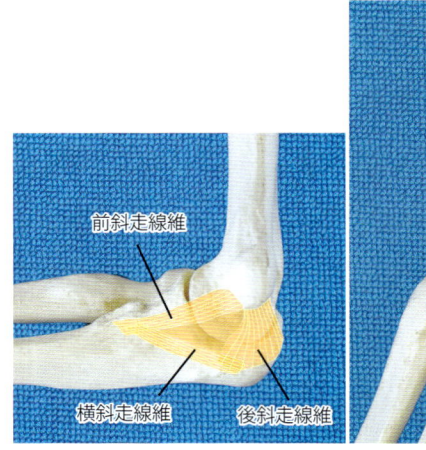

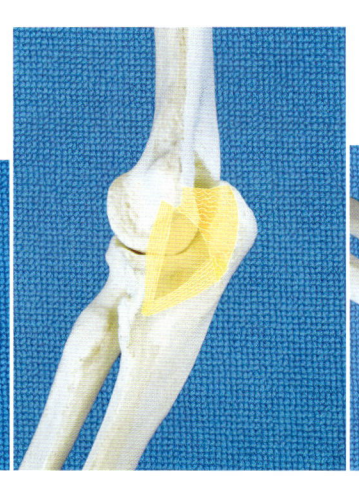

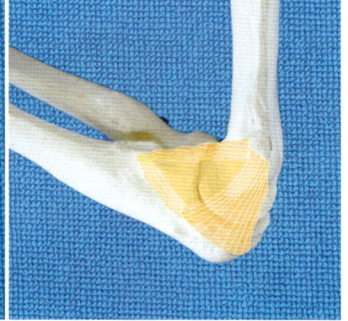

①90°屈曲位　　②伸展位　　③屈曲位

図 16　内側側副靱帯

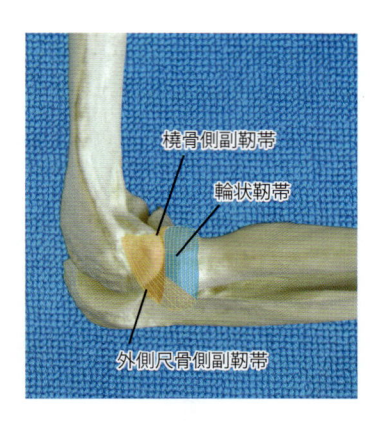

図17　外側側副靭帯

（2）外側側副靭帯（図17）

- 上腕骨外側上顆から2つの線維束に分かれて遠位に向かう．
- 肘関節を完全屈曲したときに緊張する（図17）．

● **橈骨側副靭帯**
- 上腕骨外側上顆から扇状に拡がって輪状靭帯に合流する．
- 前方部は肘関節伸展により緊張し，後方部は屈曲により緊張する．

● **外側尺骨側副靭帯**
- 上腕骨外側上顆から尺骨の回外筋稜に付着する．
- 唯一，腕尺関節の安定性にかかわる．
- 外側の靭帯で最も後方に位置するため，肘関節屈曲に伴って最も伸張される．したがって，伸展位での固定は屈曲制限の要因の1つとなる．

（3）橈骨輪状靭帯（図18）

- 橈骨頭の関節環状面を取り巻き，近位橈尺関節の安定性にかかわる（図18-①）．
- 輪状靭帯の下端で，橈骨・尺骨間は方形靭帯によって塞がれて解剖学的関節構造を有する．
- 前腕回内により，橈骨頭は外側に偏位するため，橈骨輪状靭帯の緊張は高まり，近位橈尺関節は安定する．

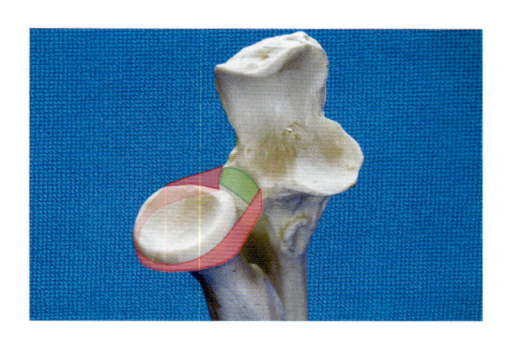

①上からみた輪状靭帯

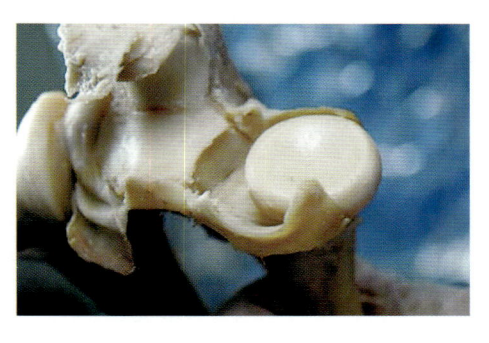

②解剖でみる線維骨性輪

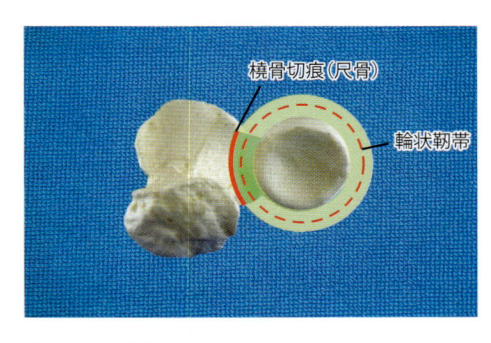

③線維骨性輪

図18　橈骨輪状靭帯

3）線維骨性輪の役割

- 線維骨性輪（fibro-osseous ring）とは，尺骨の橈骨切痕と橈骨輪状靭帯で構成される線維骨性のリングをいう（図18-②）．
- 橈骨頭を取り巻いて近位橈尺関節を安定させる（図18-③）．
- 方形靭帯は，橈骨の回旋運動を抑制し，安定させる役割を有する．

5．前腕の回旋による橈骨頭の運動

1）前腕の動きと橈骨頭

- 前腕の回内に伴って橈骨頭は，輪状靱帯中で外方に傾斜しながら，約 2 mm 外側，同時に後方へ移動する（図 19）．
- 橈骨輪状靱帯は，これらの回旋に伴う橈骨頭の動きを許容するだけの柔軟性を備えている．

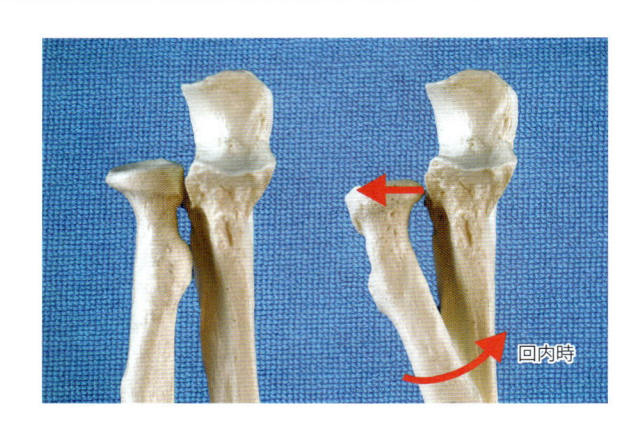

図 19　前腕の回旋と橈骨頭の傾き

2）前腕の動きと近位橈尺関節

- 橈骨頭は上からみると，円形ではなく楕円形を呈している．このことは次の機能的な特徴を生み出している．
- 前腕回外位では，楕円形の短い径が位置している（図 20-①）．一方，回内位では長い径が位置するため，橈骨は外側に押しやられる（尺骨から離れる）ことになる（図 20-③）．
- この意義として，前腕回内時に橈骨・尺骨間の間隔を拡げることで，上腕二頭筋（橈骨粗面に停止）が挟まれないという作用を生み出している．

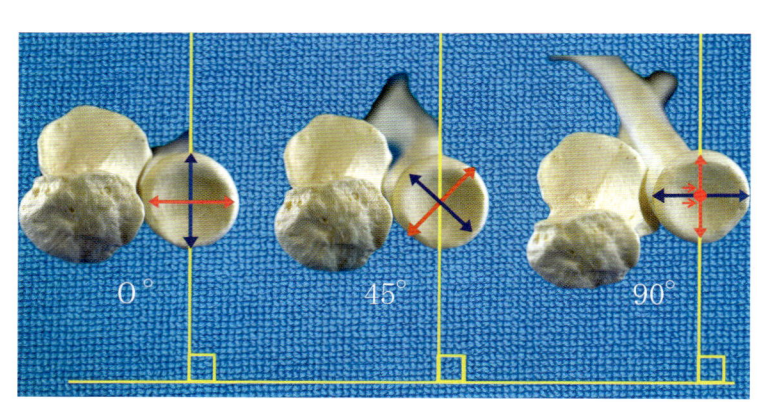

赤：短い径　　青：長い径

①回外位　　　　　②中間位　　　　　③回内位

図 20　前腕の回旋と橈骨頭の動き（前腕の回内─回外と橈骨頭の位置）

肘内障：2〜4 歳くらいの小児に好発する疾患で，橈骨頭が輪状靱帯より完全，あるいは不完全に逸脱した状態をいう．

靱帯とレセプター：肘周囲の靱帯には機械受容器（メカノレセプター）が存在する．固有感覚からの受容によって，他動的緊張を感知しながら重要な情報をフィードバックしている．

6．ヒューター三角，ヒューター線

- 健常者で，肘関節を屈曲位で後方からみた場合，上腕骨内側上顆と上腕骨外側上顆，さらに尺骨肘頭の3点は肘頭を頂点とする二等辺三角形を呈する（ヒューター三角：図21左）．
- このラインが乱れた場合，肘関節脱臼を意味する．
- 上腕骨遠位端の骨折（顆上骨折）では二等辺三角形は乱れない．

- また，肘関節を伸展位で後方からみた場合，上腕骨内側上顆と上腕骨外側上顆を結んだライン上に尺骨肘頭が存在する（ヒューター線：図21右）．
- このラインが乱れた場合，肘関節脱臼を意味する．
- 上腕骨遠位端の骨折（顆上骨折）ではこのラインに乱れはない．

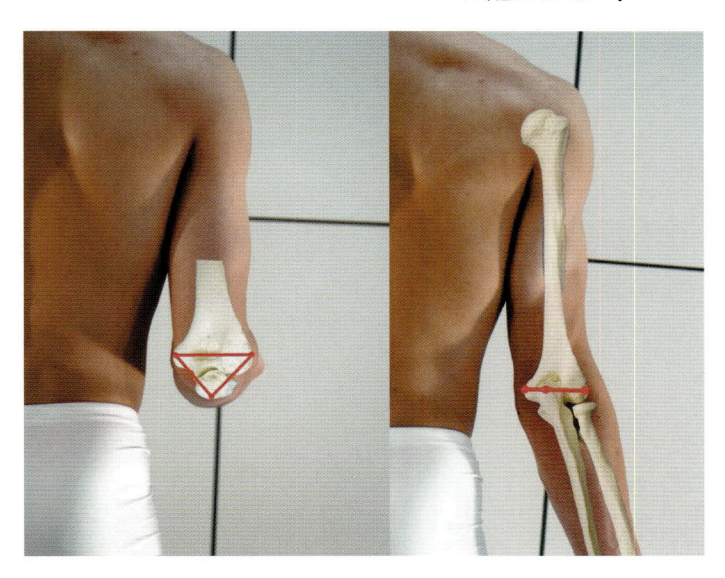

図21　ヒューター三角とヒューター線

> **ヒューター三角，ヒューター線**：いずれも，肘関節後方脱臼で陽性となり，上腕骨顆上骨折では陰性となるため，初期診断には有用である．

7．骨間膜

- 橈骨と尺骨間には，強靭な骨間膜が存在する（図22）．
- 両骨の離開を防ぎ，動きをコントロールしている．
- この骨間膜の主たる線維は，橈骨が近位方向に移動することを防ぐ方向となり，前方からみて，尺骨から橈骨に向かって斜め外上方に向いている（図22-①）．後方にみられる極めて弱い線維は，反対方向を向く（図22-②）．

- 手を突いたとき，手掌からの外力は橈骨手根関節から骨間膜を介して尺骨，腕尺関節に抜けていく（緩衝作用）．すなわち，骨間膜には，手根骨からの圧迫力の一部を緩衝し，腕尺関節への圧迫力を減じる役割がある（図23）．
- 骨間膜は回外位，中間位で張力が加わっており（両骨の離開を抑制する），回内位では両骨が接近して交叉するために弛緩する（図24）．

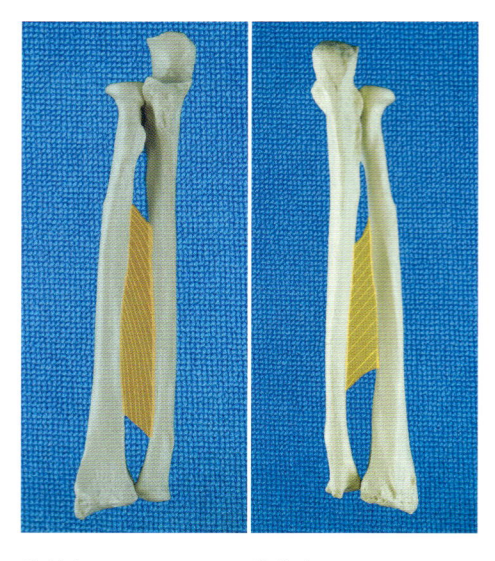

①前方　　　　　②後方
（主要な線維方向）

図22　骨間膜

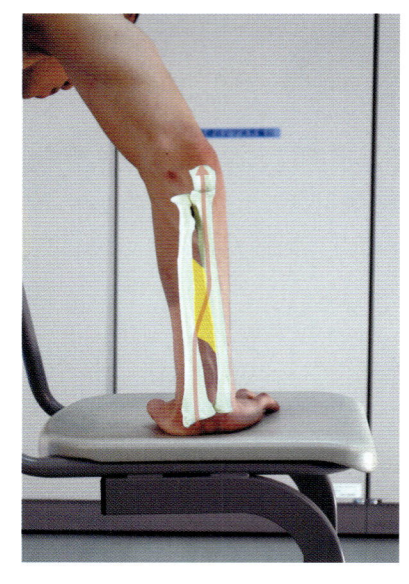

図23　骨間膜における力伝達

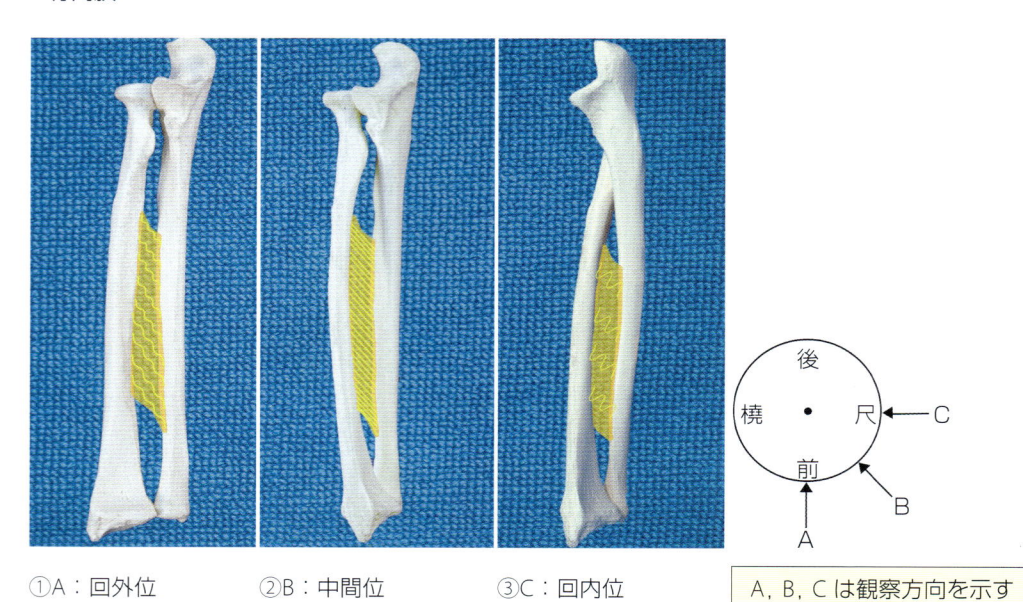

①A：回外位　　②B：中間位　　③C：回内位

A, B, Cは観察方向を示す

図24　前腕の回旋肢位と骨間膜の緊張

1）正しい回内―回外の計測（図25）

　前腕の回内―回外運動を行うには，肘関節を90°屈曲位とすることが必要である．その理由は，肘関節伸展位での回内―回外運動は，肩関節の回旋による代償作用が加わるためである．

2）橈骨と尺骨の重なり（図26）

・前腕において，完全回外位で両骨は平行になる．
・中間位では橈骨遠位の一部が重なり，完全回内位では完全に交叉する．

3）骨化核（骨端核）の発生（図27）

・肘関節周囲にみられる主な骨化核は6カ所であり，出現・閉鎖時期はそれぞれに異なる．
・出現時期の早いものから，小頭（1歳），内側上顆（5歳），橈骨頭（5～7歳），肘頭（8～12歳），外側上顆（8～13歳），滑車（12歳以降）がある．
・閉鎖時期に関しては，14歳前後（13～18歳）に集約される．

正しい方法 / 間違った方法

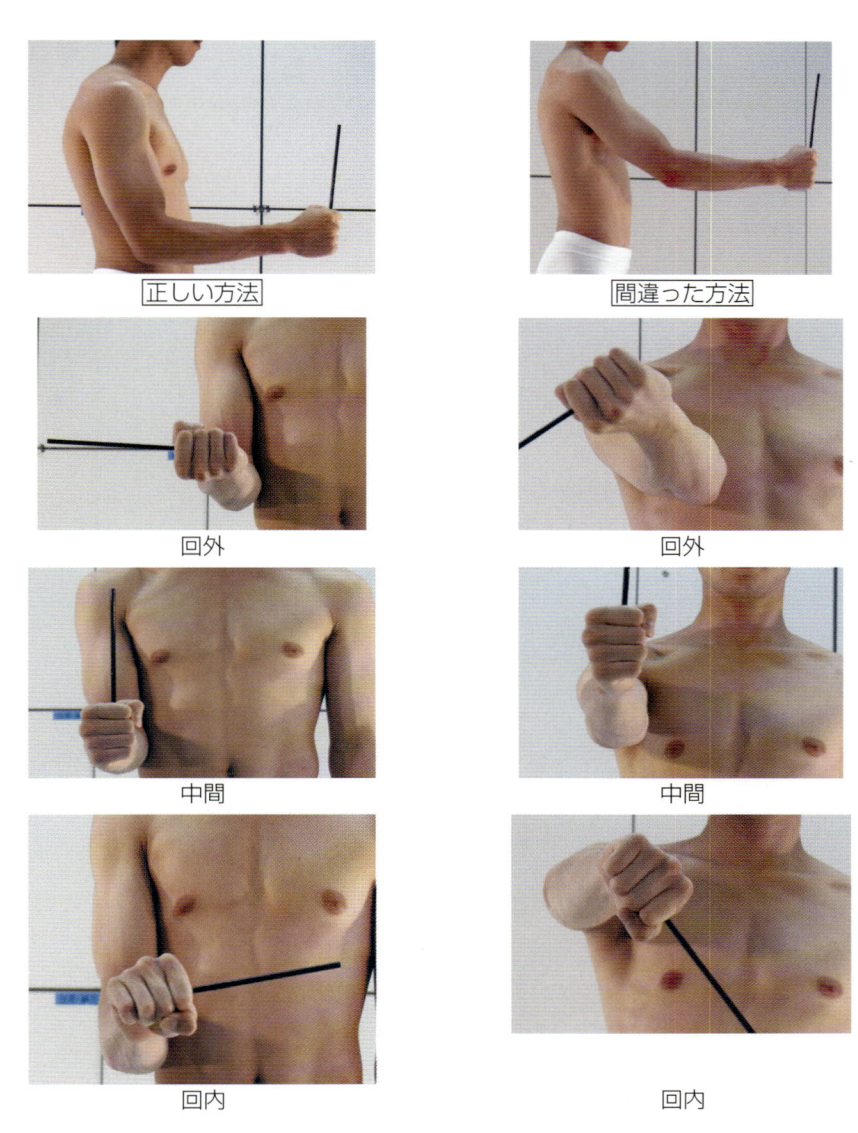

回外 / 回外

中間 / 中間

回内 / 回内

図25　前腕の回内—回外の捉え方

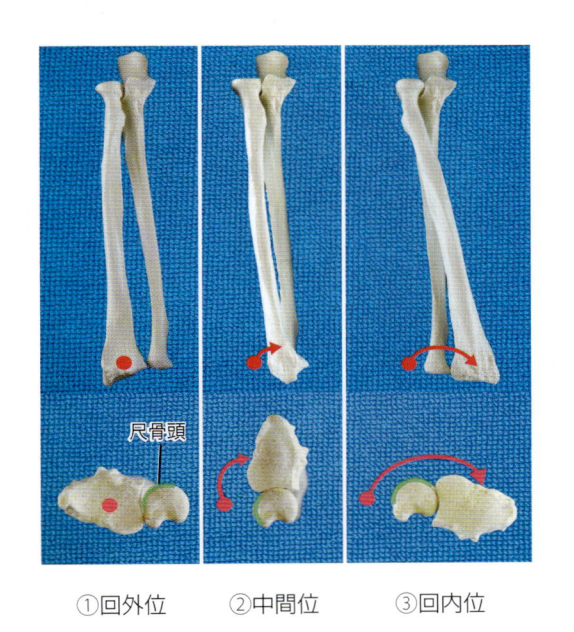

①回外位　②中間位　③回内位

図26　前腕回内—回外位での橈骨・尺骨の位置

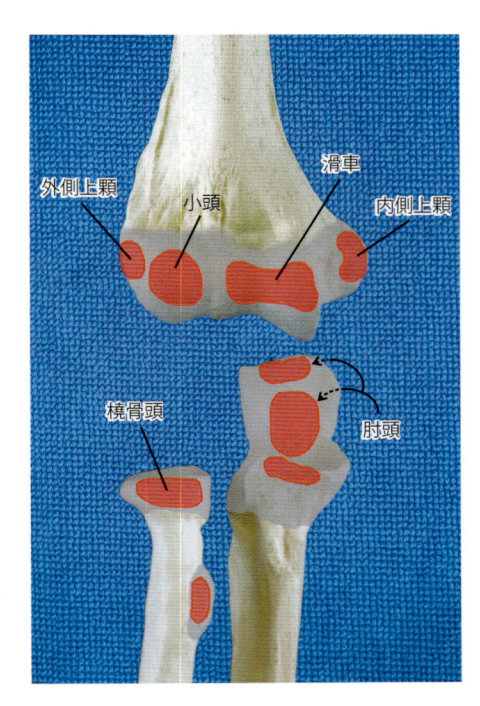

図27　肘関節周囲の骨化核の発生

8．肘関節の神経，筋肉

肘関節に関連する神経には，筋皮神経，橈骨神経，正中神経，尺骨神経があり，その運動と知覚を司る．

1）筋皮神経と筋肉

C5〜7神経髄節から形成され，肘関節を屈曲する上腕前面の筋肉（烏口腕筋，上腕二頭筋，上腕筋）を支配する（図28-①）．肘関節の屈曲にかかわる筋のうち，上腕二頭筋は前腕回外位での屈曲，上腕筋は前腕の肢位に関係なく屈曲する．これらの筋は上腕骨に沿って走行しており，肘関節90°屈曲位が最も効率を高めることになる（図29）．

上腕二頭筋，上腕筋を図30に示す．

筋皮神経から分岐した外側前腕皮神経は皮膚知覚神経として前腕外側を支配する（図28-②）．

①烏口腕筋
②上腕二頭筋
③上腕筋

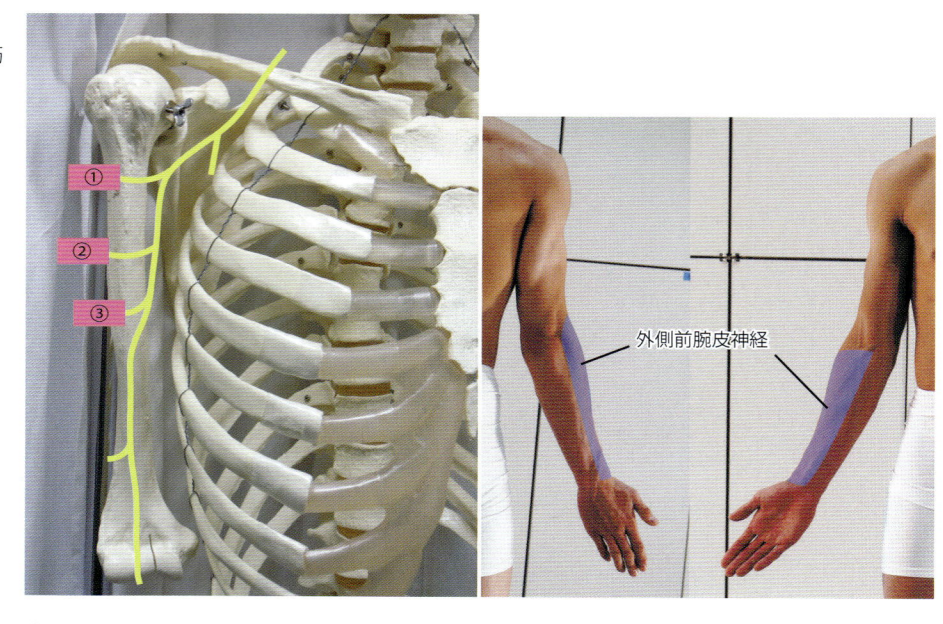

①筋皮神経支配の筋　　　②筋皮神経の皮膚知覚領域

図28　筋皮神経

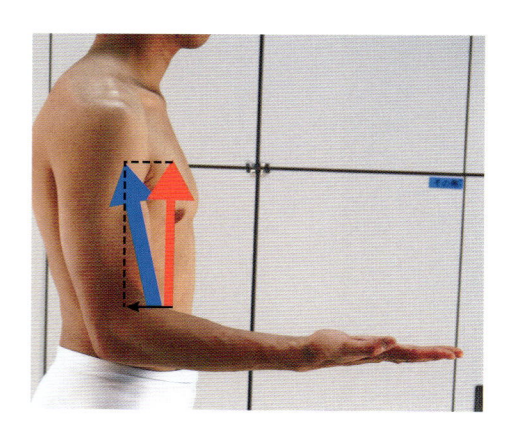

図29　肘の屈筋群のベクトル

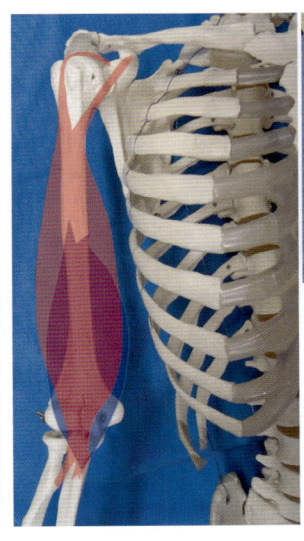

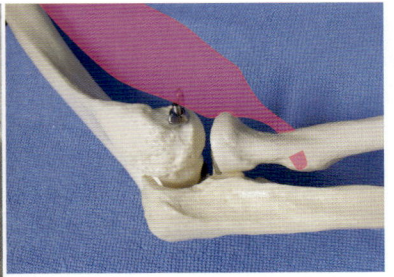

烏口腕筋と筋皮神経との関係：
筋皮神経はまず，烏口腕筋の筋腹を貫通する．貫通後は上腕二頭筋，上腕筋に分布し，その後，外側前腕皮神経となって前腕外側部の知覚を司る．

図30　上腕二頭筋，上腕筋

2）橈骨神経と筋肉

C5〜T1神経髄節からの後神経束からはじまる橈骨神経は，上腕後方に回り上腕三頭筋をはじめとする伸筋群を支配する（図31-①）．上腕三頭筋（図32-①）は，肘関節30°屈曲位で最も効率よく肘を伸展する．肘関節90°屈曲位と伸展位で上腕三頭筋が作用するベクトルを示す（図32-②,③）．

また，上腕骨橈骨神経溝を下降して主に肘関節の伸筋と手関節の伸筋群を支配する．すなわち，橈骨神経溝を下降した後，上腕骨遠位端外側に現れ，腕橈骨筋，長・短橈側手根伸筋，回外筋を支配する．腕橈骨筋（図33-①）とそのベクトルを示す（図33-②）．その後，運動神経としての深枝，知覚神経としての浅枝に分かれ，前者は最終的には後骨間神経と名称を変えて末梢の筋肉を支配する．

なお，回外筋（図34-①）の2頭間にできた筋性トンネル（フローゼの腱弓；図34-②）を通過した深枝は前腕後面に向かって走行し，指伸筋，小指伸筋，尺側手根伸筋，長母指外転筋などを支配し，さらに，長母指伸筋，示指伸筋を支配する．

・橈骨神経の皮膚知覚領域を示す（図31-②）．

①上腕三頭筋（肘筋）
②腕橈骨筋
③回外筋
④長橈側手根伸筋
⑤短橈側手根伸筋
⑥指伸筋
⑦小指伸筋
⑧尺側手根伸筋
⑨長母指外転筋
⑩短母指伸筋
⑪長母指伸筋
⑫示指伸筋

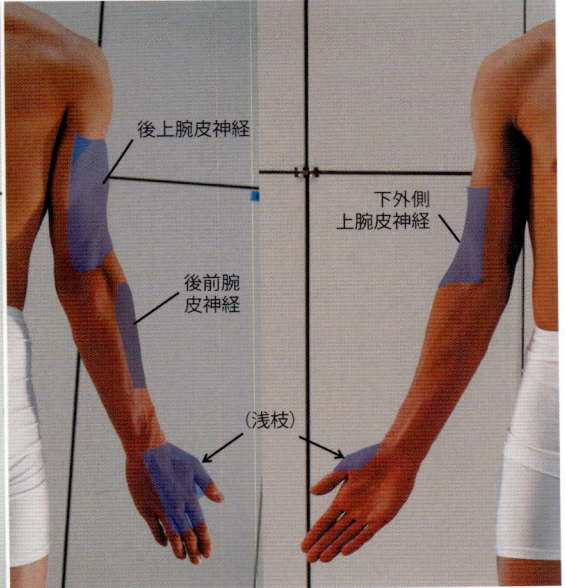

①橈骨神経支配の筋　　②橈骨神経の皮膚知覚領域

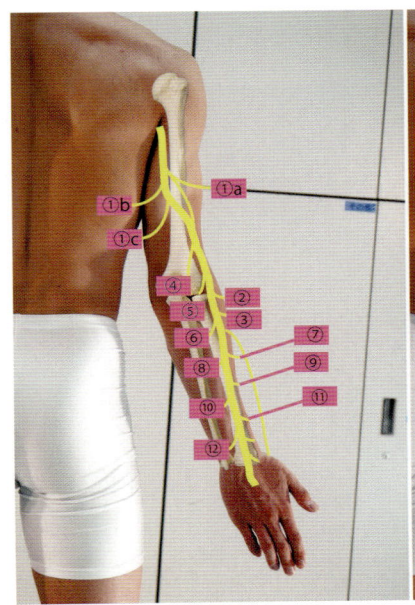

図31　橈骨神経

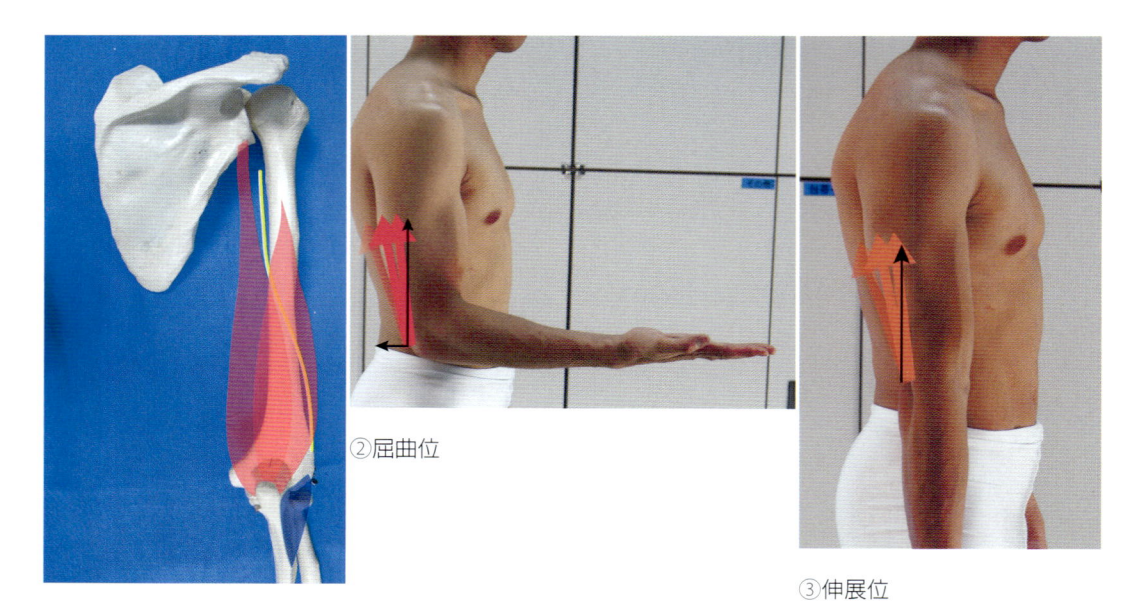

①上腕三頭筋，肘筋　　　図32　肘の伸筋（上腕三頭筋）のベクトル
②屈曲位
③伸展位

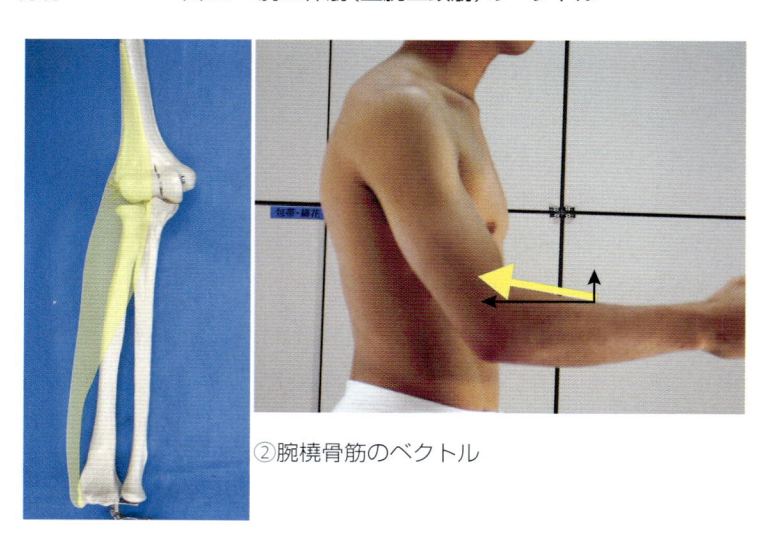

①腕橈骨筋　　　図33　腕橈骨筋とそのベクトル
②腕橈骨筋のベクトル

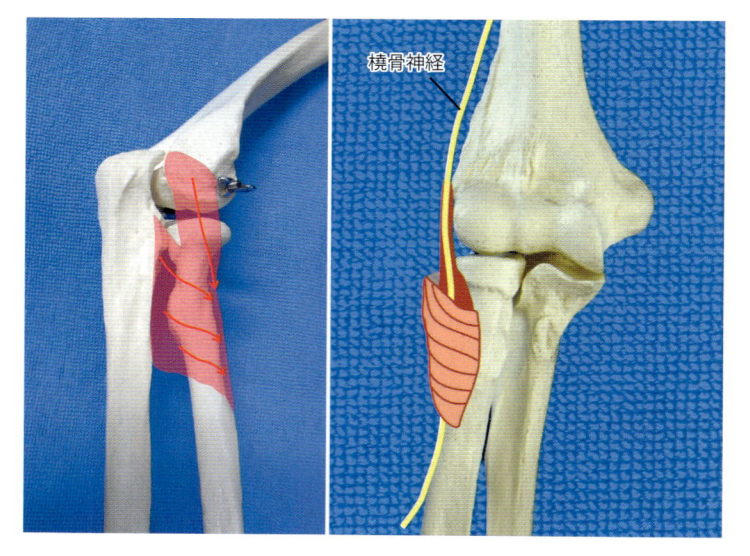

①回外筋　　　②フローゼの腱弓

図34　回外筋の位置とフローゼの腱弓

橈骨神経

回外筋症候群（後骨間神経麻痺）：
橈骨神経深枝は，回外筋間を貫通した後，後骨間神経となって尺側手根伸筋，長母指伸筋，示指伸筋を支配する．回外筋症候群は，このフローゼの腱弓での絞扼により後骨間神経麻痺を発症する．

3）正中神経と筋肉

正中神経はC6〜T1神経髄節から構成され，上腕内側を下降して，前腕の円回内筋をまず支配する（図35-①）．

- 肘関節の屈筋群（円回内筋，橈側手根屈筋，長掌筋，深部の浅指屈筋，深指屈筋の一部）を支配する．
- 正中神経が最初に支配する筋肉は円回内筋である（図36）．分岐後の深枝は，前骨間神経と呼ばれ，前腕深層の筋を支配する．すなわち，深指屈筋の橈側半分，長母指屈筋，方形回内筋である．円回内筋と方形回内筋に前腕の回内筋群の位置と方向を示す（図37）．
- 正中神経は，手掌の橈側，母指の手掌面，そして第2，3指および第4指の橈側半分の感覚を支配する．固有感覚支配は，示指と中指の遠位部である（図35-②）．

①円回内筋
②橈側手根屈筋
③長掌筋
④浅指屈筋
⑤長母指屈筋
⑥深指屈筋（2, 3指）
⑦方形回内筋
⑧母指球筋（母指内転筋以外の）
⑨虫様筋（2, 3指）

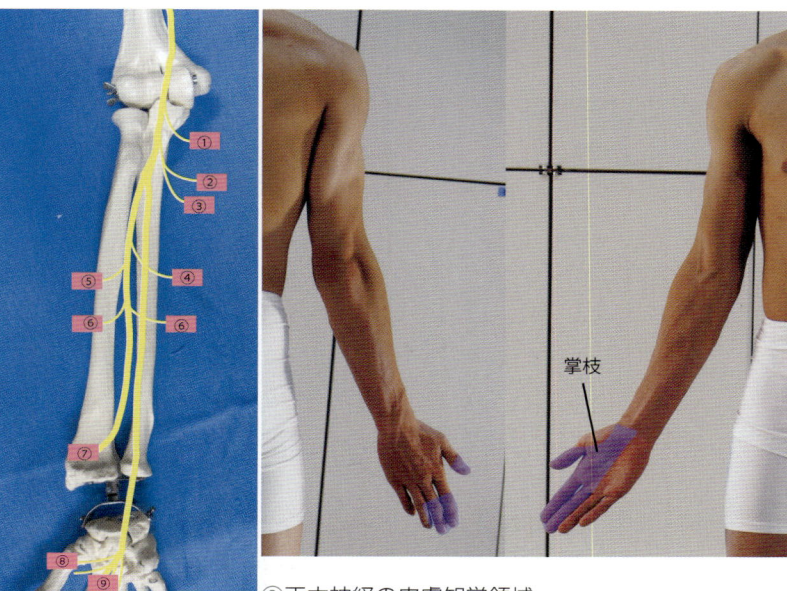

①正中神経支配の筋

②正中神経の皮膚知覚領域

図35　正中神経

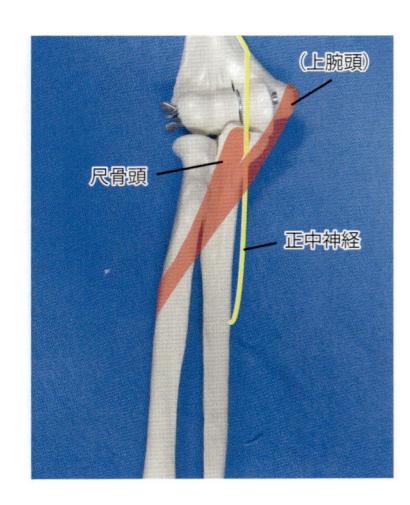

円回内筋症候群（高位正中神経麻痺）：円回内筋の尺骨頭と上腕頭間を正中神経が通過するが，その後，浅指屈筋の腱性アーチ（fibrous arcade）内に進入する．円回内筋を貫通するこの部分での正中神経の絞扼による症候群をいう．

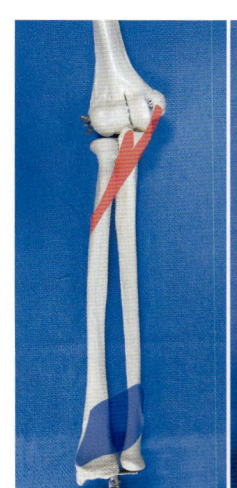

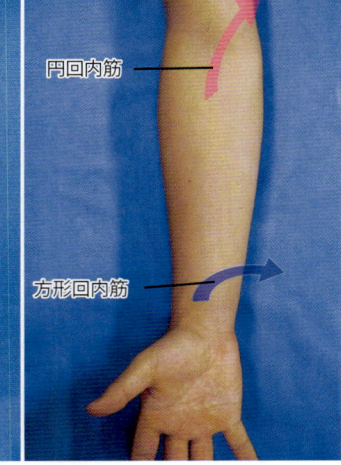

円回内筋と正中神経

図36　円回内筋

①円回内筋と方形回内筋　　②回内と筋の動き

図37　円回内筋と方形回内筋

- 正中神経本幹はそのまま遠位に下降し，横手根靱帯下で形成される手根管内を通過する．その後，神経は，母指と第2, 3指の手内筋を支配する．

4) 尺骨神経と筋肉

尺骨神経の支配筋（図38-①）と皮膚支配領域（図38-②）を示す．

- 尺骨神経はC8〜T1神経髄節から形成される腕神経叢の内側神経束からの直接の分枝である．
- 尺骨神経は上腕内側を下降後，肘部管に進入する．上腕骨内側上顆と肘頭間で弓状靱帯下を通過し（図39），その後に尺側手根屈筋，深指屈筋の尺側半分を支配する．神経はその後，手根管外面を通過後に，ギヨン管内を通って手内筋を支配する．
- 尺骨神経は環指の尺側半分，および小指を含む手尺側の皮膚感覚を支配する．固有感覚領域は，小指と手部の尺側縁である．

①尺側手根屈筋
②深指屈筋（4, 5指）
③小指球
④骨間筋
⑤虫様筋（4, 5指）

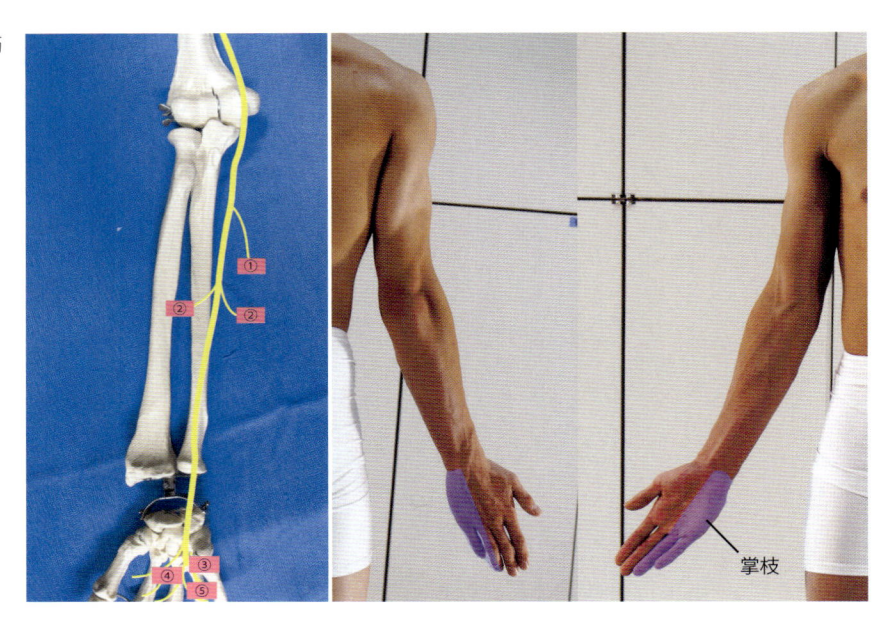

①尺骨神経の支配筋　　②尺骨神経の皮膚知覚領域

掌枝

図38　尺骨神経

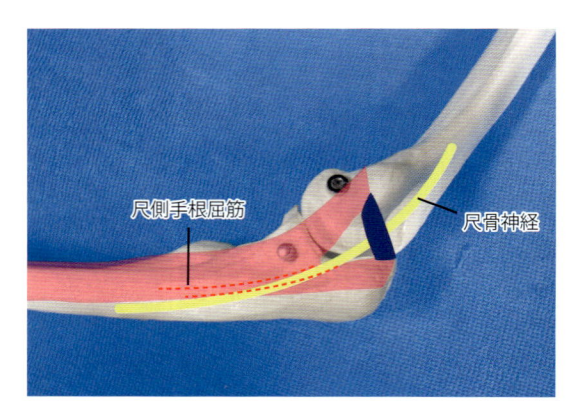

図39　肘部管

肘部管と弓状靱帯：内側上顆と肘頭に起始する尺側手根屈筋の2頭間で，その両者間に横たわる靱帯性の筋膜を弓状靱帯（図39-青）という．この筋膜に囲まれた骨線維性の管を肘部管という．管内を尺骨神経が走行するが，何らかの障害によって破綻をきたした場合，これを肘部管症候群という．

IV. 手関節

> **要点** 手は上肢における効果器と考えられ，肩関節，肘関節を含めたすべての機能の集約の結果として生み出されたものといえる．手関節は，橈骨手根関節と手根中央関節から構成された複合体である．橈骨手根関節は，橈骨遠位端と近位手根骨（舟状骨・月状骨）との関節で，関節円板とは三角骨が接する．また，手根中央関節は，S字状のカーブを境として近位手根列と遠位手根列に分けられる．

1．手関節・手部を構築する骨

1）近位手根列を構成する骨

近位手根列は，橈側より舟状骨（S），月状骨（L），三角骨（T），豆状骨（P）が並ぶ（図1）．

（1）舟状骨（図2）

- 遠位手根列と近位手根列を連結する主要な骨である（図2-①）．
- 2つの凸面があり，近位は橈骨，遠位は大・小菱形骨と関節を構成する．また，尺側は凹面となって有頭骨，月状骨と接する（図2-②）．
- タバコ窩（タバチエール）の底面に位置する（図3）．

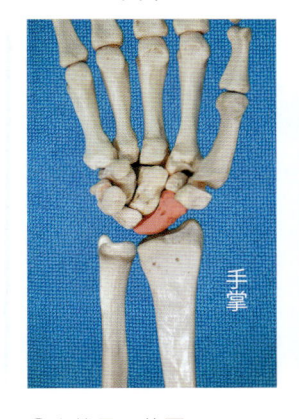

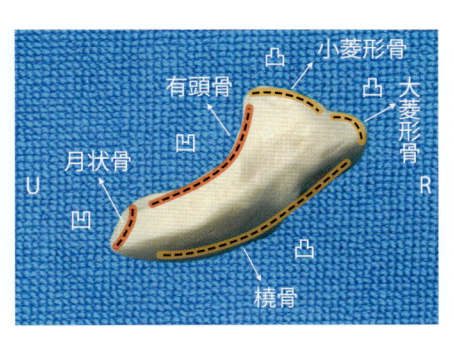

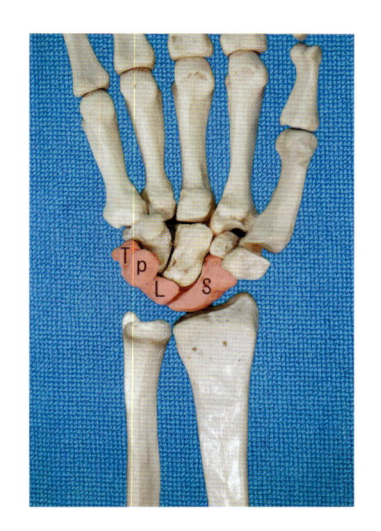

図1 近位手根列

①舟状骨の位置　②舟状骨の形態

図2 舟状骨

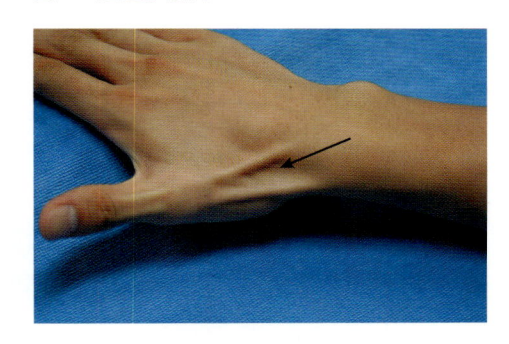

図3 タバコ窩

★One point Advice　舟状骨の栄養血管と触診

- **舟状骨の栄養血管（図4）**：舟状骨の橈側を走行する橈骨動脈から分岐した血管が，舟状骨遠位部より進入する．したがって，舟状骨結節部や遠位1/3での骨折は骨癒合がよいとされている．一方，腰部（中1/3部），近位での骨折は偽関節となりやすい．

- **舟状骨の触診（図5，6）**：伸筋支帯下のコンパートメントのうち，第1（長母指外転筋，短母指伸筋）と第3（長母指伸筋）コンパートメント間で触れる．手関節を尺屈するとより分かりやすい（図6）．

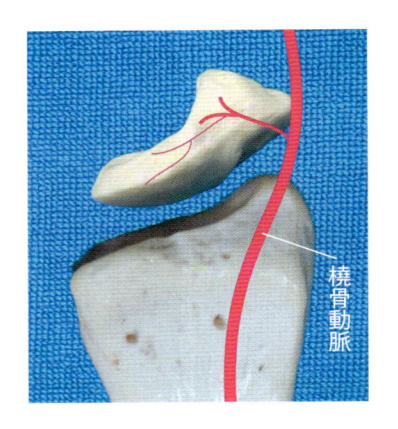

図4 舟状骨の栄養血管

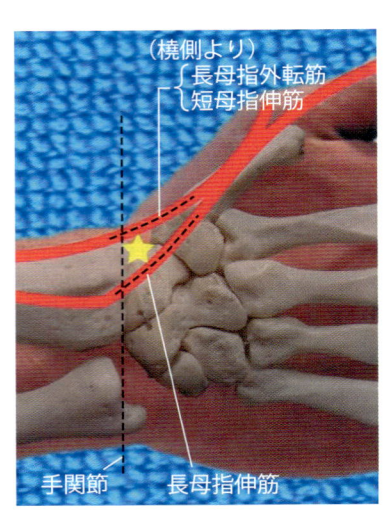

図5 舟状骨の触診

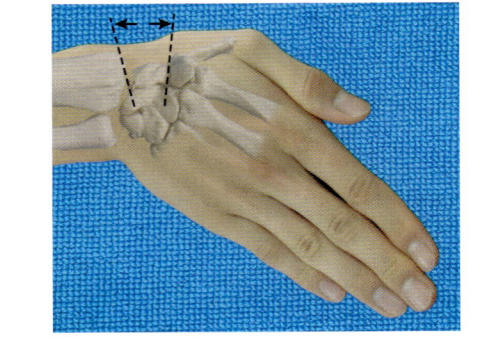

①橈屈位

②尺屈位

図6 舟状骨のみかた

- 骨折では，偽関節をきたしやすい．
- 舟状骨結節と豆状骨間には横手根靱帯の一部が張っている（参照図26）．

（2）月状骨（図7）

- 近位手根列の中央にあり，舟状骨と三角骨間に存在する（図7-①）．
- 近位で橈骨と舟状骨，遠位で有頭骨，有鉤骨の凸面と，尺側で三角骨と関節をつくる（図7-②）．
- リスター結節と第3中手骨底を結ぶライン上に月状骨・有頭骨が位置する（図8）．
- 手を酷使する中年の男性労働者に，キーンベック（無腐性壊死）病をきたしやすい．

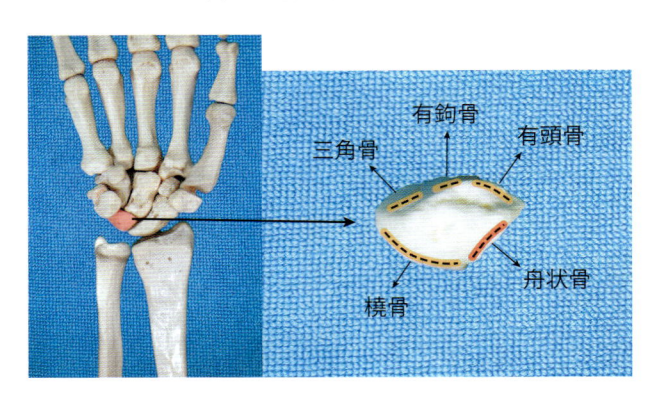

①月状骨の位置　②月状骨の形態

図7 月状骨

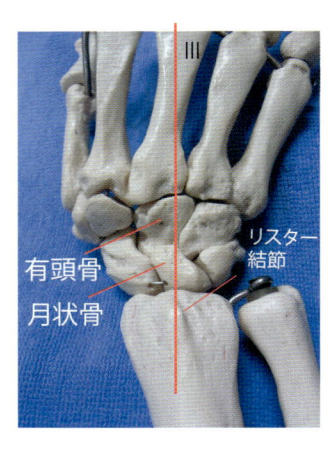

図8 背面よりみた第3指の軸

★One point Advice
月状骨の触診（図9,10）

　リスター結節と第3中手骨底を結んだライン上で，手関節背側に指をあて掌屈・背屈を繰り返すと，掌屈時に背側に飛び出し，背屈時に沈む骨を触知できる．

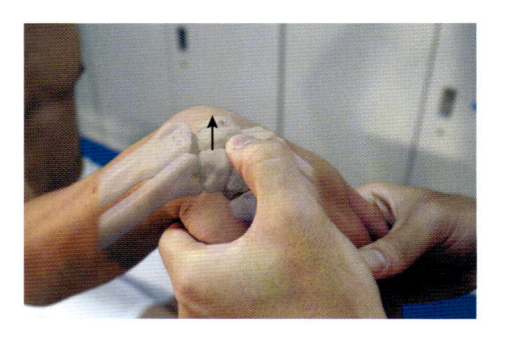

図9 月状骨の触診

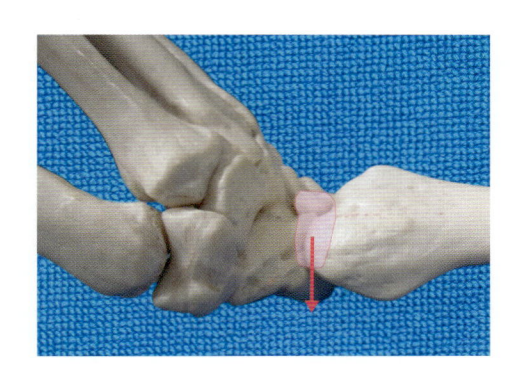

① 背屈位 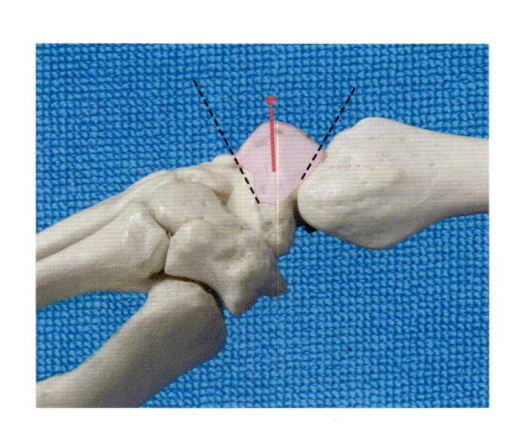　　　　　　　　②掌屈位

図10　月状骨の触診

（3）三角骨（図11）

近位手根列の尺側に位置して，掌側に触れる豆状骨の背側にあり，豆状骨とは独立した三角豆状関節をつくる．

・手根骨全体の尺側転位を防ぐ．
・尺骨茎状突起の遠位で，手関節橈屈時に触知できる骨である．

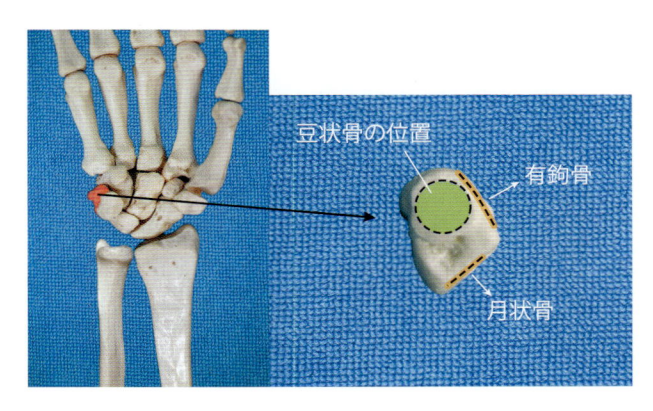

★One point Advice
三角骨の触診（図12）

尺骨茎状突起の遠位に指を当てて，手関節を橈屈したときに触れる骨である．

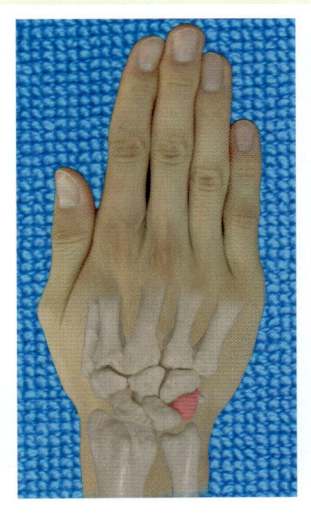

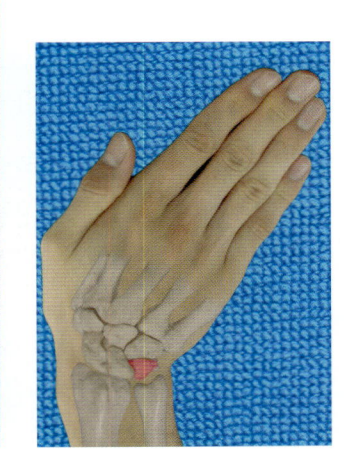

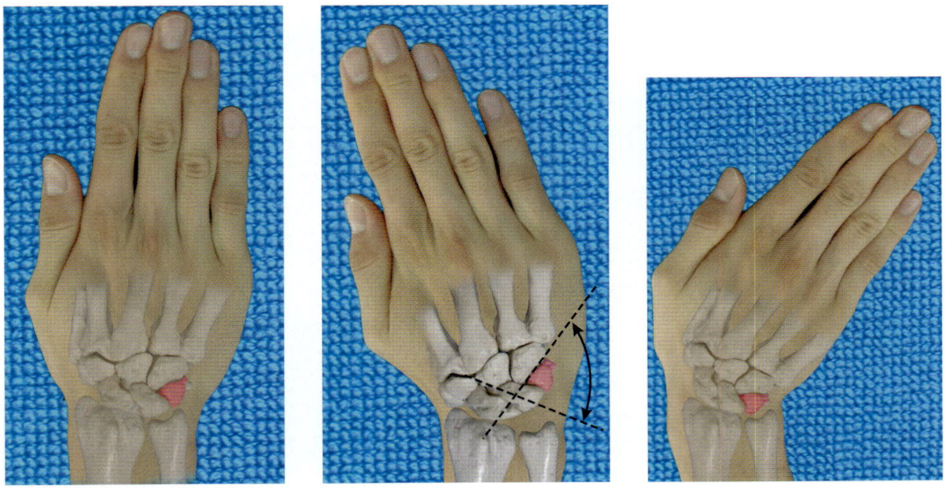

①三角骨の位置　　②三角骨の形態（掌側よりみる）

図11　三角骨

①中間位　　　②橈屈位　　　③尺屈位

図12　三角骨の触診

（4）豆状骨（図13）

手根の運動にはほとんど関与せず，尺側手根屈筋に停止部を与える種子骨と考えられる（図14）．
・豆状有鉤靭帯下にギヨン管を構成し（図15-①），この部位での絞扼障害を尺骨神経管症候群という．
・ギヨン管を通過した尺骨神経は深枝となり小指球のすべての筋肉や母指内転筋，短母指屈筋（深頭）を支配する（図15-②）．

69

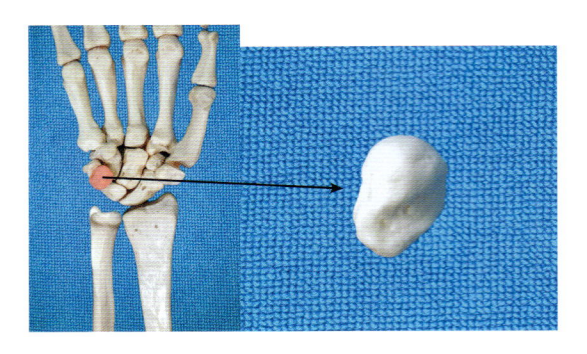

①豆状骨の位置　　②豆状骨の形態

図13　豆状骨

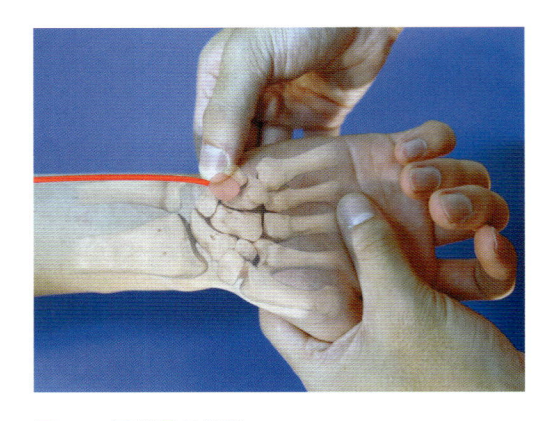

図14　豆状骨の触診

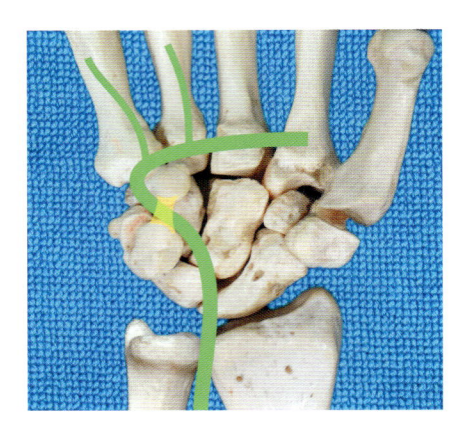

①尺骨神経の走行（豆状有鈎靱帯：黄色）

→母指内転筋へ
→短母指屈筋へ（深頭）

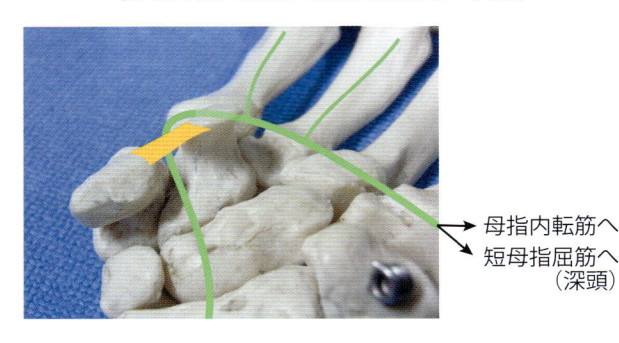

②深枝の支配筋

図15　尺骨神経管（ギヨン管）

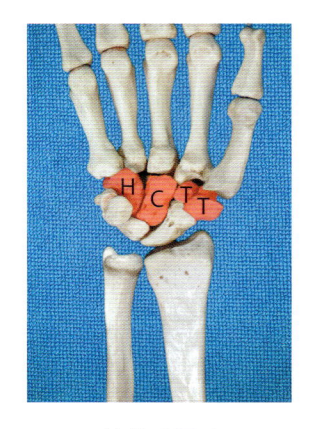

★One point Advice

豆状骨の触診（図14）

　尺側手根屈筋を遠位にたどっていくと，手関節の掌側・尺側で丸い骨にたどりつく．

2）遠位手根列を構成する骨（図16）

　大菱形骨（T），小菱形骨（T），有頭骨（C），有鈎骨（H）により形成される．これらの骨の遠位では中手骨との間で手根中手関節を構成する．

(1) 大菱形骨（図17）

- 最も橈側に位置する（図17-①）．
- 遠位は，第1中手骨底，近位は舟状骨，尺側に小菱形骨と関節を形成する（図17-②）．
- 第1中手骨との関節（大菱形中手関節）は鞍関節である（図18，19）．
- 掌側の大菱形骨結節部と有鈎骨鈎との間には横手根靱帯が張る．

図16　遠位手根列

小菱形骨　第1中手骨
舟状骨

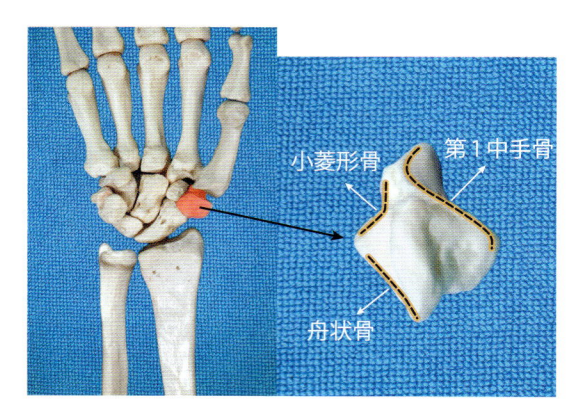

①大菱形骨の位置　　②大菱形骨の形態

図17　大菱形骨

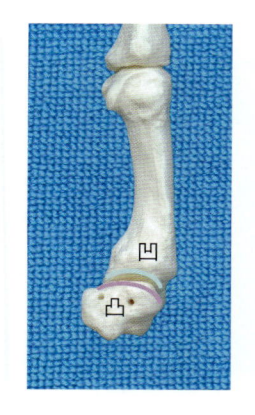

図18 大菱形中手関節（橈側より） 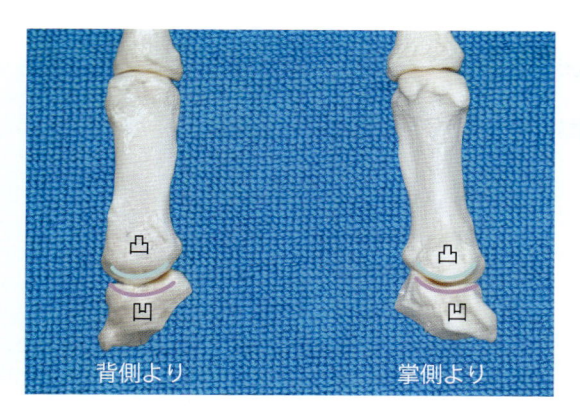
図19 大菱形中手関節（左：背側から，右：掌側から）

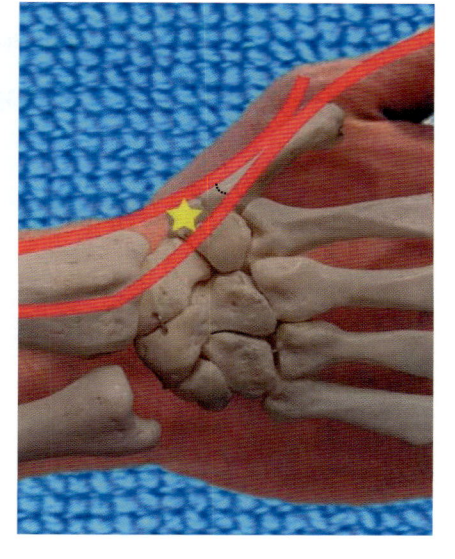

背側より　　　掌側より

鞍関節の構造
鞍関節の構造は，橈側（または，尺側）からみた場合（動きとしては掌側外転を意味する），大菱形骨が凸，中手骨底が凹となっている（図18）．背側（または，掌側）からみた場合（動きとしては橈側外転を意味する），大菱形骨が凹，中手骨底が凸を呈している（図19）．

図20 大菱形骨の位置

★One point Advice
大菱形骨の触診（図20）

第1中手骨底の関節面陥凹を境としてその近位に触れる骨であり，母指球の橈側よりで触知できる．

(2) 小菱形骨（図21）

- 第2中手骨底と楔型にくい込んでおり，最も動きの少ない関節である（図21-①）．
- 橈側は大菱形骨，尺側は有頭骨，近位は舟状骨，遠位は第2中手骨底と関節する（図21-②）．

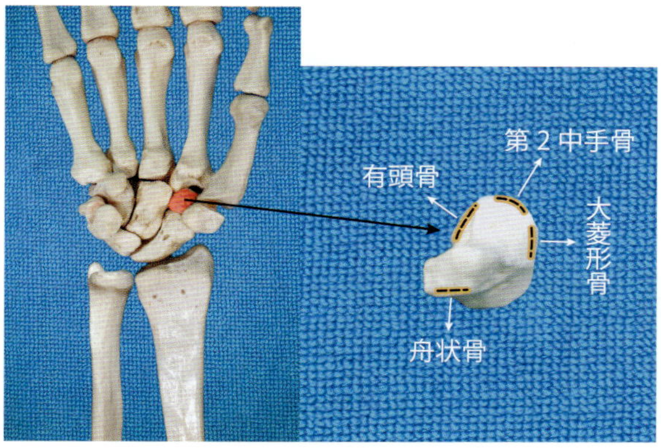

①小菱形骨の位置　　②小菱形骨の形態

図21 小菱形骨

★One point Advice
小菱形骨の触診（図22）

最も手根骨にくい込んでいる第2中手骨底の近位で触れる．

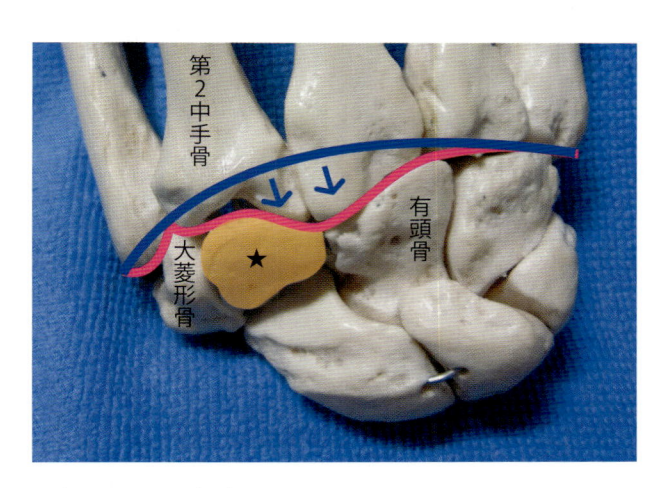

(3) 有頭骨（図23）

- 手根骨の中央にあって最も大きい（図23-①）．
- 遠位に第3中手骨底，近位に舟状・月状骨，橈側に小菱形骨，尺側に有鉤骨と関節する（図23-②）．

→嵌入している部位

図22 小菱形骨の触診（背側より）

- 有頭骨の背側・掌側を除いた周囲の多くは，関節面を形成している．
- 手根骨の中心にあって，機能上，重要な位置を占める．

> ★One point Advice
> **有頭骨の触診**
>
> 　手背で，月状骨と第3中手骨底の間に触知できる．

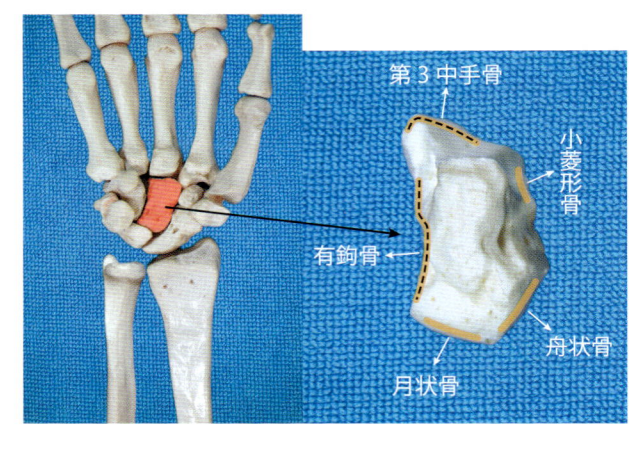

①有頭骨の位置　　　②有頭骨の形態

図23　有頭骨

（4）有鈎骨（図24）

- 最も尺側に位置する（図24-①）．
- 遠位に第4, 5中手骨底，橈側に有頭骨，尺側に三角骨が接している（図24-②）．
- 第4, 5中手骨底の近位に位置する（図24-③）．
- 掌側に触れる有鈎骨鈎と大菱形骨結節部の間には横手根靱帯の一部が張る（図26）．

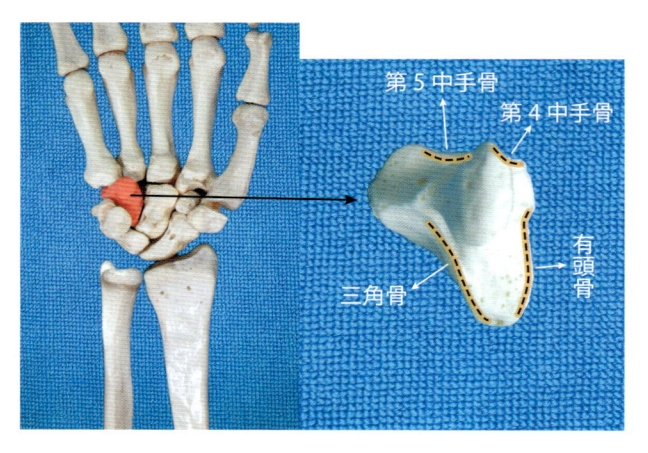

- 有鈎骨は手根管と尺骨神経管（ギヨン管）の両者に関係している（図26-②, 図28）．

> ★One point Advice
> **有鈎骨鈎の触診**（図25）
>
> 　豆状骨に母指の指腹を当て第2指の方向に母指を倒すと，指尖に骨の突起を触知できる．

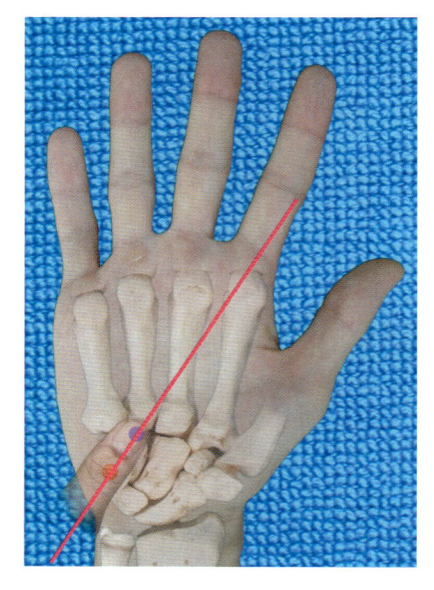

①有鈎骨の位置　　　②有鈎骨の形態

③有鈎骨の位置（背側）

図24　有鈎骨

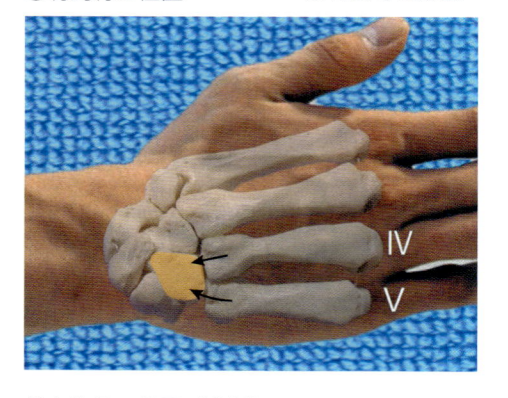

図25　有鈎骨鈎の触診

手根管（図 26）：手根骨の掌側は，舟状骨結節―豆状骨，大菱形骨結節―有鉤骨鉤間に横手根靱帯が張り（屈筋支帯），手根骨の陥凹との間に線維骨性の管を構成している．これを手根管といい（図 26-②★），管腔を正中神経，筋肉が通過する．この部位での絞扼により発生する症候をまとめて手根管症候群という．

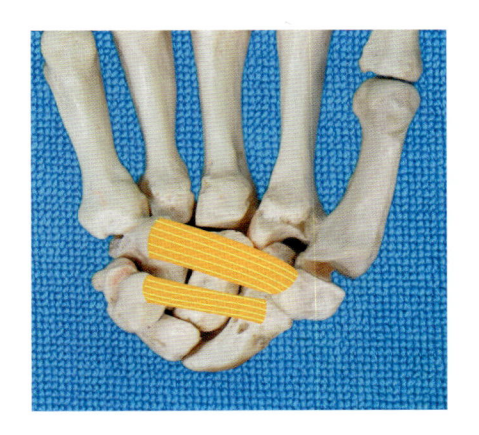

①掌側より　　　　　　　　　　　②近位より

図 26　横手根靱帯と手根管

手根管症候群（図 27）：手根管内の滑膜，支帯の肥厚・腫脹により，手根管内は狭窄化される．その結果，正中神経の圧迫症状（神経領域の痛み，感覚異常，支配筋の弱化・麻痺）が発生する．特に，母指球筋（短母指外転筋など）や第 2，3 深指屈筋に筋萎縮がみられ（猿手），確認テストであるファレンテストが陽性となる．

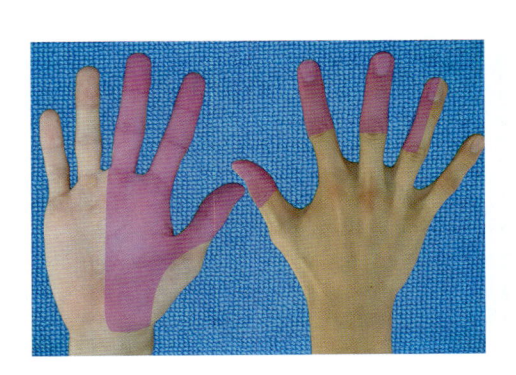

①手知覚異常の範囲　　　　　　②猿手の外観

図 27　手根管症候群

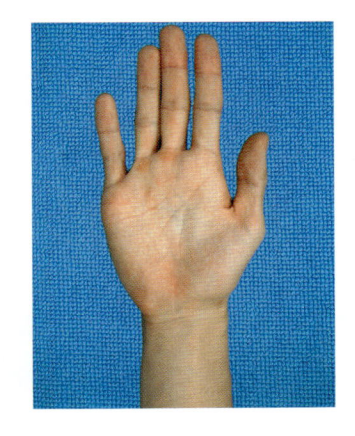

尺骨神経管（ギヨン管）（図 28）：豆状骨―有鉤骨鉤間の豆状有鉤靱帯直下で形成されるトンネルである．尺骨神経が通過する．ギヨン管内を通過した尺骨神経の一部（深枝）は，母指の方向に向かって母指内転筋，短母指屈筋（深頭）を支配する．

母指内転筋

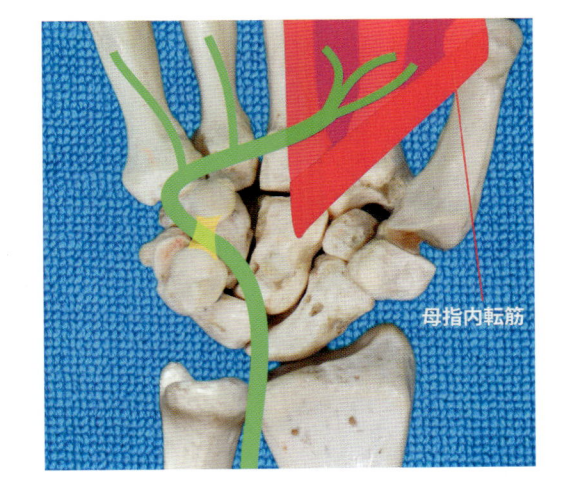

図 28　尺骨神経管（ギヨン管）

ギヨン管症候群（図29）：ギヨン管内での尺骨神経の絞扼障害である．当然，母指内転筋の弱化が生じる．

鷲手（図30）：肘より中枢での尺骨神経麻痺（高位麻痺）では前腕筋に影響が及ぶため鷲手を呈するが，手関節より遠位では（低位麻痺）手の内在筋のみに麻痺が生ずる．

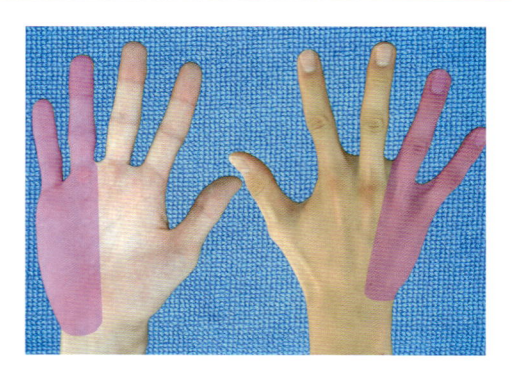

図29 ギヨン管症候群で出現する知覚異常の範囲

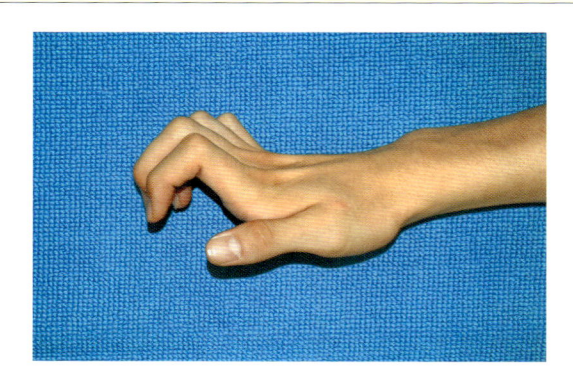

図30 鷲手（高位麻痺でみられる）

3）中手骨（図31）

- 中手骨をあらゆる方向からみたものを示す（図31）．
- 手掌からみて，中手骨の長軸は，基本的に舟状骨に向いており，指の屈曲時，指先は舟状骨結節に向かう（図32）．
- 中手骨骨折などで長軸上のアライメントに異常が生じると，指屈曲時に指同士が交叉するオーバーラッピングフィンガーを呈する（図33）．

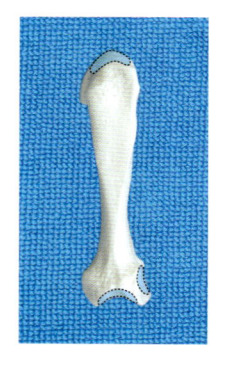

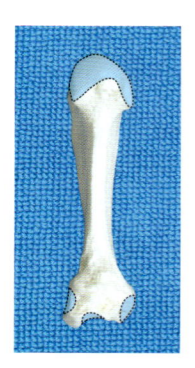

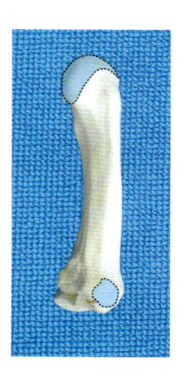

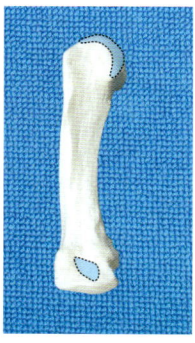

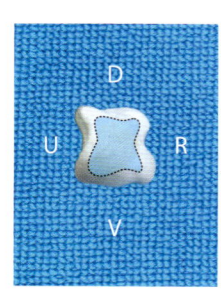

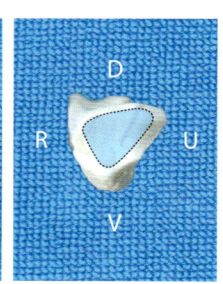

①背側　②掌側　③橈側　④尺側　⑤遠位側　⑥近位側

図31 中手骨

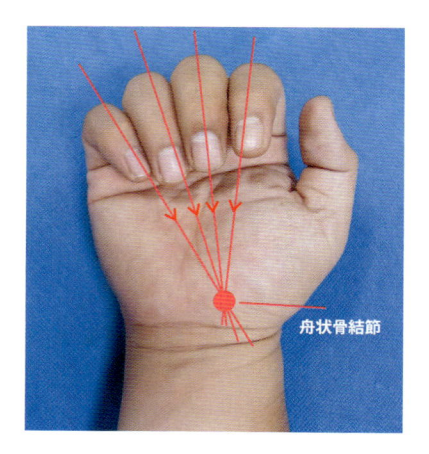

図32 舟状骨結節に向かう指先

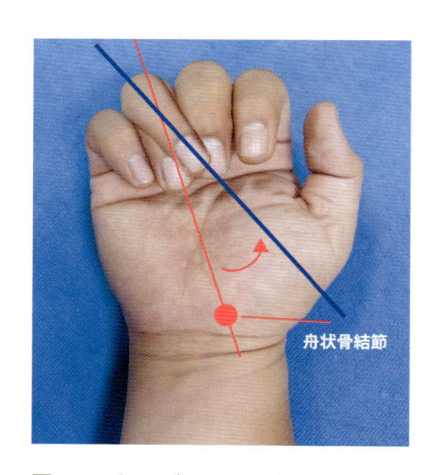

図33 オーバーラッピングフィンガー

4）指 骨

基節骨，中節骨，末節骨からなり，それぞれに背側凸の縦カーブを有している（図34）．
- 母指には，中節骨がない．
- 指骨の骨端線は骨の近位にみられるが，中手骨では母指を除いて遠位に存在する（図35↑）．

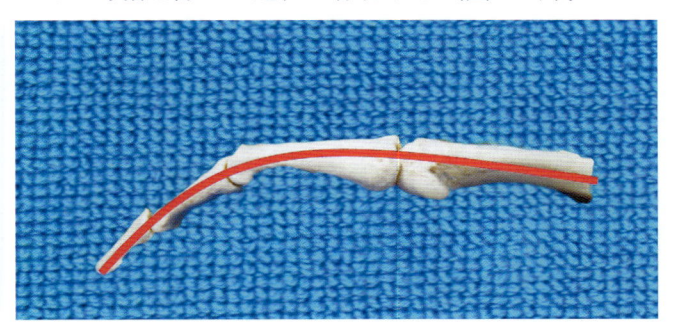

図34　指の縦カーブ（背側凸）

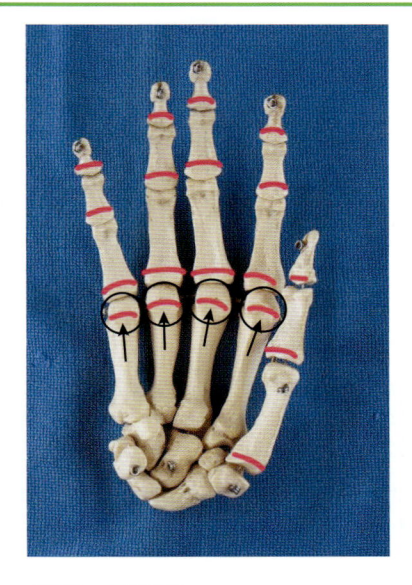

（赤線：骨端線）

図35　手部の骨端線の位置

2．手関節・手部の構成

1）橈骨手根関節（図36）

近位関節面は橈骨遠位端の凹面と関節円板によってつくられる．

橈骨遠位の関節面は舟状骨および月状骨でつくる凸の関節面と，さらに関節円板には三角骨が接している．

- 三角骨は関節円板と接しており，尺屈によってその接触面は拡がってより安定する．

> **手関節の分廻し運動**
> 橈骨と関節円板によってつくられた陥凹（凹面）と舟状骨・月状骨・三角骨でつくる凸面間で，顆状関節が形成され，橈屈─尺屈，背屈─掌屈の2軸での運動と，それらの複合的な動きとしての分廻し運動が可能となる．

● **橈骨遠位端の形態**（図37, 38）
- 橈骨遠位端は，約22°の橈骨傾斜角（図37），約11°の掌側傾斜角（図38）をもっている．
- これらの形態は，運動時に骨性制限をもたらすことになり，橈屈＜尺屈（図39），背屈（伸展）＜掌屈（屈曲）（図40）の可動域を呈する．
- ulnar valiant（step off）は，橈骨関節面と尺骨関節面のラインにおける相対的位置関係を表す（図41）．通常，その差は±2 mm以内であり，

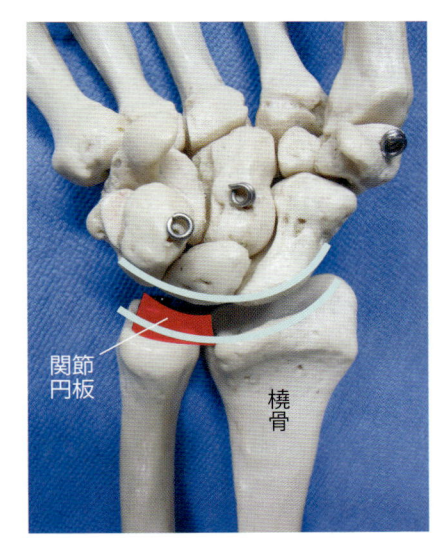

図36　橈骨手根関節

尺骨が遠位に長い場合を＋valiant，その逆を－valiantと呼ぶ．橈骨遠位端骨折での短縮転移では＋valiantとなる．
- ulnar valiantの異常の結果として影響を受けやすいものに三角線維軟骨複合体（TFCC）がある．
- 関節円板には，周囲の尺側側副靱帯，掌側・背側橈尺靱帯などから線維が複雑に進入しており，これらの複合体を三角線維軟骨複合体と呼ぶ．

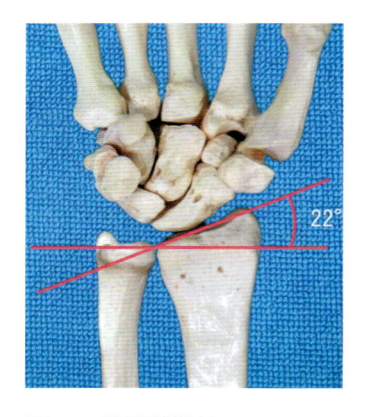

図 37　橈骨傾斜角　　　図 38　掌側傾斜角

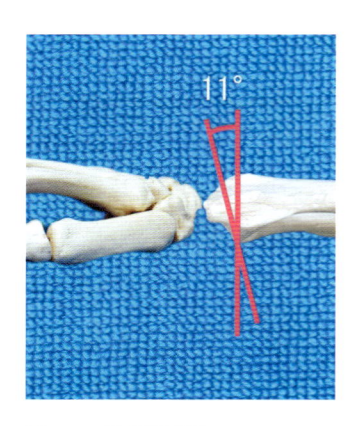

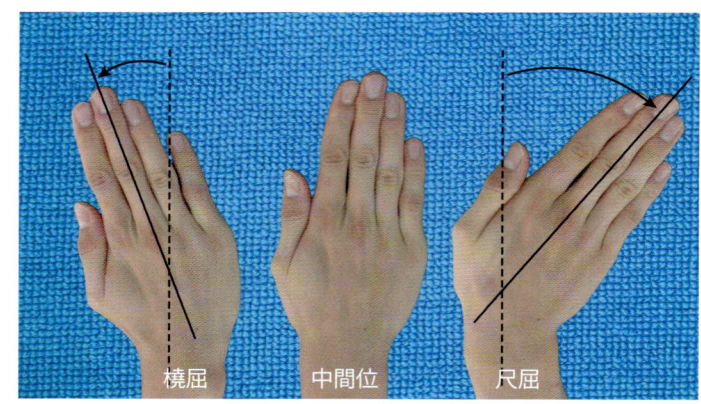

①外観（手背より）

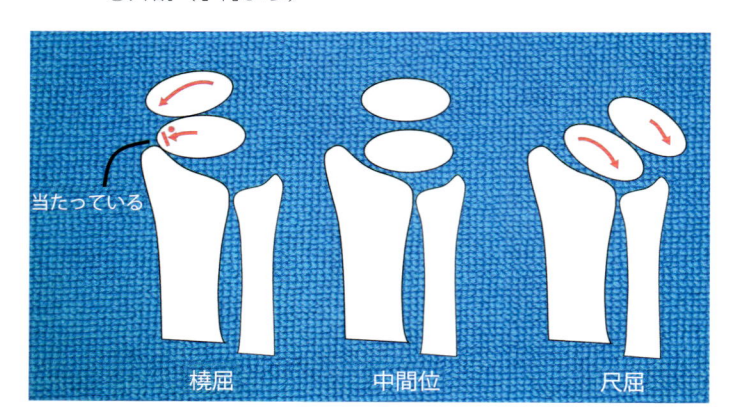

②骨模型による橈屈─尺屈時の動き（手掌より）

図 39　手関節の橈屈─尺屈

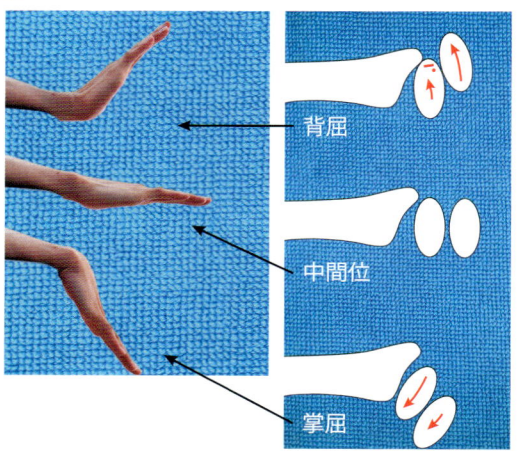

①外観　　　　　　　②背屈，掌屈

図 40　手関節の掌屈─背屈

2）手根中央関節（図 40）

　手根骨近位列と遠位列の間を境する関節であり，舟状骨は大・小菱形骨と平面関節をつくる．
・月状骨は有頭骨と，三角骨は有鉤骨と接して，両者は顆状関節をつくる．
・手関節の掌屈─尺屈時は，橈骨手根関節＞手根中央関節となり，一方，背屈─橈屈を強めることで，橈骨手根関節＜手根中央関節の動きが生じてくる（図 40-②）．

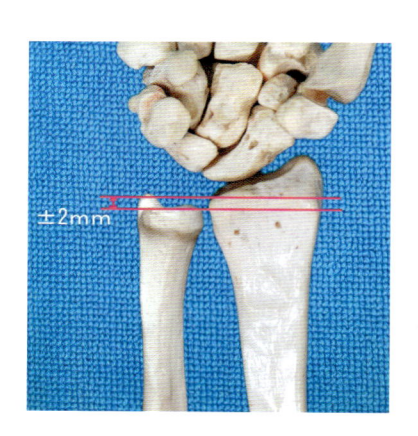

図 41　ulnar valiant

Ⅳ．手関節

3）手根間関節（図42）

- 個々の手根骨間の関節である．
- 個々の可動域としては非常に小さいが，手根骨全体の動きを考えると，極めて重要な役割を有する．

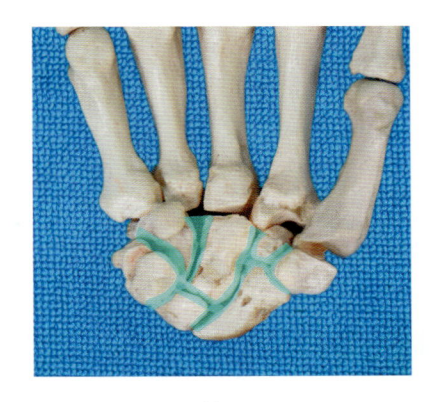

4）手根中手関節（CM関節）（図43）

遠位手根列と5つの中手骨間でつくる関節をいう．

- 第1中手骨は，大菱形骨と鞍関節を形成し独立した関節を有して（図44），2軸の運動による対立運動（図45-①），分廻し運動（図45-②）を可能とする．
- 母指は鞍関節を呈しており，橈側外転，掌側外転という異なる母指の外転運動が可能となる（図46，47）．
- 第2,3中手骨は小菱形骨，有頭骨と楔状に結合

図42 手根間関節

しており，その動きは極めて少なく把持動作に適した構造となっている（参照図22，図43）．

- 第4,5中手骨はともに有鈎骨の凸面と関節するため，軸回旋を含めた大きな動きが期待でき，グリップ動作における効率性を高める効果がある（図48）．
- 強く握りしめた場合，第4,5指は中手骨底を頂

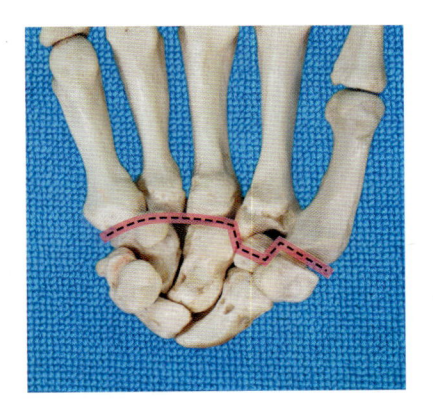

図43 手根中手関節 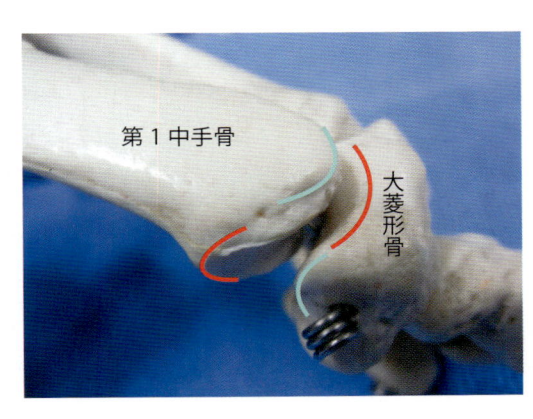　図44 母指の鞍関節

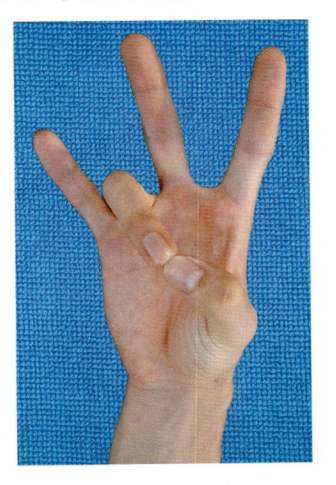

①対立運動 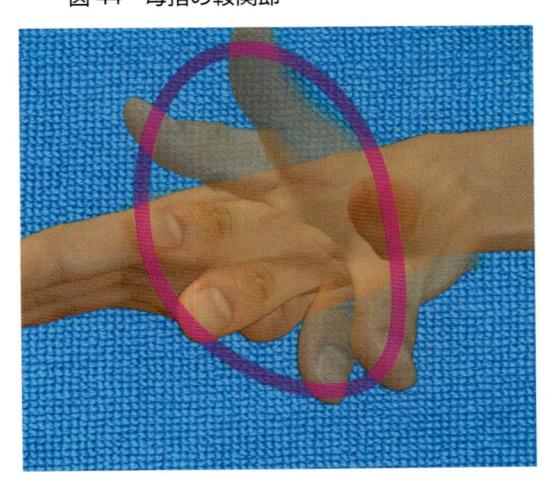　②分廻し運動

図45 指の対立運動・分廻し運動

点とする円錐形の回旋運動が生じており，中手骨頭の下方移動（段差）がみられる（図48）．
- 第2～5中手骨底では，それぞれに関節を構成しており，掌側・背側中手靱帯，掌側・背側手根中手靱帯がみられる（図49）．
- 第2～5手根中手関節は，1つの関節包で覆われており，背側手根中手靱帯は特に発達している．

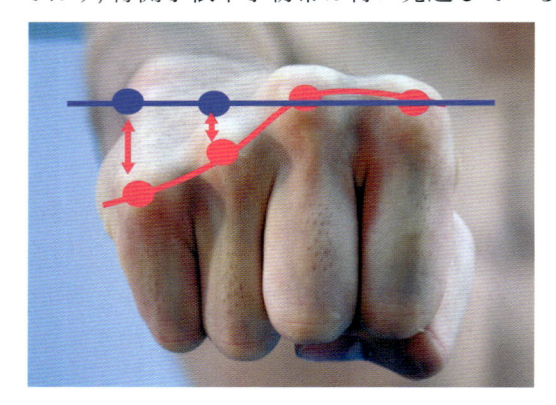

図46 橈側外転　　図47 掌側外転

図48 第4,5指の屈曲時の下方移動（正常の場合）

略語
PIP：近位指節間関節（proximal interphalangeal joint）
DIP：遠位指節間関節（distal interphalangeal joint）
IP：指節間関節（interphalangeal joint）
MP：中手指節関節（metacarpophalangeal joint）
CM：手根中手関節（carpometacarpal joint）

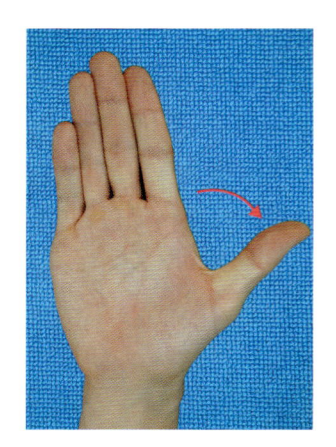

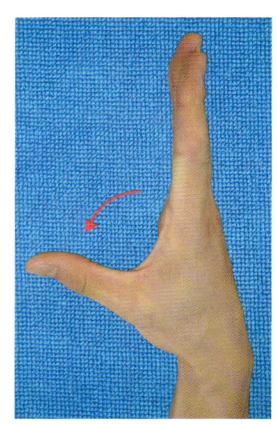

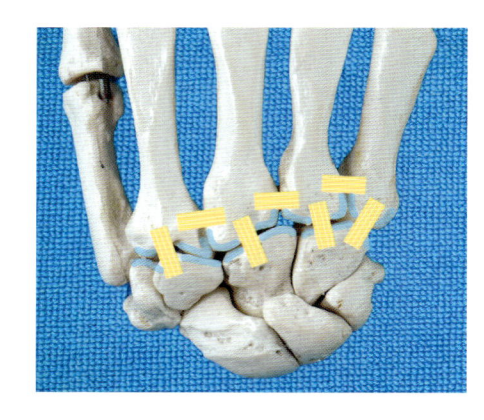

図49 背側面からみた靱帯

5）中手指節関節（MP関節）

- 中手骨頭を凸面（関節面は180°）とし，基節骨底（関節面は30°）を凹面とする関節構造であり，楕円関節を呈する（図50）．
- 中手骨頭の関節面は，側面からみてその曲率は異なり，MP関節屈曲時には長径が位置する（図51）．したがって，屈曲時はMP関節の内, 外転運動が制限される．
- MP関節の自動・他動による屈曲可動域は，いずれも第2より第5指のほうが大きくなる（図52）．
- 指の内転・外転は，第3中手骨を基軸として，外方（外転），あるいは内方（内転）に移動する（図53）．

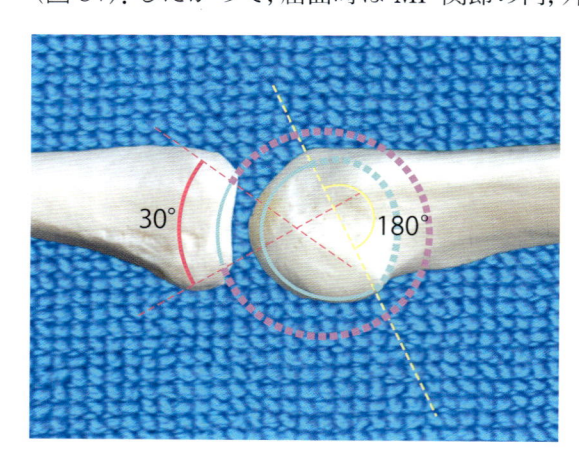

図50 関節面の形態

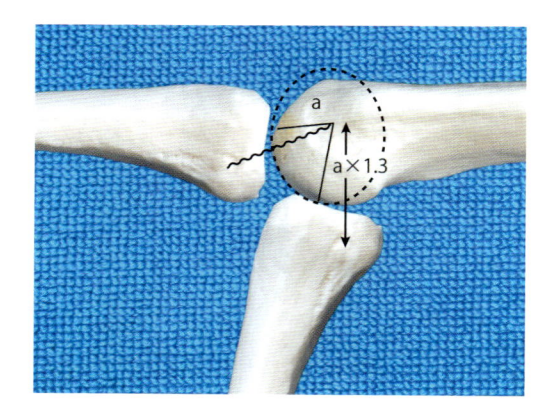

図51 中手骨頭の曲率と縦・横径の比

- MP関節において，基節骨底掌側には掌側板があり，その周囲は副靱帯で被覆される（図54）．
- MP関節屈曲時，側副靱帯と副靱帯はいずれも緊張する（図55）．
- MP関節は，屈曲時に安定し（不動），伸展時に側方の動きが可能となる．
- 屈曲時の不動は側副靱帯の緊張によって生じる．一方，伸展時には側副靱帯は弛緩して側方への動きは可能となるが，骨間筋等によって動きの一部は制限される．

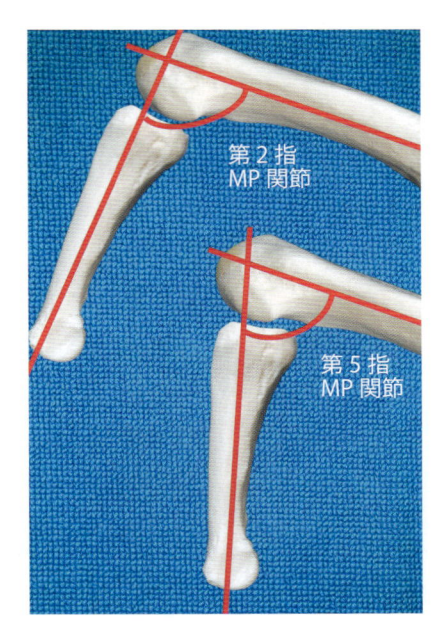

図52　MP関節屈曲角の比較

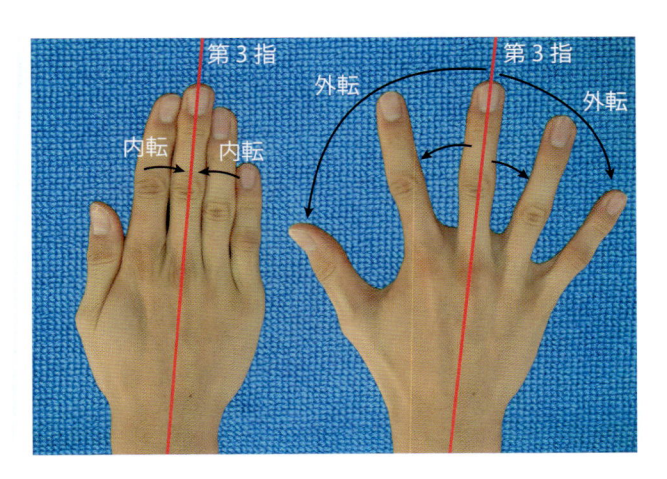

図53　指の内転―外転

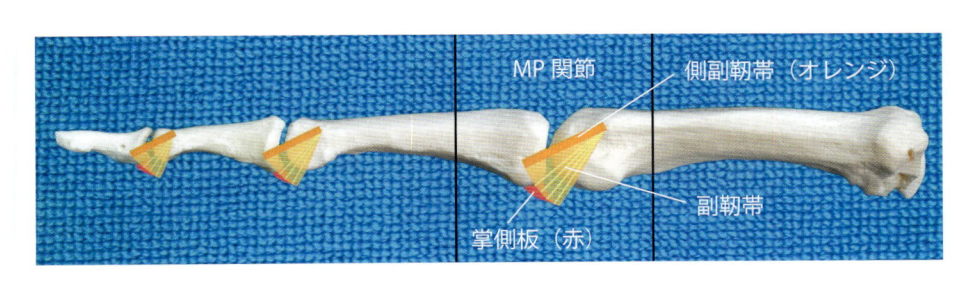

図54　掌側板および副靱帯（側面）

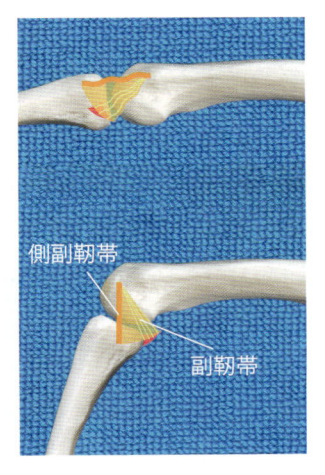

図55　MP屈曲・伸展位での副靱帯の緊張

★One point Advice

MP関節のロッキング（図56）

　MP関節屈曲後に突然伸展が不可能となることがある．屈曲45°位で伸展不能となった場合，その原因として，中手骨頭掌側での骨棘の存在と，この骨棘に副靱帯の線維の一部がひっかかって伸展できなくなったことが考えられる．その場合，そのひっかかりを除去することになる．

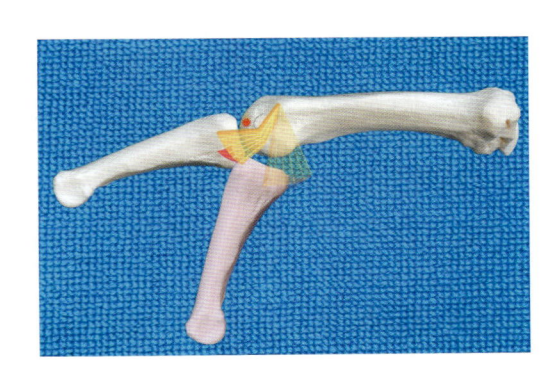

図56　MP関節のロッキング

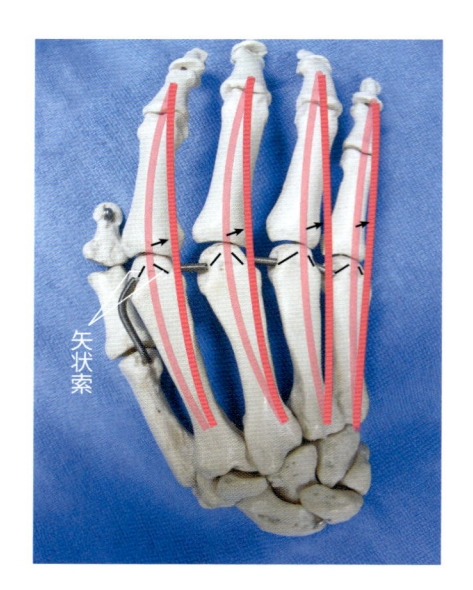

図57　リウマチの変形

★One point Advice

MP関節の変形（図57）

　リウマチ患者では，関節の変形と矢状索の変性・断裂によってMP関節での尺側偏位が発生する．すなわち，矢状索は指伸筋腱を中手骨頭に固定させる役割をもつが，この部位での断裂は，その支持性を低下させることになる．

6）指節間関節（IP関節）（図58〜61）

（1）近位指節間関節（PIP関節）（図58）

・基節骨頭（関節面は180°）と中節骨底（関節面は90°）でつくる関節である（図58, 59）．
・基節骨頭の関節面は，側方からほぼ球状であるが，上方からは中央が陥凹した滑車様の形態をしている（図60）．また，関節面を正面からみると，上辺より下辺の径が長い，いわゆる台形を呈している（図61）．
・すなわち，正面からみて基節骨頭の関節面は2つの凸の顆部を有しており，そこに中節骨底の2つの凹面が関節する．したがって，比較的安定性が確保された構造となって，指の屈曲・伸展を可能とする．これらの形態は，長軸上での軸回旋運動を制限することになる（図61）．

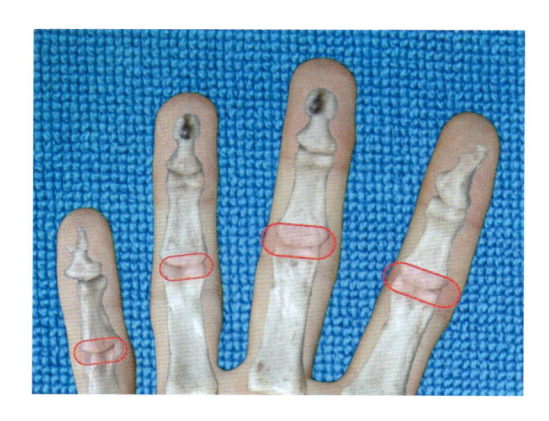

図58　PIP関節

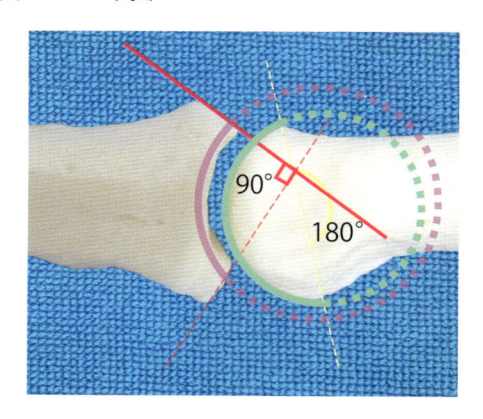

図59　PIP関節の形態

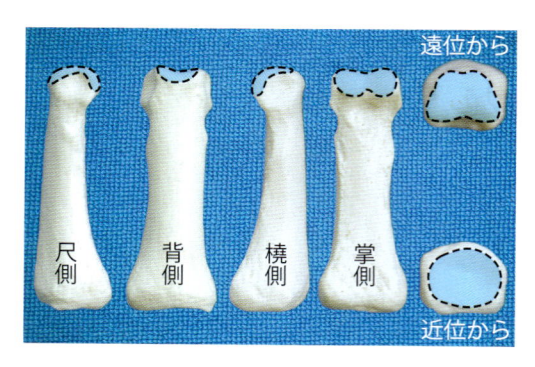

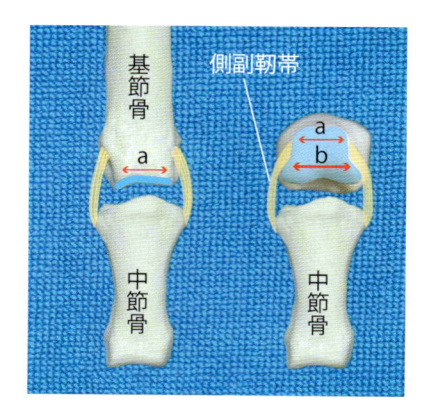

図60　第2指基節骨（6面）

伸展　90°屈曲時　a＜b

図61　台形構造の意義と屈曲時の側副靭帯

- PIP 関節屈曲時の安定性は，側副靱帯の緊張と，上辺より下辺の径が長い台形構造によって得られる（図61）．

(2) 遠位指節間関節（DIP 関節）

- 中節骨頭と末節骨底の間の関節である．
- 基本的に PIP 関節と同じ構造である（図60）．

3．手関節・手部の靱帯

1）手関節の靱帯

(1) 手根部にかかわる靱帯の役割（図62）

① 手根間関節の安定と動きの誘導
② 手根骨を通じての外力の緩衝と伝達
③ 手根骨間のアーチの保持

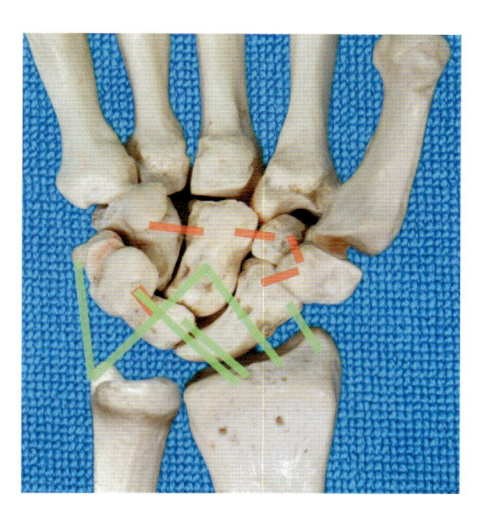

(2) 背側橈骨手根靱帯（図63）

- 橈骨遠位端と舟状骨，月状骨，三角骨を結ぶ．
- 橈骨手根関節の背側を補強．
- 手関節の掌屈，尺屈を制限する．
- 前腕の回内を制限する（図63-②）．

(3) 掌側橈骨手根靱帯（図64）

- 橈骨遠位端と舟状骨，有頭骨，月状骨を結ぶ．

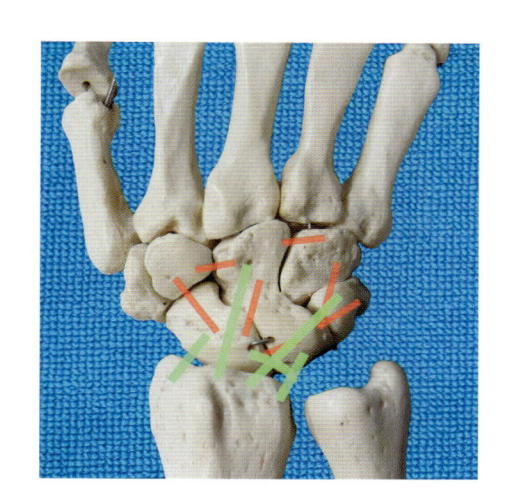

①掌側　　②背側

図62　手根部の靱帯の概要

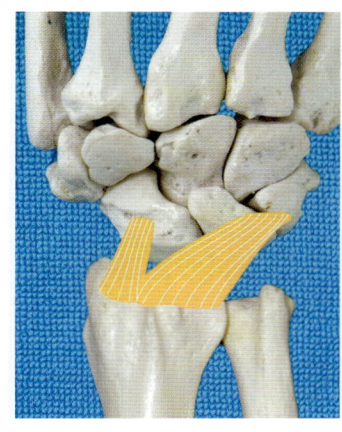

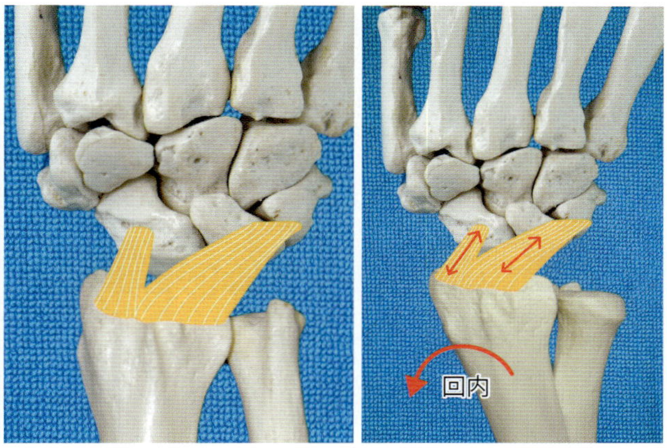

①中間位　　②回内時，緊張した靱帯

図63　背側橈骨手根靱帯

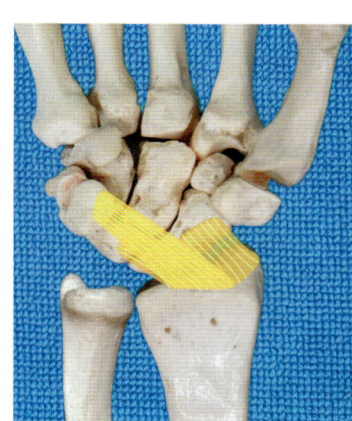

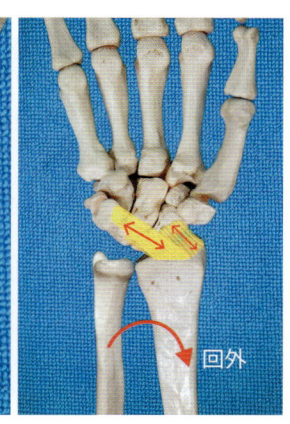

①中間位　　②回外時，緊張した靱帯

図64　掌側橈骨手根靱帯

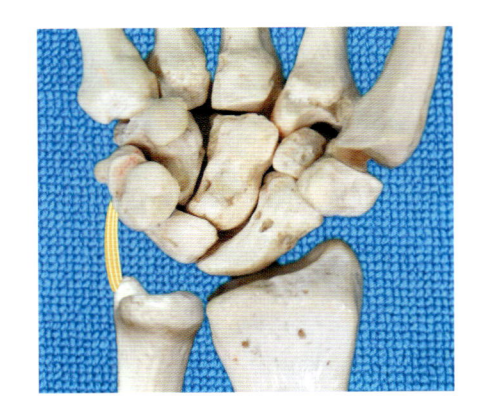

①中間位

図65　尺側側副靱帯

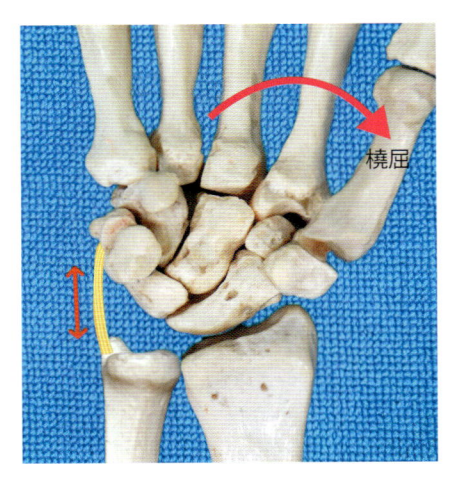

②橈屈時に緊張した靱帯

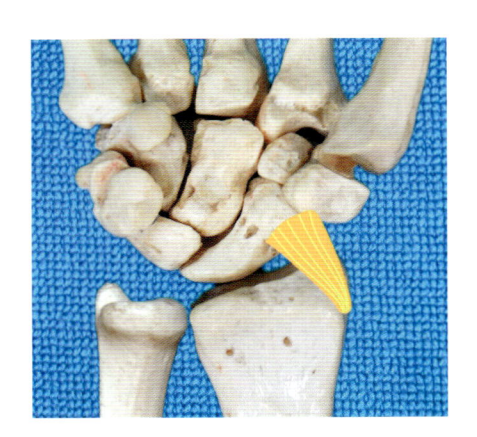

背屈

中間位

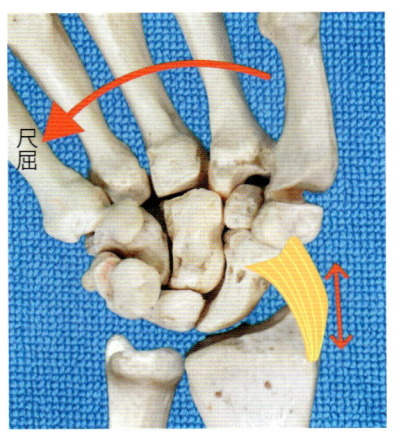

掌屈

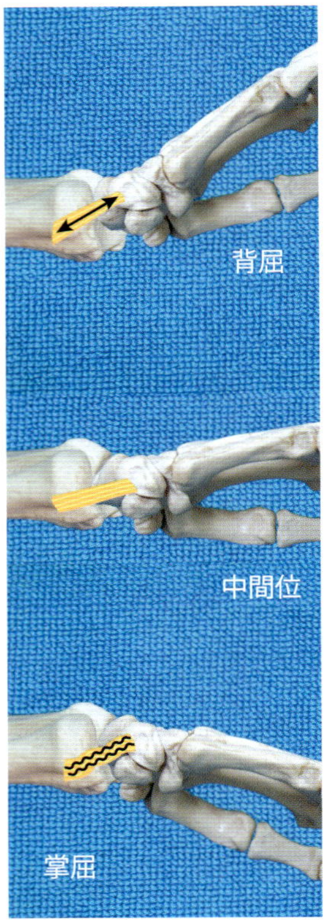

背屈時に緊張する尺側側副靱帯

図66　背屈・掌屈と尺側側副靱帯

①中間位

図67　橈側側副靱帯

②尺屈時に緊張した靱帯

・橈骨手根関節の掌側を補強．
・手関節の背屈―尺屈を制限する．
・前腕の回外を制限する（図64-②）．

(4) 尺側側副靱帯（図65）

・尺骨茎状突起と三角骨，豆状骨，三角線維軟骨複合体（TFCC）を結ぶ．
・橈屈（図65-②）・背屈（図66）を制限する．

(5) 橈側側副靱帯（図67）

・橈骨茎状突起は，舟状骨，大菱形骨，屈筋支帯を結ぶ．
・手関節の尺屈・背屈を制限する（図67-②）．

● 関節円板

・橈骨の尺骨切痕から尺骨茎状突起の内側に存在

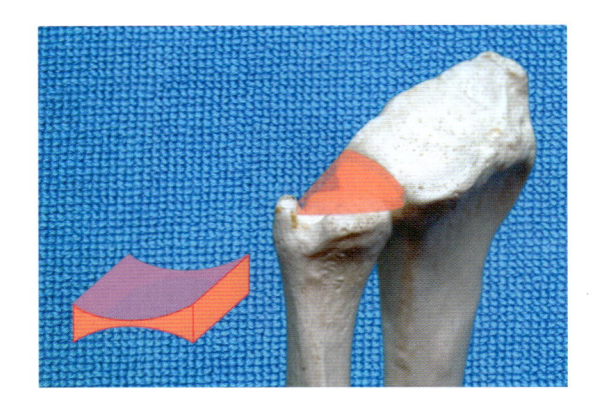

図68　関節円板の形態と位置

関節円板の損傷
　転倒時に，手を突く，あるいは，ハンドルを握ったままで衝突した場合，長軸方向の外力が加わり，円板を損傷する．

> **三角線維軟骨複合体（TFCC）**（図69）
> ・関節円板とその周囲の尺側側副靱帯，掌側尺骨手根靱帯などを総合した名称．
> ・尺骨関節面と三角骨間に介在して，尺骨遠位端と三角骨間での緩衝作用を有する．比較的動きの激しい部位であり，手関節の機能に大きく貢献している．

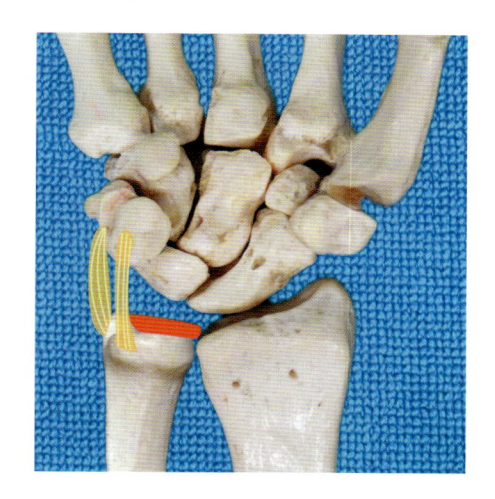

図69 三角線維軟骨複合体（TFCC）の構造

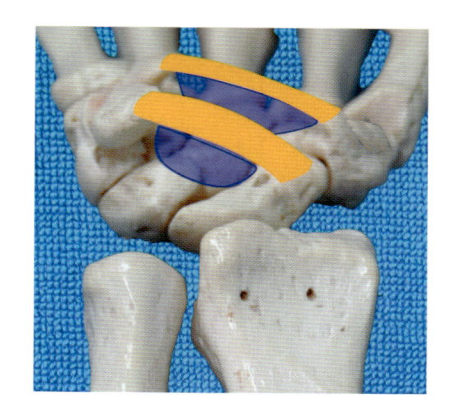

図70 屈筋支帯と手根管

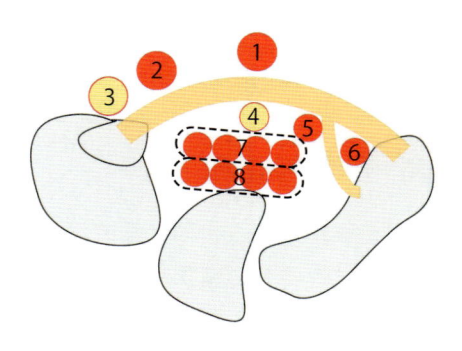

する円板様構造をした線維軟骨性の構成体である（図68）．
・横断面は，中央が薄い三角形をしており，手を突くなどの外力によって三角骨から圧迫力，剪断力を受けて損傷を発生する．

● 屈筋支帯（横手根靱帯）
・掌側にあって，舟状骨結節—豆状骨，大菱形骨結節—有鉤骨鉤間に横手根靱帯を張って，屈筋支帯を形成し，その下方では，手根骨の凹面とで管（手根管）を形成する（図70）．
・手根管の構造と臨床上の意義として，伸展性の少ない管腔内には浅指・深指屈筋，長母指屈筋，正中神経などが走行しており，管腔の狭小化によって正中神経の絞扼による症状が発症する（図71）．

● 伸筋支帯（図72）
・手背を広く覆い，6つのコンパートメントを有した構造となっている．
・屈筋支帯と同じく，腱の安定化と伸展時における腱の滑走の支点となる．

①長掌筋　　　　⑤長母指屈筋
②尺側手根屈筋　⑥橈側手根屈筋
③尺骨神経　　　⑦浅指屈筋
④正中神経　　　⑧深指屈筋

図71 手根管とその周囲の筋と神経

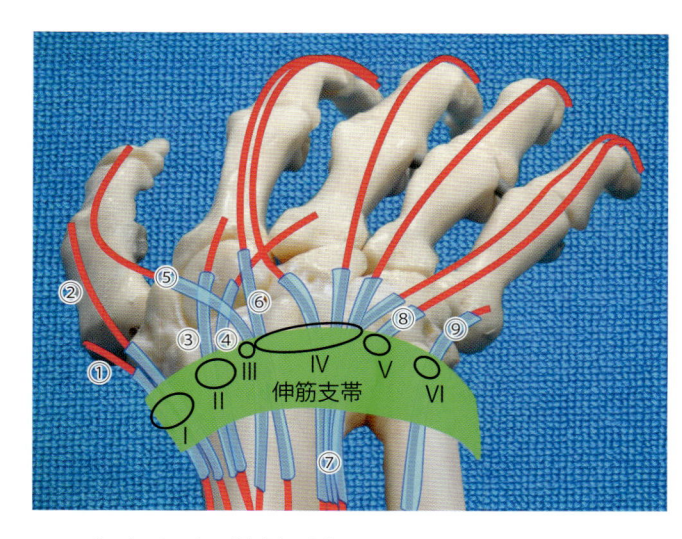

コンパートメント（橈側から）
Ⅰ　①長母指外転筋　　　Ⅳ　⑥示指伸筋
　　②短母指伸筋　　　　　　⑦指伸筋
Ⅱ　③長橈側手根伸筋　　Ⅴ　⑧小指伸筋
　　④短橈側手根伸筋　　Ⅵ　⑨尺側手根伸筋
Ⅲ　⑤長母指伸筋

図72 伸筋支帯と6コンパートメント

2）母指 CM 関節の靭帯（図 73）

(1) 尺側側副靭帯

- 掌側外転（外転），橈側外転（伸展），対立運動時に緊張．

(2) 橈側側副靭帯

- 橈側外転以外の運動で緊張．

(3) 第 1 中手間靭帯

- 第 1, 2 中手骨底間に張る靭帯．

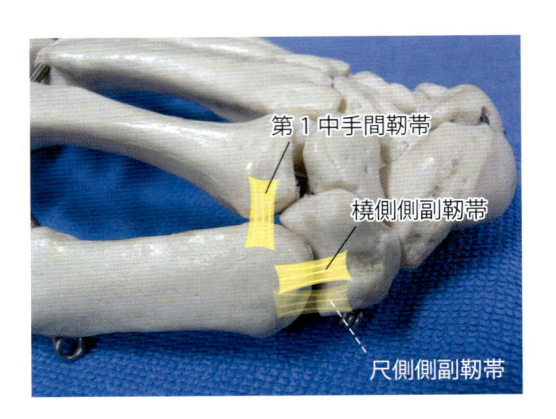

3）MP 関節の靭帯

(1) 橈側・尺側側副靭帯（図 74）

- 中手骨頭の後結節から末梢は基節骨近位端掌側に付着する（厚く強い索状部）．
- 中手骨頭の後結節から掌側板の縁に沿って遠位に付着する羽状線維（付属部）である．
- MP 関節伸展で弛緩し，内転・外転を可能にする．

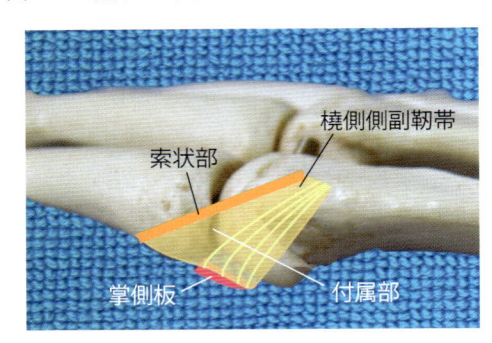

図 73 母指 CM 関節の靭帯

図 74 側副靭帯　索状部と付属部

MP 関節不動の肢位（図 75）
- MP 関節 45°屈曲位は，側副靭帯を比較的伸張した状態（closed）に保つことができる．この肢位は，副運動が最小となり，固定肢位として用いると拘縮による後遺症を最小限とすることになる．

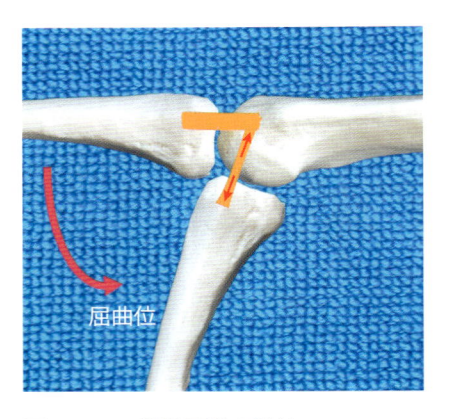

※参考…掌側板は MP 関節，PIP 関節，DIP 関節のいずれにも存在する．

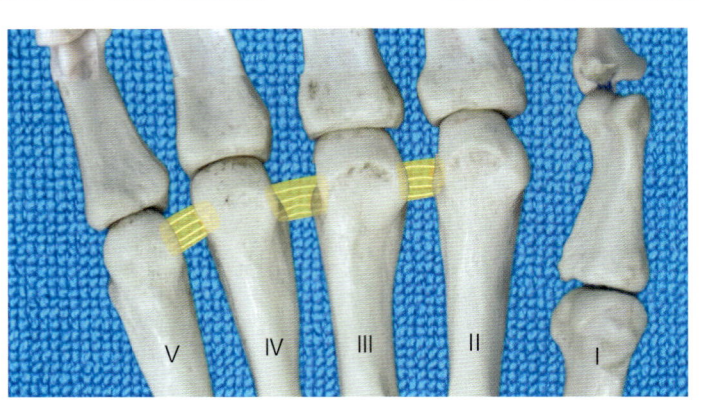

図 75 MP 関節不動の肢位

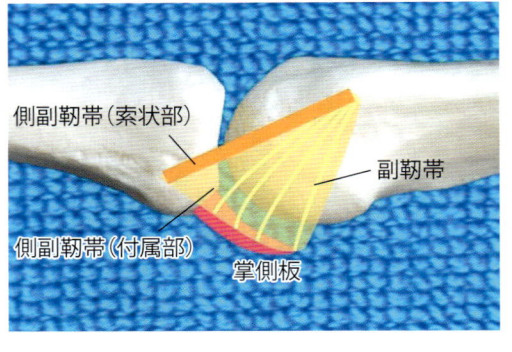

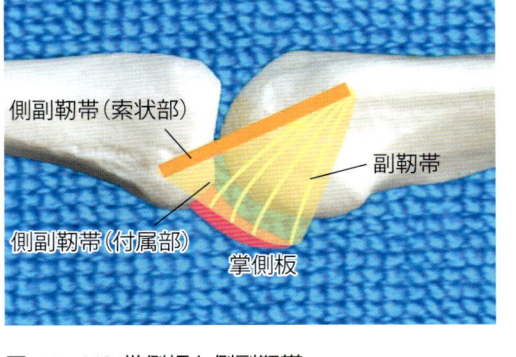

図 76 MP 掌側板と側副靭帯

図 77 深横中手靭帯

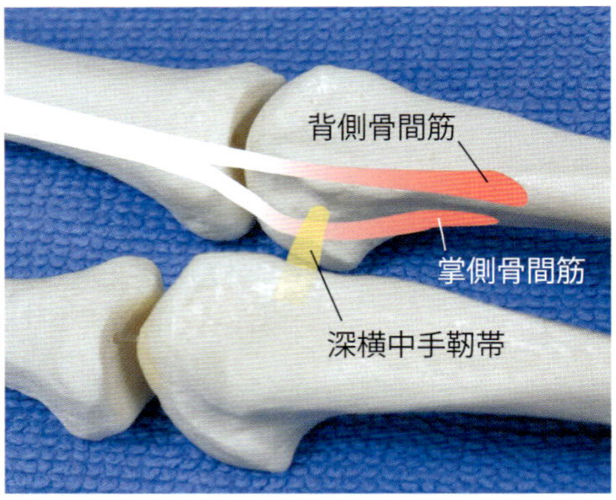

図 78 深横中手靭帯と背側・掌側骨間筋

・MP関節屈曲で緊張し，関節を安定化させる．

(2) 深横中手靭帯（図77）

・中手骨頭間にあって，それぞれの離開を防ぐ．
・掌側板の間に存在する．
・広く平坦な構造は，4つの中手骨間で安定化に役立つ．
・背側・掌側骨間筋は深横中手靭帯によって上下に分けられている（図78）．

●掌側板（線維軟骨様構造）

MP関節では，基節骨掌側にみられる線維軟骨様の構成体であり，次の役割をもつ．

① 小さな関節面を掌側板によって大きくさせ，安定性を与える．
② 関節の動きに対して，掌側板にも同様に蝶番様の動きが生じており，関節の動きを安定化させる．
③ 掌側板には副靭帯が取り巻き，側副靭帯とともに側方の安定性に貢献する（図76）．

4）IP関節の靭帯

(1) 側副靭帯（図79）

・索状部は外転，内転を抑制する．
・付属部は掌側板と結合，補強する．

(2) 支靭帯（図80）

・基節骨掌側面から中節骨，末節骨背側面に至る線維で，指骨の内・外側面にあってPIP，DIP関節の運動を調整している．

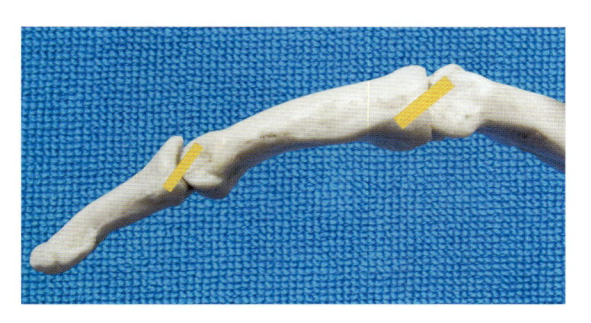

図79　IP関節の側副靭帯

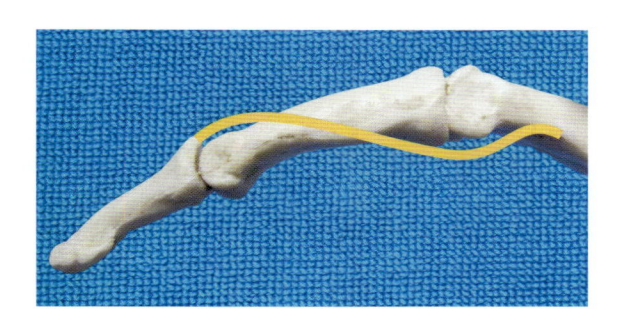

図80　支靭帯

4．手関節の筋肉

> **要点**　手関節の構成体である橈骨手根関節，手根中央関節でつくられた複合運動として，掌屈―背屈，橈屈―尺屈，分廻し運動がある．
> 　母指CM関節では屈曲―伸展，外転―内転，対立運動，分廻し運動，MP関節では，屈曲―伸展，IP関節では屈曲―伸展が可能である．
> 　尺側手根屈筋（豆状骨に停止）以外に手根骨に直接停止する筋は存在しない．その多くは，中手骨底，指骨に停止し，手根骨の動きに間接的な影響を与える．

1）手関節の運動

(1) 手関節背屈（図81，82）

・手関節の動きは，背屈70°，掌屈90°，橈屈25°，尺屈55°である．これは，掌側傾斜角（11°），橈骨傾斜角（22°）の骨性制限の影響による．また，他動的に背屈・橈屈運動を強めると，手根中央関節の動きが優位となり，一方，掌屈・尺屈時は橈骨手根関節の動きが優位となる．
・手関節背屈の主動筋は，長・短橈側手根伸筋，尺側手根伸筋である．伸筋群の多くは，上腕骨外側上顆に起始をもち，中手骨底に停止する．
・手関節背屈筋群は，橈骨神経の支配を受ける．

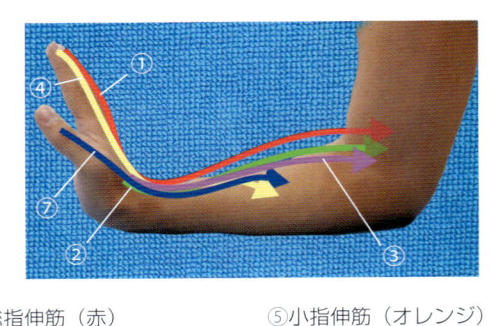

①総指伸筋（赤）　　　⑤小指伸筋（オレンジ）
②長橈側手根伸筋（緑）　⑥尺側手根伸筋（うす紫）
③短橈側手根伸筋（紫）　⑦長母指伸筋（青）
④示指伸筋（黄）
（図82の筋も上記と対応）

図81　手関節背屈（筋の作用）

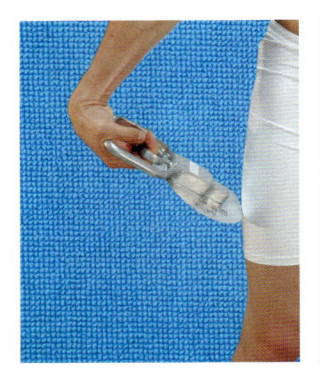

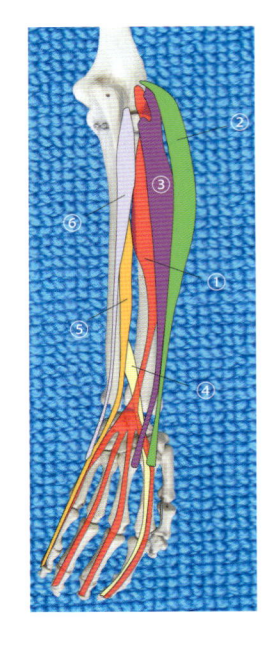

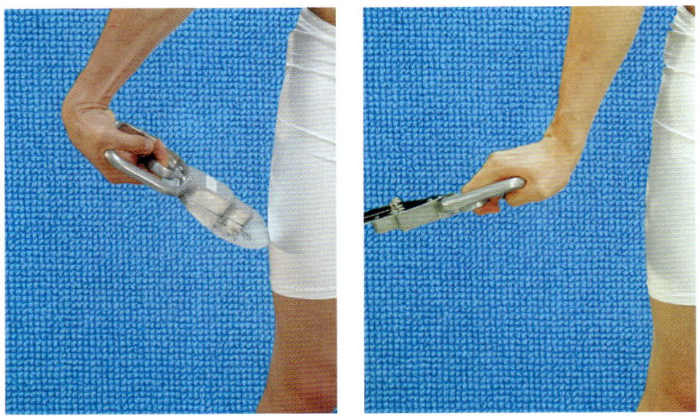

図82　背屈に働く筋

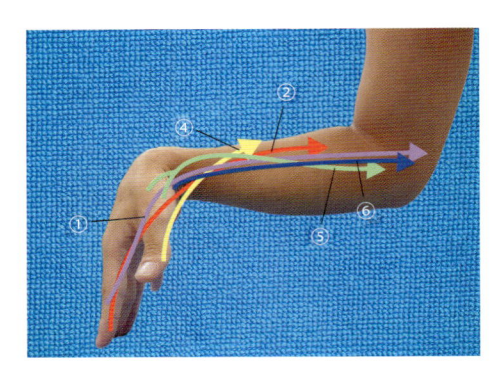

①掌屈位　　②背屈位

図83　グリップ動作

①浅指屈筋（紫）　　　④長母指屈筋（黄）
②深指屈筋（赤）　　　⑤橈側手根屈筋（緑）
③尺側手根屈筋（オレンジ）⑥長掌筋（青）
（図85の筋も上記と対応）

図84　手関節掌屈（筋の作用）

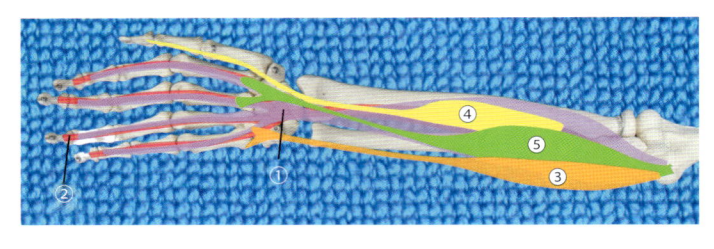

グリップ動作（図83-①，②）
・グリップ動作の際，軽い握りでは短橈側手根伸筋が，次第に力を増すにつれて尺側手根伸筋が，さらにグリップを強めると長橈側手根伸筋が漸次作用する．
・最もグリップ力が大きくなる肢位は，手関節約35°背屈・軽度尺屈位である．
・手関節掌屈位でのグリップ力は低下する．

図85　筋の起始，停止
　　　長掌筋をはずしたもの

(2) 手関節掌屈（図84, 85）

・手関節掌屈は，骨性制限が少ないため約90°の可動域があり，主に橈骨手根関節で行われる．
・主動作筋は，橈側手根屈筋，尺側手根屈筋，長掌筋であり，これらの起始は上腕骨内側上顆を主として中手骨底に停止する．
・掌屈に作用する筋群の多くは，正中神経支配である（図84）．ただし，尺側手根屈筋は，尺骨神経支配となる．

・長掌筋は，手掌で手掌腱膜を構築しており，手掌を緊張させる重要な筋である（図86）．
・手関節の掌側で触知できる筋と，神経走行の位置を（図87）に示す．

86　Ⅳ．手関節

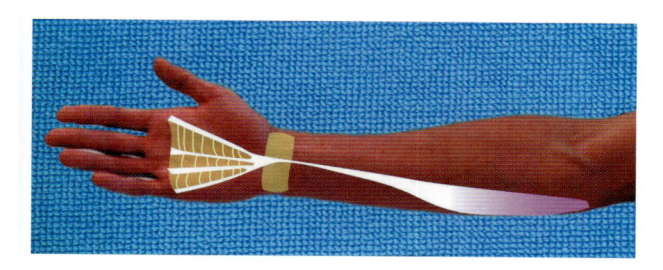

屈筋支帯の上を通過する

図86　長掌筋と手掌腱膜

(3) 手関節橈屈―尺屈

- 手関節の橈屈は，骨性制限によって制限され，手根中央関節の動きが生じてくる．尺屈は，逆に橈骨手根関節の動きが優位となる．
- 橈屈時の主動筋は，長・短橈側手根伸筋，橈側手根屈筋，長・短母指伸筋，長母指外転筋，長母指屈筋などである．
- 尺屈時の主動筋には，尺側手根伸筋，尺側手根屈筋がある．
- 橈骨手根関節は2軸性関節であり，橈屈・尺屈，屈曲・伸展以外に分廻し運動が可能である（図88）．

2）外在筋

(1) 屈筋

●浅指屈筋
- 上腕骨内側上顆，尺骨鉤状突起，橈骨前面中央の3頭で起始する．
- 第2〜5中節骨底に停止する2関節筋である．
- 基節骨のレベルで腱裂孔を有し，中節骨に停止．その間を深指屈筋が通過する（図89）．
- 主要な作用はPIP関節の屈曲，MP関節の屈曲補助である．

●深指屈筋
- 尺骨鉤状突起，前腕骨間膜から起始し，浅指屈筋の腱裂孔を通過，第2〜5末節骨底に停止する．
- 筋腹は前腕の最も深層にある．
- DIP関節を屈曲する唯一の筋であり，その他，MP，PIP関節の屈曲を補助する（図90）．
- 浅指屈筋がつくる腱裂孔とその中を通る深指屈筋が重なるMP関節〜PIP関節間は手術や外傷によって癒着を生じやすい部位といえる（no man's land）．

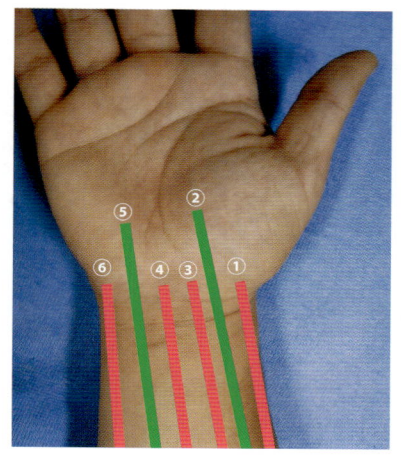

①橈側手根屈筋　④浅指屈筋
②正中神経　⑤尺骨神経
③長掌筋　⑥尺側手根屈筋
（④は4つの腱が並ぶ）

図87　手関節の掌側で触れる筋と神経

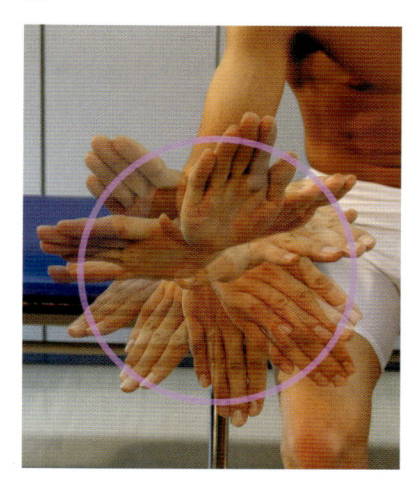

図88　手関節の分廻し

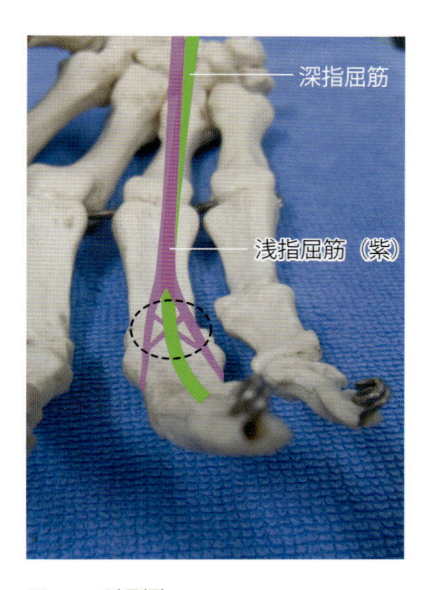

深指屈筋
浅指屈筋（紫）

図89　腱裂孔

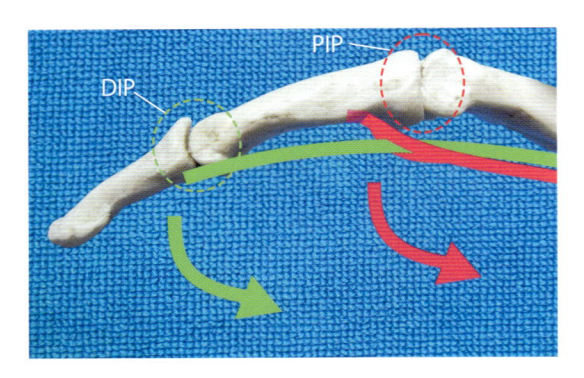

図90 浅指屈筋（赤）と深指屈筋（緑）の作用

● 長母指屈筋（図91）
・橈骨前面，上腕骨内側上顆，尺骨鉤状突起から起始し，手根管内を通って手関節を越え母指末節骨基部に付着する．
・母指IP関節を屈曲する唯一の筋．

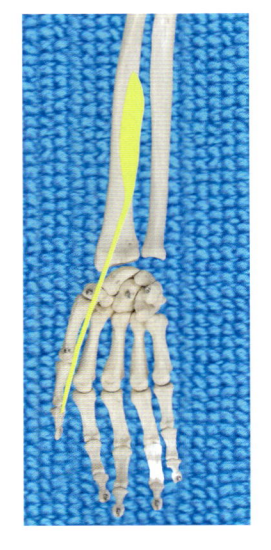

図91 長母指屈筋

腱鞘の基本構造（図92，93）
腱鞘は，滑膜性腱鞘（滑液鞘）と，線維性腱鞘（線維鞘）に分けられる．滑液鞘は，腱鞘内に滑液腔を有して滑液で満たされており，中に腱束を入れる（図92）．一方，線維鞘は，腱の浮き上がりを防止する目的で存在し，輪状部（annular lig.：A）と十字部（cruciate lig.：C）がある．輪状部は，A1，A2，A3，A4，A5の5ヵ所，十字部は，C1，C2，C3の3ヵ所にある（図93）．腱鞘内には，腱間膜を介して血管が進入し，腱の栄養を司る．また，滑液からの栄養も受けている．
① 輪状部：A1〜A5の滑車があり，A2，A3は基節骨，A4は中節骨骨幹部，A5は末節骨底に存在する（図93）．特に，弾発指（ばね指）の発生は，A1が最も多い．
② 十字部：C1〜C3の滑車があり，薄く柔軟で指屈曲時に折れ曲がって順応できるよう腱の上を十字状に交叉している．

手掌における腱鞘
① 尺側滑膜性腱鞘：手根管の遠位で浅指屈筋と深指屈筋腱を囲む．第5指の遠位への連続を除き近位手掌で終わる．
② 橈側滑膜性腱鞘：長母指屈筋腱を包み，その遠位付着部まで伸びている．
③ 線維性指腱鞘：外在指屈筋腱が通る線維―骨性のトンネル．手掌皮膚直下の厚い腱膜の続きとして近位より始まり，指骨と掌側板に付着する．埋もれて屈筋滑車が存在する．
④ 滑膜性腱鞘：屈筋滑車の下に存在する．遠位手掌皮線からDIP関節まで屈筋腱を覆う．包んでいる腱の栄養源である．

★One point Advice　メソテノン（腱間膜）

腱を被覆する腱鞘の一部で，栄養血管を導入する間隙（腱間膜）をいう．血液から栄養の供給を受ける．

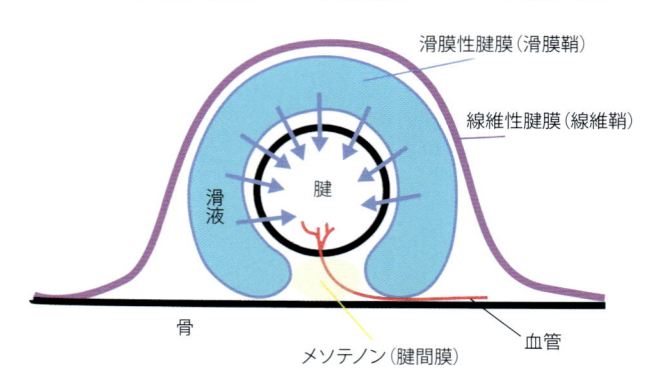

図92 腱鞘の基本構造

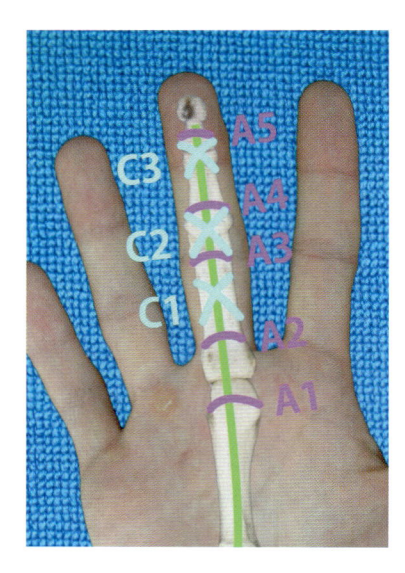

図93 手のプーリー構造

(2) 伸筋

・伸筋支帯内で滑膜性腱鞘を通り手関節を越える．
・手背ではいくつかの腱間結合により連結する．
・屈筋腱と異なり，遠位では腱鞘や滑車を欠く．
・橈骨神経支配である．

● **指伸筋**（図 94，95）

・上腕骨外側上顆から起始し，一部線維は基節骨背側基部に付着する（伸筋腱膜展開部）．
・遠位で中央索になり中節骨基部背側に付着する．
・中節骨基部背側に付着する前に両側から側索を分岐し，DIP 関節付近で合流し，終末腱となり，末節骨基部背側に付着する．

● **示指伸筋**

・尺骨，前腕骨間膜後側面から第 2 指の指背腱膜に付着する．

● **小指伸筋**

・上腕骨外側上顆第 5 指の指背腱膜に付着する．

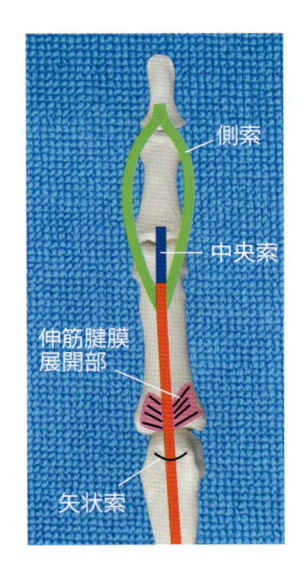

図 94　指伸筋の側索と中央索

★One point Advice

指伸筋の構成（図 94，95）

　指伸筋は基節骨背側において掌側からの虫様筋，骨間筋と合流し，指の伸展機構としての指背腱膜を構成する．

伸筋腱膜展開部
・指伸筋が基節骨底の背側に付着する．
・MP 関節の伸展に働く（主な作用）．

中央索
・伸展機構としての役割．
・指伸筋，骨間筋，虫様筋がもたらす伸展力の中節骨への伝達（図 94，95，96）．

側索
・指伸筋，骨間筋，虫様筋がもたらす伸展力の末節骨への伝達（図 94，95，96）．

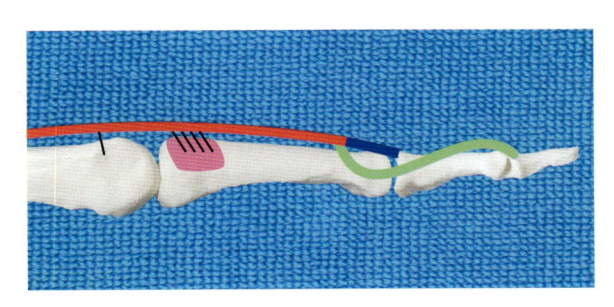

図 95　指伸筋

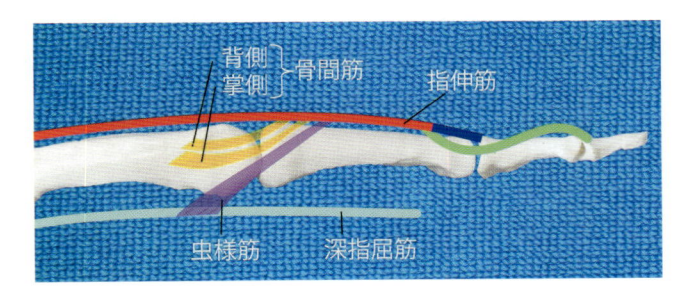

図 96　指の伸展機構

(3) 母指の筋（図97）

- **長母指伸筋（赤）**
- 尺骨，前腕骨間膜後側面に起始し，母指末節骨底に付着する．
- リスター結節で急激に角度を変えている．
- 母指IP，MP，CMC関節の伸展に関与，さらにはCMC関節の内転もさせる．
- **短母指伸筋**
- 橈骨後側面，前腕骨間膜に起始し，母指基節骨底に付着する．
- 母指MP，CMC関節の伸展にかかわる．
- **長母指外転筋**
- 橈骨，尺骨の後側面に起始し，第1中手骨底橈骨側に付着する．
- CMC関節の伸展と外転に関与する．

3）内在筋

- 内在筋は，①母指球筋，②小指球筋，③中手筋の3つのグループに分けられる．

(1) 母指球筋（図98）

- 短母指外転筋，短母指屈筋，母指対立筋，母指内転筋により母指球を構成する．
- 主要な役割は，物をつかむために母指を対立位に位置させることである．
- **短母指外転筋**
- 舟状骨結節，屈筋支帯から起始し母指基節骨底橈側に付着する．
- 中手骨を外転させ，手掌面から離す．
- **短母指屈筋**
- 大菱形骨結節，屈筋支帯から起始し母指基節骨底橈側に付着する．
- MP，CMC関節を屈曲させる．
- **母指対立筋**
- 大菱形骨結節，屈筋支帯から起始し第1中手骨橈側に付着する．
- 母指を内旋し他の指に向かい合わせる．
- **母指内転筋**
- 母指水かきの深層にある2頭筋である．
- 斜頭の起始は有頭骨，第2，3中手骨基底部などである．

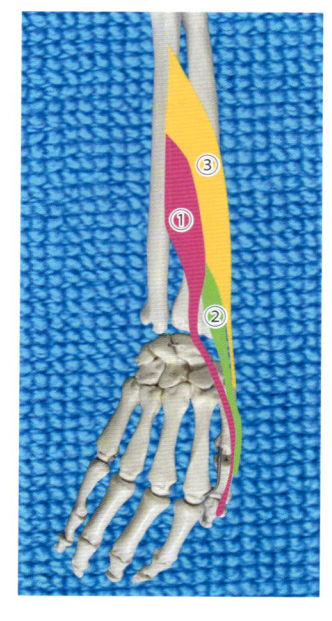

① 長母指伸筋（赤）
② 短母指伸筋（緑）
③ 長母指外転筋（黄）

図97 母指にかかわる筋肉

☆**腱鞘炎，腱炎**

狭窄性腱鞘炎：主に長母指外転筋・短母指伸筋の第1コンパートメントで生じ，激しい運動痛を主訴とする．原因は，隔壁の存在，複数腱の存在が報告されている．

交叉性腱鞘炎：長母指外転筋・短母指伸筋の走行が長橈側手根伸筋腱と交叉する部位（手関節の近位5〜6cmのところ）での摩擦性腱鞘炎をいう．手関節のover useによって生じることが多い．

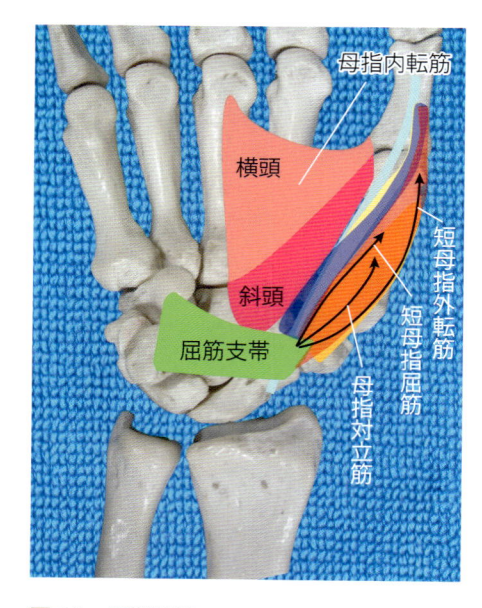

図98 母指球筋

- 横頭の起始は第3中手骨の掌側面である．
- 母指基節骨尺側などに付着する前に，両頭は癒合する．
- 母指と他指の間で物をしっかりはさむのに重要，また母指CMC関節の最も強い屈筋である．

(2) 小指球筋（図99）

- 小指外転筋，短小指屈筋，小指対立筋，短掌筋により構成される．
- 共通した機能として，手をカップ状にし遠位横アーチを深くすることが挙げられる．

●小指外転筋
- 豆状骨，尺側手根屈筋腱から起始し小指基節骨底尺側，指背腱膜に付着する．
- 最も表層，内側に位置し手の尺側縁を占める．

●短小指屈筋
- 有鈎骨鈎，屈筋支帯から起始し小指基節骨底尺側に付着する．
- 小指外転筋のすぐ外側に位置している．

●小指対立筋
- 有鈎骨鈎，屈筋支帯から起始し第5中手骨前側面に付着する．
- 深層にあり，小指球筋の中で最大の筋である．

●短掌筋
- 手掌腱膜から起始し手掌尺側縁の皮膚に付着する．
- 手の尺側縁のカッピングを補助するために，小指球隆起を高くする．

(3) 中手筋

●虫様筋（図100）
- 深指屈筋から起こる4つの細長い筋で，外側2つは正中神経，内側2つは尺骨神経の支配を受ける（図100-①）．
- 起始は深中手骨間靱帯の掌側で，MP関節の橈側を通る．遠位では背側腱帽の斜走線維に混ざる（図100-②）．
- PIP，DIP関節の伸展，MP関節の屈曲に作用する．

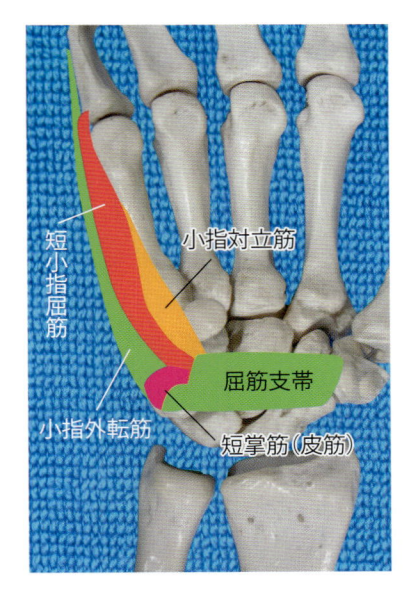

図99 小指球筋

※小指球筋はいずれも尺骨神経支配なので尺骨神経損傷のとき小指球隆起は萎縮し平坦になる．

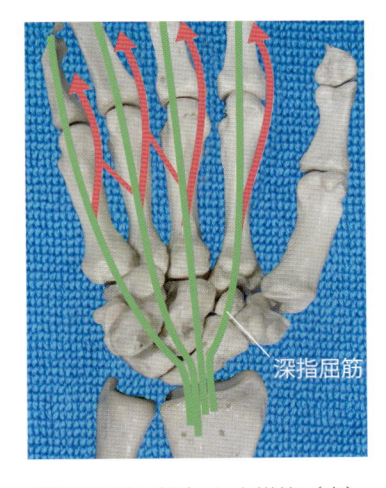

①深指屈筋（緑）と虫様筋（赤）

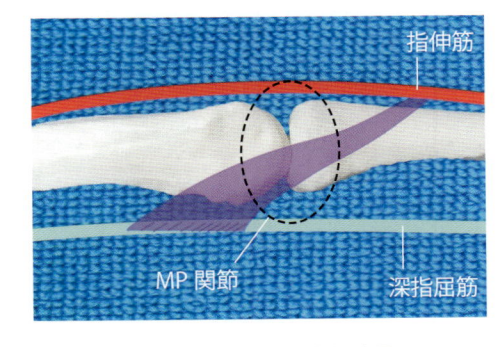

②深指屈筋から指背腱膜へ移行する．

図100 虫様筋

● 掌側骨間筋（図101）
・骨間の掌側を占める1頭の3つの筋である．
・3つの骨間筋の起始は，第2，4，5中手骨の掌側，側方で背側腱帽の斜走線維に停止する．
・MP関節の屈曲・内転に作用する．
・母指の掌側骨間筋の主な停止は母指基節骨基部尺側である．
・母指のMP関節屈曲に作用する．

● 背側骨間筋（図102）
・骨間の背側を占める両頭の4つの筋である．
・原則として，停止は基節骨基部側方，背側腱帽の斜走線維である．
・示指，中指，環指MP関節を屈曲・外転させる．小指MP関節の外転は小指外転筋による．

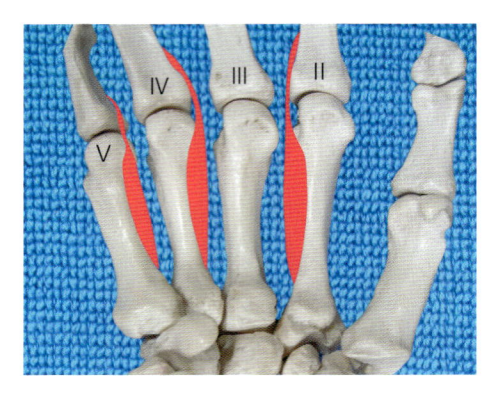

図101　掌側骨間筋

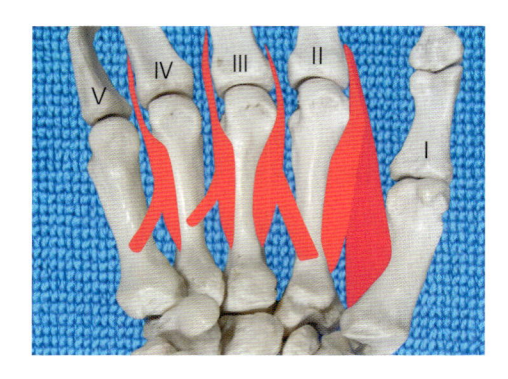

図102　背側骨間筋

内在筋優位肢位（図103）
　骨間筋・虫様筋優位となった場合，MP関節屈曲・PIP, DIP関節伸展位の，intrinsic plus position（＝extrinsic minus position）をとる．

外在筋優位肢位（図104）
　指伸筋優位の場合，MP関節伸展・PIP, DIP関節屈曲位の，extrinsic plus position（＝intrinsic minus position）をとる．

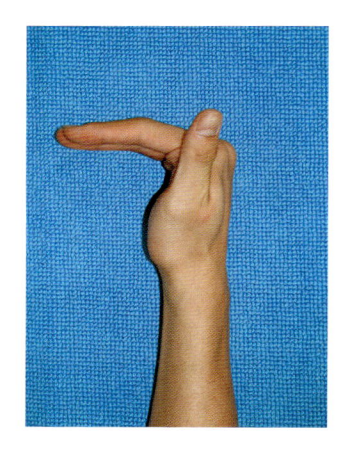

図103　内在筋優位肢位

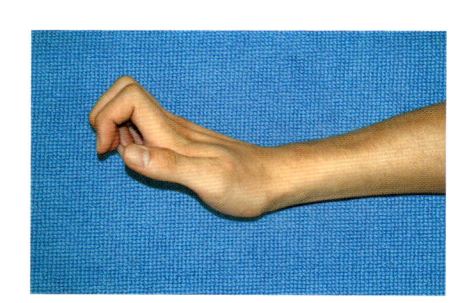

図104　外在筋優位肢位

V. 股関節

要　点　股関節は寛骨臼と大腿骨頭で構成された閉鎖的な関節である．その役割は，荷重（安定）と歩行（運動）という相反する機能であり，2足歩行の進化によって両者に都合のよい構造と機能を獲得してきたといえる．

1．股関節を構築する骨

1）大腿骨

大腿骨は長管骨のうち，最長・最強の骨である．

(1) 大腿骨頭

- 骨頭は，直径 4～5 cm 球の円周の 2/3 を占める大きさである（図 1）（ちなみに，上腕骨頭は直径約 6 cm 球の円周の 1/3 を占める）．
- 関節窩は 1/2 球の大きさを有し，骨頭の曲率とほぼ一致する（図 2）．
- 骨頭の大部分は，関節唇を含めた関節窩に密着している（＝stability）．一方，肩関節では，骨頭と関節窩の曲率は大きく異なるため，極めて不安定となっている（＝mobility）．
- 股関節内は完全な陰圧であり，骨形態とともに脱臼しにくい構造になっている．
- 大腿骨頭の向きは，前方（＝前捻角；約 15～20°）（図 3）・内方・上方（＝頸体角；約 125°；図 1）であり，相対する関節窩の向きは，前方・外方・下方である．
- 関節包の近位は寛骨臼縁にあり，遠位は前面が大腿骨頸部下縁前方の転子間線，後方は頸部の中央を横切る（骨頭と転子間稜の間）ライン上にある（図 16-② 参照）（上腕骨では解剖頸のラインとなる）．

(2) 大腿骨体部のカーブ（図 4）

- 大腿骨は長管骨であり，荷重により上下からの圧迫力が加わり，矢状面，前額面上で一定のカーブを形成する．
- 矢状面では，大腿骨は前方に凸の一次カーブとなり，応力は，前方で引っ張り張力，後方では圧迫力となる（図 4-①）．
- このカーブによって荷重分散が行われる．
- 前額面では，大腿骨の下 1/3 を除いた上 2/3 に外方凸の一次カーブを描く（図 4-②）．

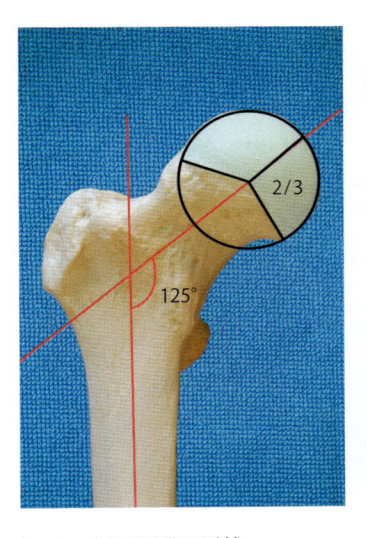

図 1　大腿骨頭の形状

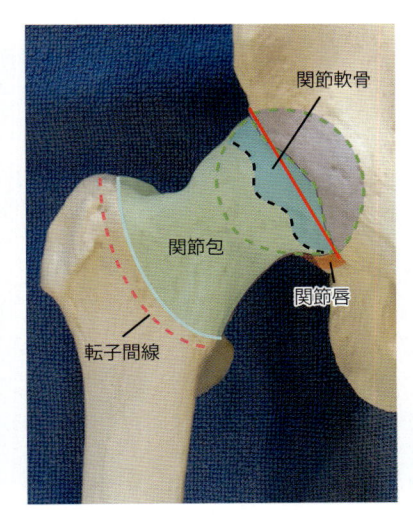

図 2　骨頭と関節窩

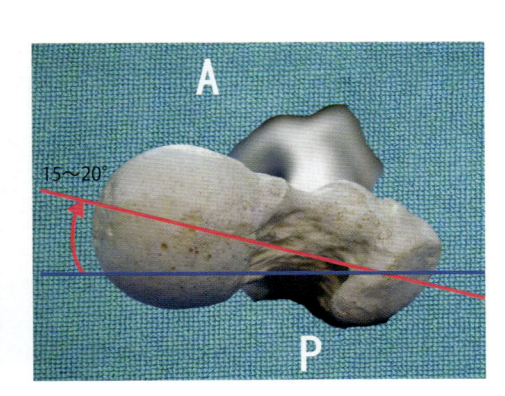

図 3　前捻角

①矢状面　　　②前額面

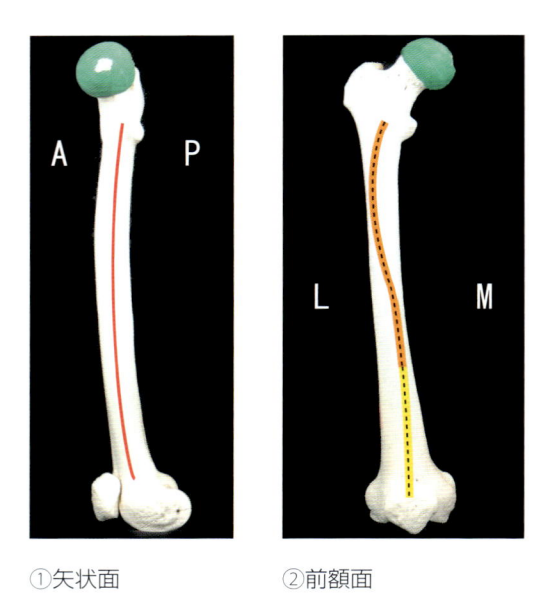

図4　大腿骨にみられるカーブ

★One point Advice

オイラーの法則（laws of Euler）

　骨の弯曲を考えるにあたって，オイラーの法則が用いられる．すなわち，1本の鉄棒にある条件下で圧迫を加えた場合を考える．
① 棒の上下がフリーの場合は全体として一次カーブを形成する（図4-①）．
② 棒の上がフリーで下が固定されている場合は上2/3の範囲で一次カーブを形成する（図4-②）．
③ 棒の両端が固定されている場合，上・下1/4を除いた中央の2/4に限って一次カーブを形成する．

　①のケースとして，大腿骨を矢状面でみた場合が挙げられる．これは，矢状面で股関節，膝関節は屈曲・伸展運動が可能であり，これはいずれも大腿骨（棒）の上下がフリーであることを意味するからである．
　また，②のケースとして下腿骨を前額面でみた場合が挙げられる．これは，前額面で股関節は内外転が可能であるか（フリー），膝関節に内・外転はできないことによる（固定）．

（3）前捻角

・大腿骨内側・外側顆を前額面に置いた場合（図5-青ライン），大腿骨骨頭は，前方を向く．これは，大腿骨頸部が前方に捻じれていることを示しており（前捻角），約15～20°といわれる（図3，図5-赤ライン）．
・通常，生下時は約30°と大きく（図5-②緑ライン），成長に従って減少し6歳頃には15～20°に落ち着く（図5-②赤ライン）．
・前捻角が大きい場合，立位時には股関節は内旋が強まり，X脚の傾向となる．すなわち前捻角が強い場合，骨頭を関節窩内に適合させるためには大腿を内旋させる必要がある（図6）．大腿を内旋させた結果として膝関節はX脚を強制されることになる．幼児期で前捻角が強い場合骨頭を股関節に戻そうとすれば，骨頭は後方を向くために先天性股関節脱臼との関連性が強くなる．小児における過度の前捻角は，内股歩行とも関係する．
・前捻角は，立位を必要としたヒトに特徴的に生じたもので，股関節の可動性と機能的能力を高めるために必然的に生じたものと思われる．ちなみに，動きの少ない四足動物の前捻角は小さく，これは，動きを犠牲にして荷重の機能を重視したことによると考えられる（表1）．

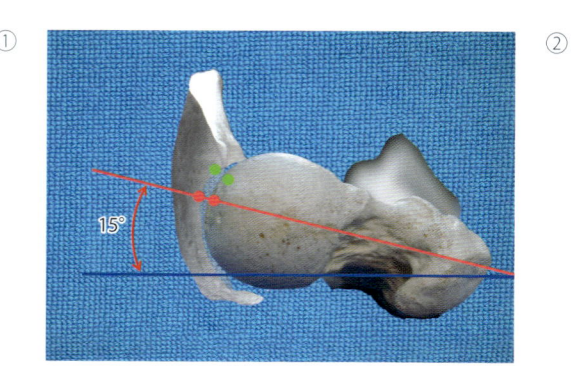

図5　前捻角

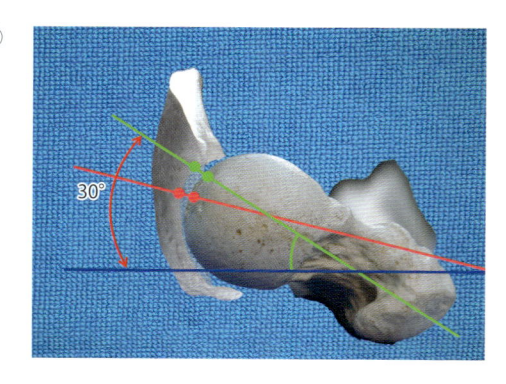

生下時（緑ライン）から成長後（赤ライン）の前捻角を示す．

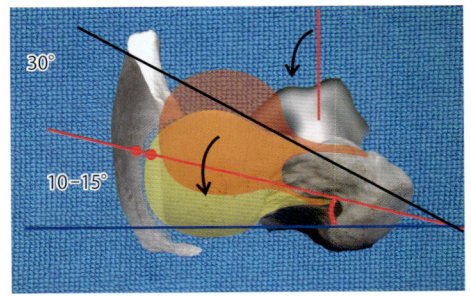

股関節の内旋によってX脚が強まる
図6　前捻角と大腿の内旋

表1　股関節の違い

	2足動物（胎児）	2足動物（大人）	4足動物
骨頭	2/3球	2/3球	1/2球
頸体角	140°	125°	115°
前捻角	40°	15〜20°	10°
骨体	細い	細い	太い
骨盤	小さい	小さい：可動性とスピードに有利	大きい：安定性と力に有利

（4）頸体角

- 前額面において，大腿骨頸部—骨頭軸と大腿骨体部長軸が内側でなす角度を頸体角という．
- 生下時は，140〜150°と大きく，正常成人で，約125°となって（図7-①），成長に従って減少する．
- 頸体角が125°より小さいものを内反股（図7-②），大きいものを外反股（図7-③）と呼び，いずれも股関節に対して影響を与えることになる．

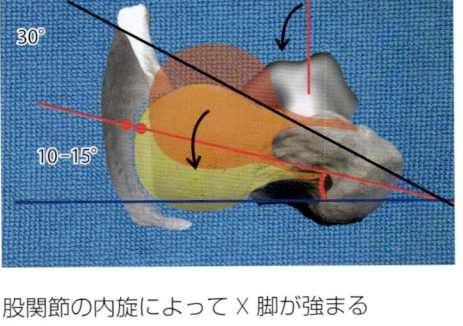

> ☆外反股と脱臼肢位
> 　内反股（例：頸体角110°）は荷重の分散に不具合な形態であり，大腿骨頸部骨折を発症しやすくなる（図7-②）．さらに，中殿筋の作用が不十分なため，中殿筋歩行（トレンデレンブルグ歩行，あるいはデュシェンヌ歩行）をもたらす．一方，外反股（例：頸体角140°）では，骨頭—臼蓋間での正常な関節適応が不可能となり，骨頭の上方逸脱が発生しやすい（図7-③）．また，外反股は中殿筋の張力を高めて骨頭の外方移動を助長することになる．

①正常　　②内反股　　③外反股

図7　頸体角

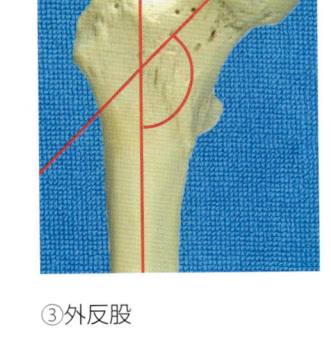

（5）荷重と骨梁（図8）

- 荷重によって股関節周囲には圧縮応力と引っ張り応力が生じる．
- 圧縮応力は，寛骨臼上縁から骨頭上縁，大腿骨内側皮質に至る支持束骨梁を形成し，特に大腿骨内側では皮質骨が厚くなっている（アダムス弓，図8黄色部分）．一方，引っ張り応力には，寛骨臼窩から骨頭，大腿骨外側皮質に至る弓状束骨梁，両転子間に生じる転子骨梁が挙げられる．

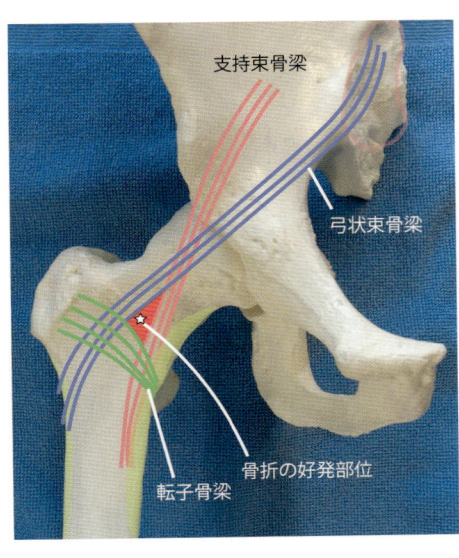

図8　骨梁（D）

- 支持束骨梁，弓状束骨梁，転子骨梁の3者で囲まれた部分は極めて脆弱な部位となり，骨折の好発部位となっている．

2）寛 骨

- 寛骨は，腸骨，恥骨，坐骨の3つの骨が癒合したものである．
- 寛骨臼は，主に関節面である月状面，骨頭靱帯を収納する寛骨臼窩からなる（図9）．
- 関節唇とともに大腿骨頭を包み込む深い半球状（カップ状）のソケット様構造をつくる（図10）．
- 股関節は典型的な臼状関節（limitted ball and socket joint）である．

(1) 関節唇（図10）

- 寛骨臼周辺の線維軟骨輪である．
- 寛骨臼縁に沿って付着しており，横断面は付着部を底辺とする三角形を呈する．
- 寛骨臼切痕（坐恥切痕）には，寛骨臼横靱帯が走行し，直下を骨頭靱帯が通る（図9）．

(2) 月状面（図11）

- 大腿骨頭は，寛骨臼内で関節軟骨を有する月状面でのみ，関節を構築している．
- 寛骨臼切痕以外で，関節軟骨に覆われた領域を月状面という．骨頭の接する臼蓋の上前方領域では，最も分厚い構造になっており，荷重の多くはこの部位にかかることになる．
- 月状面の底（内方）は脂肪組織で覆われており，"円錐形のテント"と呼ばれる．この中には骨頭靱帯が埋まっており，骨頭窩の動きに従って寛骨臼窩内を移動する（図11）．

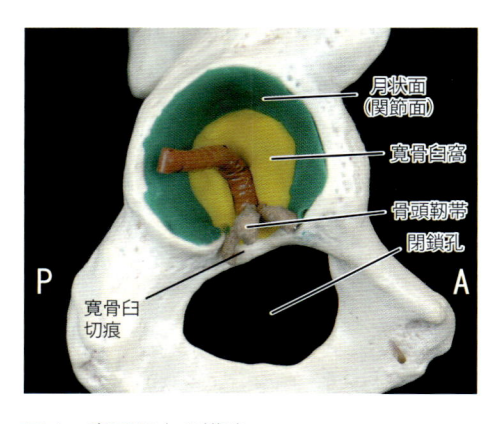

図9　寛骨臼内の構造

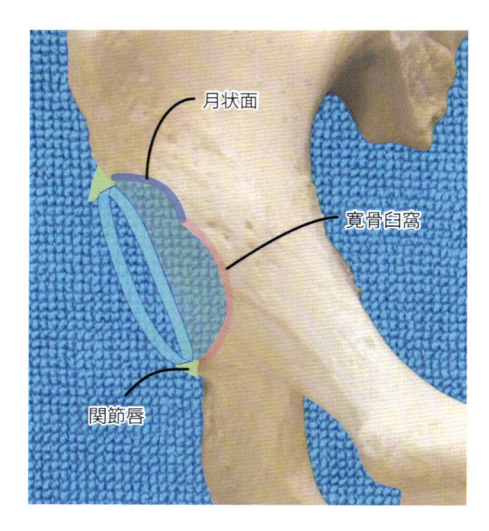

図10　関節唇

関節唇の役割
1．関節窩の凹面をさらに深くする．
2．骨頭の周囲を被覆して，関節の適合性と安定性を獲得する．

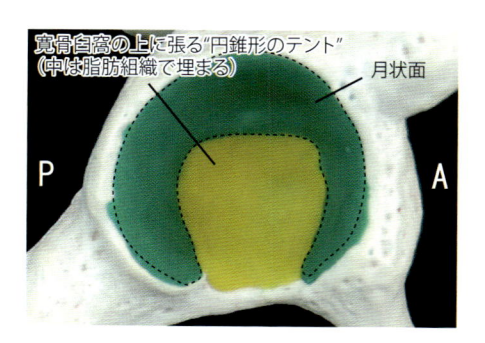

図11　月状面

☆歩行と股関節
- 歩行時に股関節には，遊脚中期で体重の約13%，立脚中期には約300%（体重の3倍）が加わることになる．
- 脊柱からの荷重は，後方で仙腸関節，股関節では寛骨臼，前方では恥骨結合に伝達される．
- 荷重の最も多い部位は股関節であり，臨床上，仙腸関節・恥骨結合に低可動性が生じると，代償性に腰椎または股関節の動きを増大させて負担を増すことになる．

(3) 寛骨臼切痕と寛骨臼横靱帯（図12）

- 寛骨臼切痕は，坐骨と恥骨間の陥凹（坐恥切痕ともいわれる）であり，寛骨臼横靱帯が存在する（図12-①）．
- 寛骨臼横靱帯の上縁は関節唇で被覆されている（図12-②）．
- 立脚時，寛骨臼横靱帯は伸張されて骨頭との接触面を広げる．

(4) 寛骨臼窩と大腿骨頭靱帯（図13）

- 寛骨臼窩は寛骨臼の中央を占める深い陥凹であり，大腿骨頭とは接触していない．
- 寛骨臼窩には関節軟骨が存在しない．
- 寛骨臼窩の陥凹には，寛骨臼切痕からの大腿骨頭靱帯が進入し，その上は滑膜によって境界された線維性脂肪組織などで充填されている．
- 滑膜層は，線維性脂肪組織上面から月状面の辺縁，横靱帯上面，大腿骨頭窩周囲に付着する．その形状が，円錐形のテント状を呈することから円錐形のテントと呼ぶ．

● 寛骨臼窩の内圧（図14）

- 骨頭と寛骨臼の曲率はほぼ同じであり，関節と緊密に密着して，その適合性は極めて高い．
- 正常の関節では，寛骨臼窩内は陰圧となっており，密着性はより高まる．

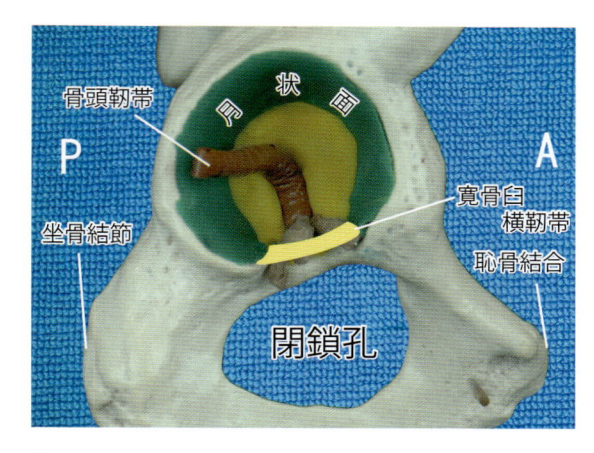

① 矢状面

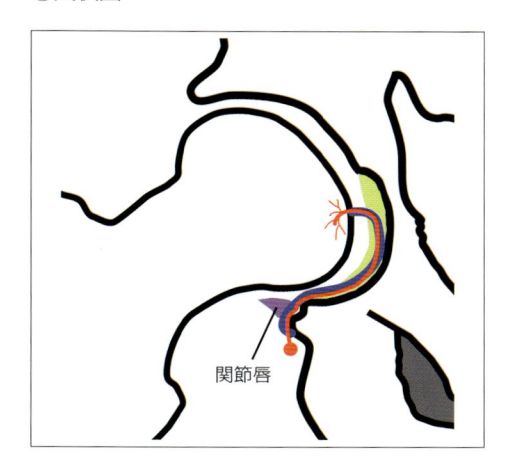

② 前額面

図12　寛骨臼切痕と寛骨臼横靱帯

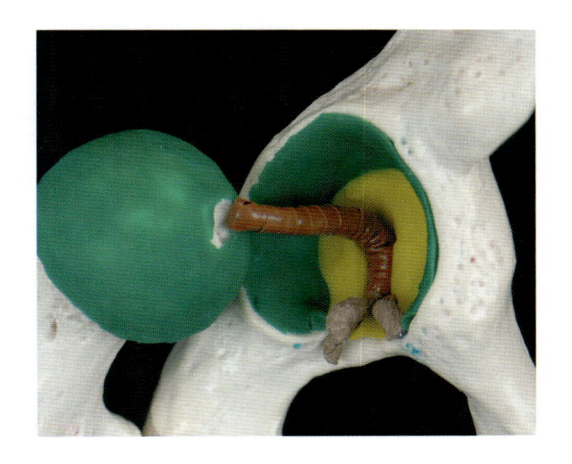

図13　寛骨臼窩と大腿骨頭靱帯

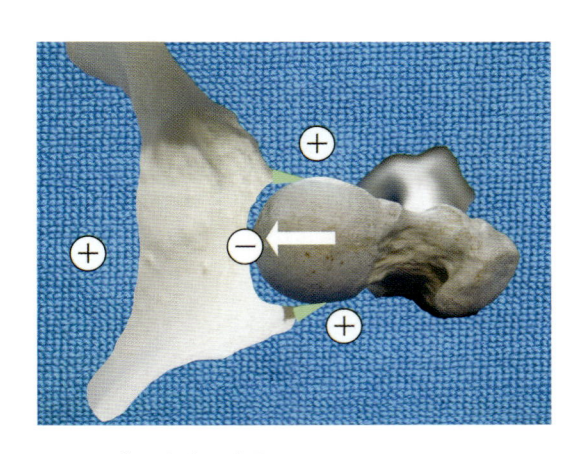

図14　寛骨臼窩の内圧

2．股関節の関節包と靱帯，滑液包

> **要　点**　股関節の関節包は円筒状で袖の形に比喩される．線維の方向は縦走・斜走・弓状と様々であり，中央は輪帯（ウェーバー輪；Weber's ring）によって強度を高めている．

1）関節包と靱帯

（1）関節包の付着部（図 15）

① 関節窩（内側）の構成線維
- 構成線維は寛骨臼縁，横靱帯，寛骨臼唇の遠位に付着している．
- 大腿直筋の起始部である下前腸骨棘からの線維と寛骨臼上縁にある反転頭は，関節包前面の補強組織となっている．
- 靱帯は，関節包前方を補強する腸骨大腿靱帯が特徴的である．

② 大腿骨への付着
- 関節包の前方は転子間線に沿って付着する（図16-①）．
- 後方は転子間稜の近位にあって大腿骨頸部の中央（上下に二分するあたり）に付着する（図 16-②）．
- 一方，滑膜は，関節包内面に沿って関節軟骨を被覆する範囲にみられる．

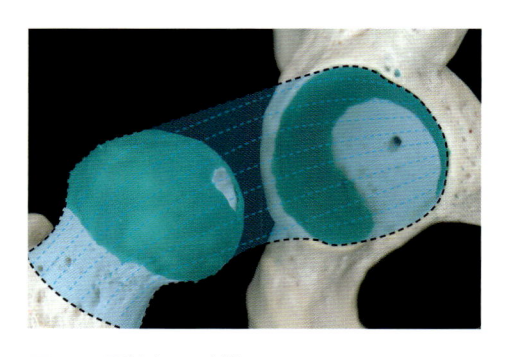

図 15　関節包の形態

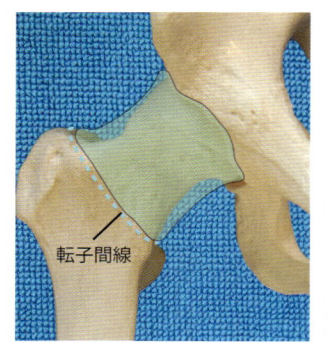

①前方　　　②後方
図 16　関節包の付着部位

（2）股関節周囲の靱帯

① 腸骨大腿靱帯（iliofemoral ligament, Y 靱帯）（図 17）
- ヒトにのみ発達した特有の靱帯である．
- 強靱であり（厚さ；8～10 mm），逆 Y 字形を呈している．
- 下前腸骨棘周囲の寛骨臼縁から転子間線の上下にわたって付着する．
- 股関節伸展と外旋で，腸骨大腿靱帯と関節包の前部は伸張される．また内転時に水平線維が，外転時に縦走線維が伸張される．
- 股関節屈曲時には弛緩する．
- 松葉杖歩行における，股関節の過伸展を制限するのが腸骨大腿靱帯である（図 18）．

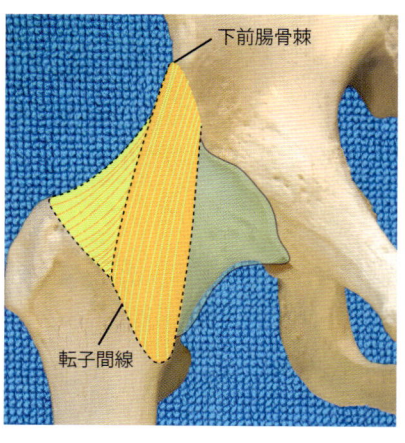

水平線維（黄色）
縦走線維（オレンジ）
図 17　腸骨大腿靱帯

図 18　股関節の過伸展抑制

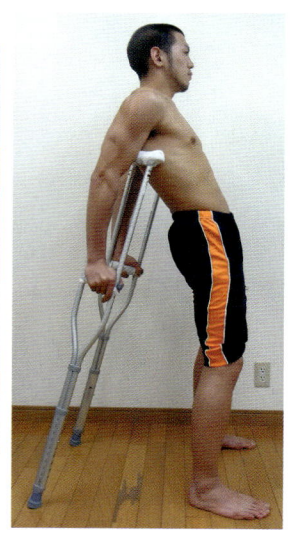

> ☆関節内骨折
> 大腿骨頸部骨折のうち，関節包外で生じた骨折を外側骨折（関節外骨折），関節包内で生じた骨折を内側骨折（関節内骨折）と呼ぶ．結果的に，内側骨折の予後は悪いといえる．

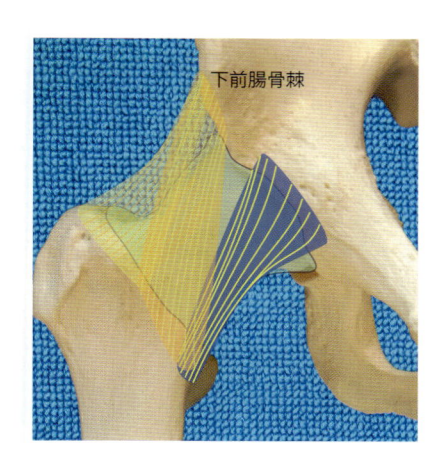

図19 恥骨大腿靱帯

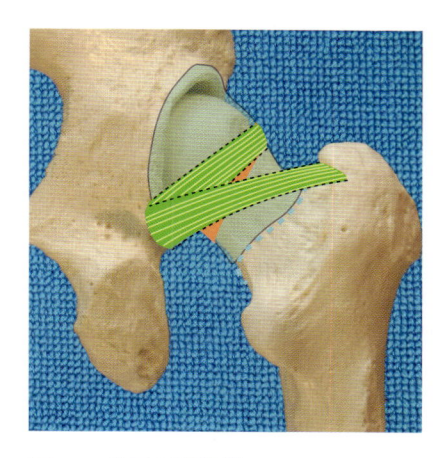

図20 坐骨大腿靱帯

ヒトと腸骨大腿靱帯

腸骨大腿靱帯は立位をとるヒトのみに発達したもので，最強の靱帯である．対麻痺患者が行う"振り出し歩行"は，体幹・骨盤を前方に振り出したときに股関節を重心線の前方に移動させるが，骨頭の過伸展（前方移動）は腸骨大腿靱帯によって抑制される．すなわち，腸骨大腿靱帯は股関節の伸展を抑えて股関節に安定性を与えることになる．

② **恥骨大腿靱帯（pubofemoral ligament）**（図19）
・寛骨臼の前下縁・恥骨上枝と閉鎖膜の一部から転子間線の下端に付着する．
・比較的薄く，関節包の表面を補強する．
・線維は関節包を覆うように存在するため，関節包の一部として捉えることができる．
・腸骨大腿靱帯の縦走線維束と一部線維が連結するため，腸骨大腿靱帯とあわせて外観上はZ字状となる．
・股関節外転・外旋・最終伸展を抑制する．
・股関節屈曲時は弛緩する．

③ **坐骨大腿靱帯（ischiofemoral ligament）**（図20）
・寛骨臼縁・寛骨臼唇の後下方から外上方へ走り，大腿頸部の後面を横切って大転子窩内側面（外閉鎖筋の付着部）につく．
・表在線維は大腿骨頭の後方を上外方にらせん状に走り，最大内旋・伸展・内転を抑制する．
・深層線維は，関節包（Weber輪；輪帯）に線維を付着させる．深層線維は，関節包下部と同様の機能を行う．
・股関節屈曲時は弛緩する．

④ **右股関節を側面（外方）からみる**
・3つの靱帯の走行を総合的に考えると，股関節の肢位による靱帯の制限・弛緩状況が理解できる．
・これらの靱帯は，寛骨側からみて大腿骨に向かって時計方向に巻いている（図21）．
・このことは，股関節伸展時には3つの大腿靱帯は伸張され（運動を制限する），屈曲時には弛緩することを意味する（図22，23）．

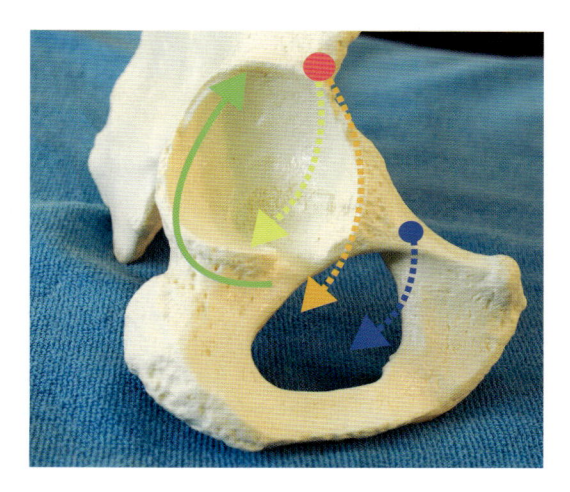

オレンジ
黄 ｝腸骨大腿靱帯
青：恥骨大腿靱帯
緑：坐骨大腿靱帯

図21 靱帯の方向

⑤ **運動からみた各靱帯の役割**

●**股関節屈曲―伸展時**
・立位（直立姿勢）でやや伸張される．
・股関節伸展時，すべての靱帯は大腿骨頸部に巻きつく方向で伸張される．特に，腸骨大腿靱帯（縦走線維）は強く伸張される（図22）．
・屈曲時，すべての靱帯は弛緩する（図23）．

●**股関節外旋―内旋時**
・外旋時，前方にある腸骨大腿靱帯（横走線維）と恥骨大腿靱帯は伸張され，外旋を制限する（図24-①）．一方，後方の坐骨大腿靱帯は弛緩する（図24-②，③）．
・内旋時は上記の逆の作用を有する（図25-①，②，③）．

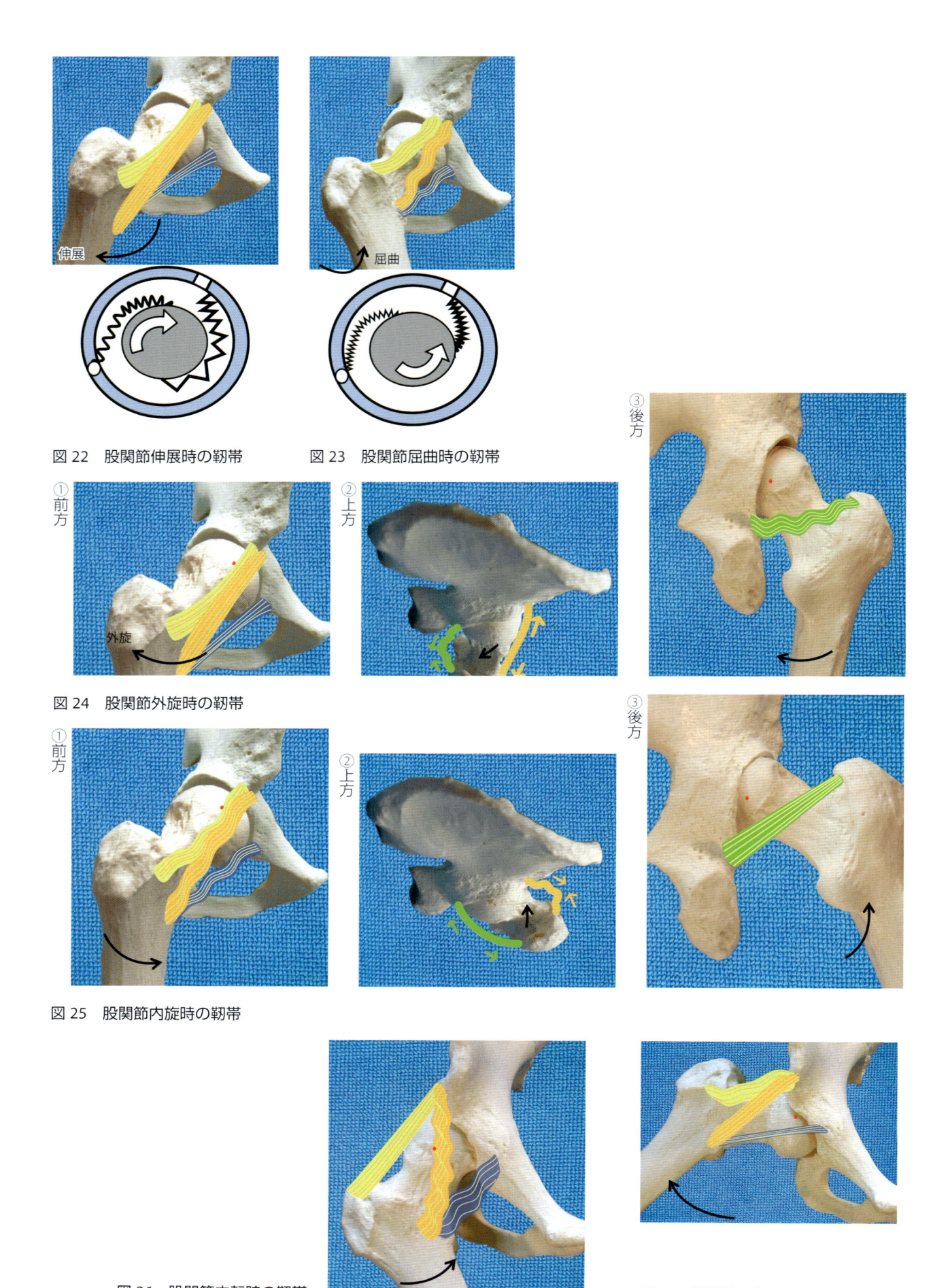

図22 股関節伸展時の靱帯　　図23 股関節屈曲時の靱帯

① 前方　　② 上方　　③ 後方

図24 股関節外旋時の靱帯

① 前方　　② 上方　　③ 後方

図25 股関節内旋時の靱帯

図26 股関節内転時の靱帯　　図27 股関節外転時の靱帯

100　Ⅴ. 股関節

● 股関節内転―外転時
・内転時，腸骨大腿靱帯（横走線維）は伸張され，縦走線維もわずかに伸張される．一方，恥骨大腿靱帯と坐骨大腿靱帯はその位置から弛緩する．これは，内転・外転の軸が骨頭を中心とした前後にあることによる（図26）．
・外転時は上記の逆の作用をもつ（図27）．

● 股関節の肢位と関節包・靱帯の緊張（図28）
・股関節最大伸展・外転・内旋位は，関節包・靱帯を伸張させ，関節の動きを最大に制動する（図28-①）．
・この肢位は"関節の遊び（joint play）"の少ない肢位として close packed position と呼ぶ．
・一方，動きの大きい肢位は，股関節90°屈曲・軽度外転・外旋位であり，関節包や靱帯は弛緩している（least packed position）（図28-②）．

（3）輪帯（Weber 輪）（図29）
・輪帯（Weber 輪）は関節包の中央部に位置した環状の線維である．
・関節包の深層中央にあって，関節包を締め付け上下の空間に分ける役割を果たす．
・役割として，関節内を2つの腔に分けることで，関節に対する骨頭の安定性をより高める効果を期待する．
・2つの腔の上方は上窩，下方は下窩を形成する．

（4）大腿骨頭靱帯
① 構造
・3本の線維（前恥骨束，中間束，後坐骨束）が寛骨臼切痕から進入し，寛骨臼窩を通って大腿骨頭窩に至る（図30, 31）．

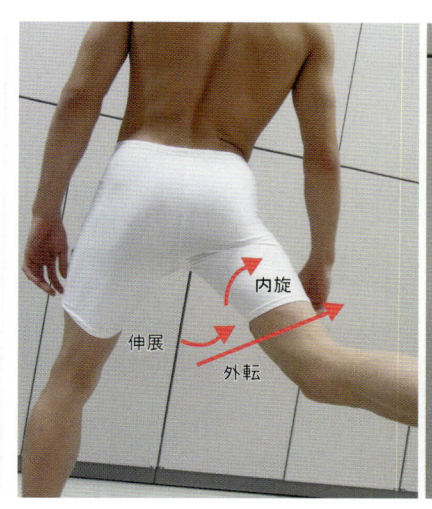

①closed packed position 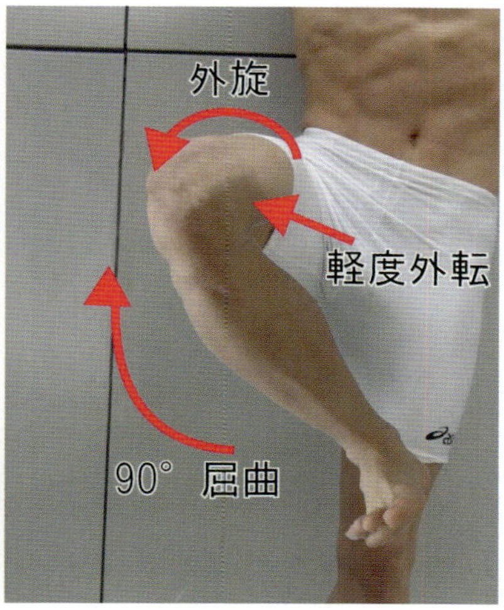　　②least packed position
図28　股関節の肢位と靱帯の緊張の様子

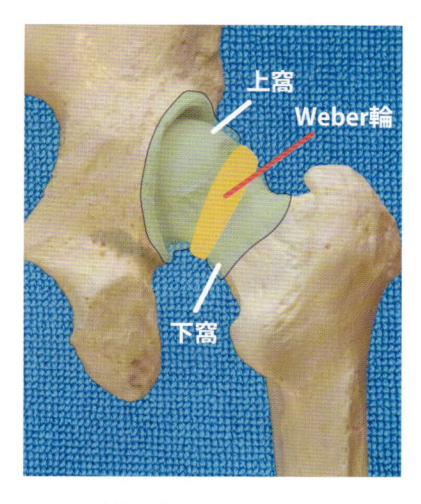

図29　輪帯（weber 輪）

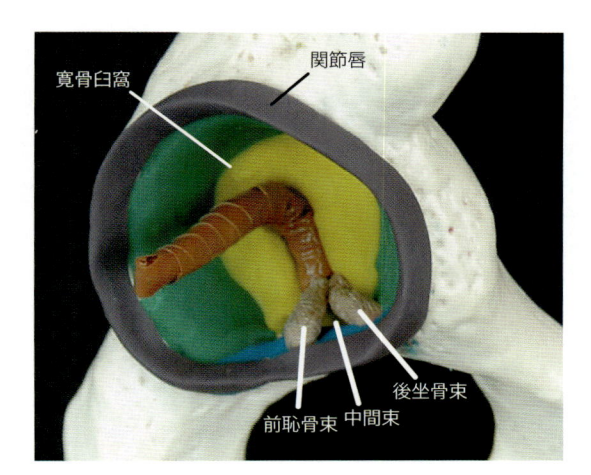

図30　大腿骨頭靱帯

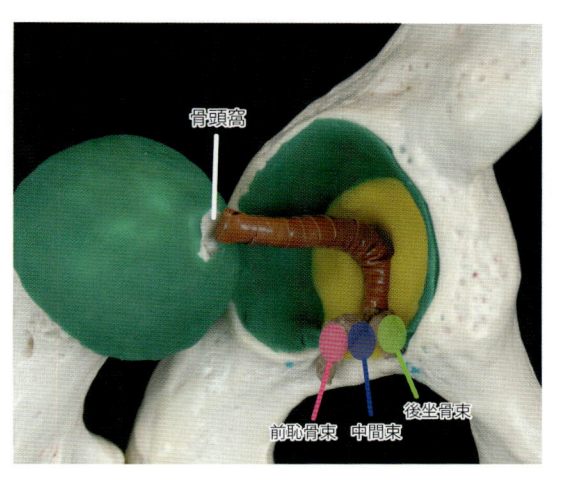

図31　大腿骨頭靱帯と骨頭窩

- 靭帯の中を骨頭動脈（閉鎖動脈の分岐）が走る．
- 前恥骨束：寛骨臼切痕から月状面前角の後方に付着する．
- 中間束：最も薄く，寛骨臼切痕の上縁に付着する．
- 後坐骨束：寛骨臼横靭帯下の寛骨臼切痕を走行し，月状面後角に付着する．
- 骨頭靭帯は，股関節の運動制限にあまりかかわらず，幼少期における栄養動脈としての意味を有する．

② 骨頭靭帯の位置

- 大腿骨頭靭帯は，靭帯としての役割は少なく，発生学上の痕跡として捉えられる．
- 骨頭靭帯が最も伸張される肢位は，股関節：内転・屈曲・外旋位，同：内転・伸展・内旋位である（図32）．
- 上記の肢位はいずれも，大腿骨頭窩が寛骨臼窩の上前方，上後方の限界域にあり，寛骨臼切痕から最も離れた位置といえる（図33）．

具体的には，股関節内転から，伸展→内旋時に最も緊張する（図34-①）．

股関節内転から，屈曲→外旋時に最も緊張する（図34-②）．

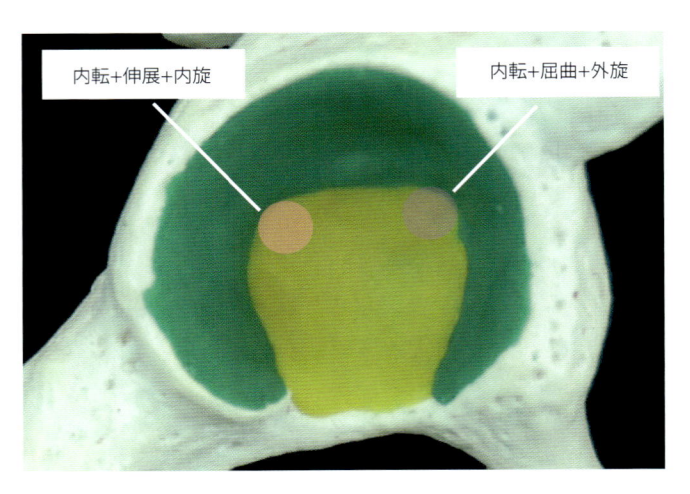

図32　骨頭靭帯の生理

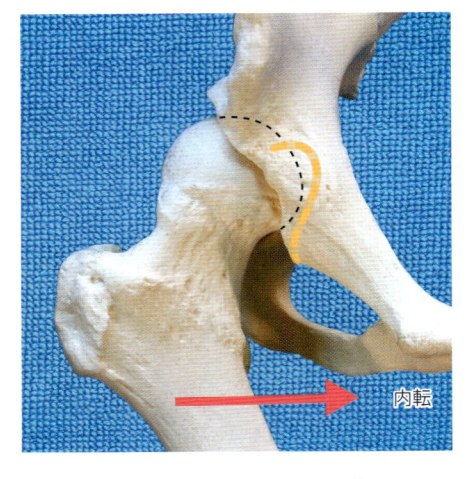

図33　骨頭靭帯が伸張される肢位

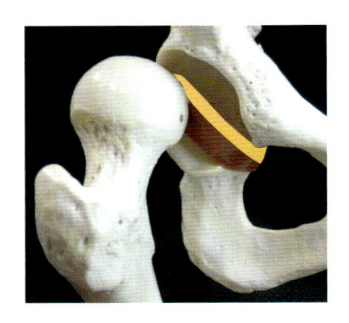

①内転＋伸展＋内旋

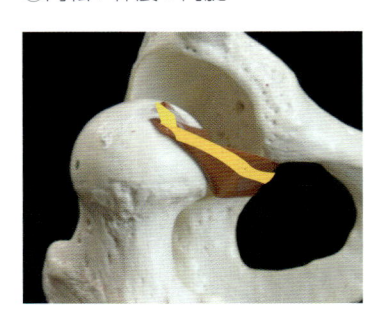

②内転＋屈曲＋外旋

図34　骨頭靭帯が最も伸張される2つの肢位

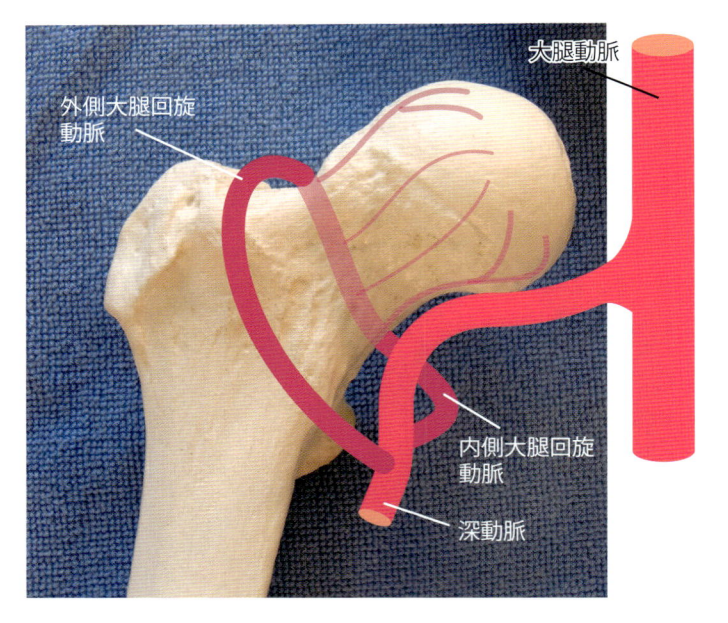

図35　大腿骨頭への栄養血管

③ 大腿骨頭への栄養血管（図35）

- 大腿骨頭靱帯には，大腿骨頭へ血液を供給する骨頭動脈（閉鎖動脈の枝）が入っている．この血管からの血液供給は，成長とともにその機能を低下させる．
- 大腿骨頭への血液供給には，外側・内側大腿回旋動脈からの分岐がある．特に，骨頭の約2/3の領域の栄養については，内側大腿回旋動脈の分枝である後上血管束がその役割を果たしている（図35）．

> ☆弾発股（ばね股）
> ばね股には，外側型と内側型がある．
> - 外側型は，大腿筋膜張筋と大転子間で生じる摩擦（friction syndrome）によるものであり，大腿筋膜張筋が大転子突出部を乗り越える際に生じる弾発現象といえる．
> - 内側型は，腸腰筋滑液包と腸腰筋間に生じる摩擦音と考えられ，ランニングなどの股関節屈伸運動時，特に伸展時に股関節前方に snapping，痛みを訴える．これも一種の摩擦（friction syndrome）によるものである．

2）滑液包

- 股関節周囲には多くの滑液包が存在し，特に筋肉の付着部位に多い．
- 主なものに，腸恥滑液包（図36），内閉鎖筋滑液包，大殿筋坐骨滑液包，大腿二頭筋坐骨滑液包，中・小殿筋滑液包（図37-右），大転子下滑液包（図37），大転子筋膜下滑液包（図37）などがある．
- 滑液包炎を診る場合，関連する筋肉への抵抗運動などで疼痛を再現させると分かりやすい．
- 確定診断は，MRIによることが多い（T2強調像における高信号域から判断）．

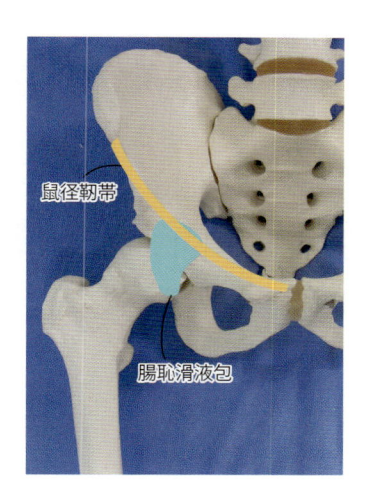

図36　腸恥滑液包

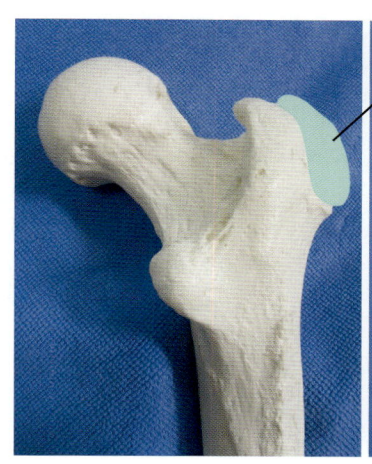

図37　大転子筋膜下滑液包

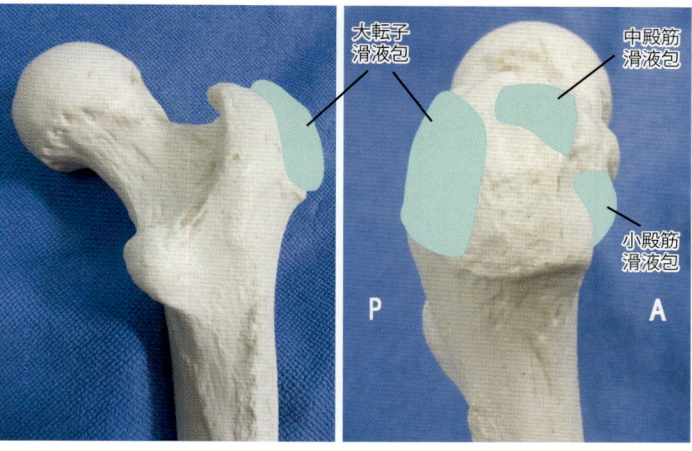

3）大腿骨頭と寛骨臼の位置

　股関節は荷重関節であり，その適合性を評価するために様々な計測法が用意されている．寛骨臼の外縁は骨頭を受けるために外側に突出して傾斜をつくる骨盤構造となっている．寛骨臼と骨頭間でみられるアライメントの異常は，骨頭に負担をかけてしばしば慢性痛や変形性股関節症の原因となる．

　寛骨臼の屋根は，X線像からCE角，寛骨臼前傾角，寛骨臼傾斜角，シャープ角などで評価される．

① CE角（center-edge angle：Wiberg角）

- 前額面での寛骨臼（屋根）の拡がりとそれに対応する大腿骨頭の位置を表す（骨頭の被覆度を示す）．
- 骨頭中心（center of the head）を通る垂線と，骨頭—臼蓋縁（edge of the roof）を結んだ線がなす角（図38）である．
- 成人の平均は25～35°である
- CE角の減少は，骨頭に対する屋根（臼蓋）面積の減少を意味しており，さらに，骨頭の外方偏位から関節部分の接触面積が減じて，荷重面の骨硬化や外方脱臼のリスクが高まることになる．

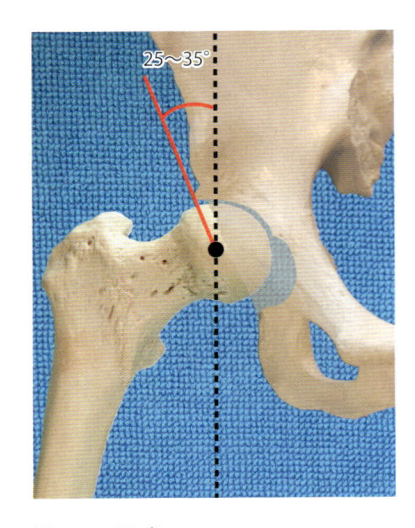

図 38　CE 角

☆**骨頭の前捻角と Q 角**
・前捻角や内反股が大きい場合，股関節は内旋するため外反膝（X 脚）となり，足部は回内足となる．このとき，下腿は相対的外転位となって Q 角は増大する．一方，内反膝（O 脚）では，足部は回外して下腿は外捻することからやはり Q 角は増大する．しかし，外観上の外反膝・内反膝のみから Q 角の大小を判断できず，脛骨の回旋の程度を考慮して判断すべきである．
・Q 角が増大すると，膝蓋骨には外側方向のベクトルが働き，膝蓋骨の外側脱臼を生じやすくなる．膝蓋骨脱臼の誘引として，股関節の内旋・内転位，MCL の過伸張などが挙げられる．

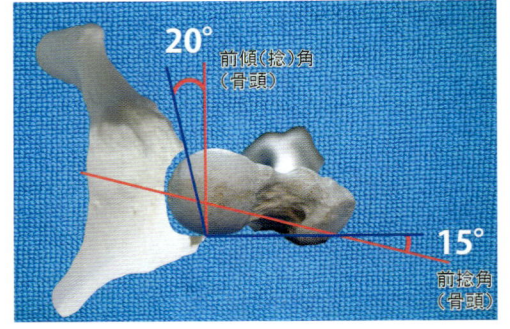

縦ラインは寛骨臼前傾角（20°）を，横ラインは骨頭の前捻角（15°）を示している．
図 39　寛骨臼前傾（捻）角

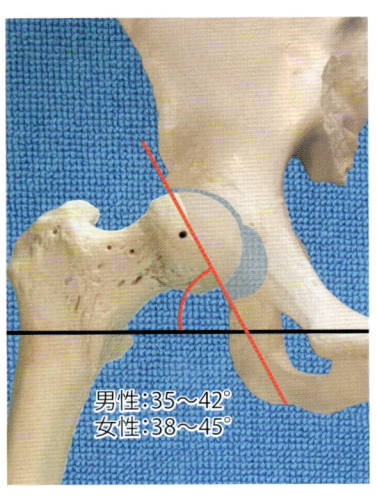

図 40　Sharp 角

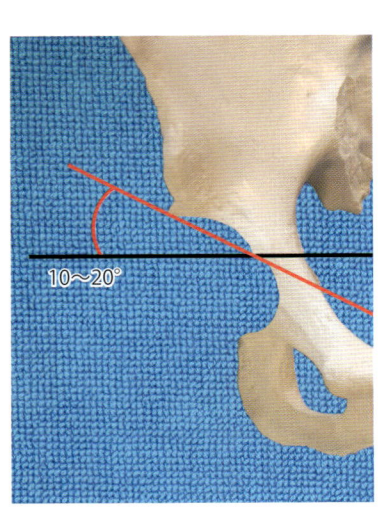

図 41　臼蓋角

② **寛骨臼前傾（捻）角**（図 39）
・水平断で，関節窩は外側・下方・前方を向く．すなわち，寛骨臼の前縁，後縁を結んだライン（青）が矢状軸（赤）とのなす角は前方に拡がり，骨頭前面は露出されることになる．
・成人で，寛骨臼前傾角は約 20°であり，骨頭の前方は露出することになる．このことは，骨頭の前方での不安定性を意味するが，関節包，腸骨大腿靭帯，腸腰筋腱などによって補強されている．
・寛骨臼前傾角が過度に大きい人（たとえば 40°），あるいは骨頭の前捻角の大きい人は，股関節の過度の外旋によって前方脱臼のリスクが高まる．

③ **Sharp 角**（図 40）
・X 線上で，左右涙痕下端を結んだ水平ライン（黒）と涙痕下端と臼蓋嘴を結ぶライン（赤）のなす角度をいう（図 40）．
・臼蓋形成不全の程度を表す．
・日本人の正常値は，女性で 38〜45°，男性で 35〜42°（日本整形外科学会：股関節判定基準）である．

④ **臼蓋角**（図 41）
・臼蓋の傾斜角であり，10〜20°である．
・この角が大きい場合，骨頭が上方に滑る（上方脱臼）ことになる．先天性股関節脱臼によくみられる．

4) アライメント

- **機能軸，解剖軸**（図42）
- 立位でみた場合，大腿骨は垂線を基線として，機能軸と解剖軸が設定される．
- 機能軸は大腿骨頭中心と膝関節中央を結んだ線であり，垂線に対して外方に3°傾く．
- 解剖軸は大腿骨の長軸が垂線となす角であり，外方に9°傾く．
- 大腿脛骨角（FT角：femoro-tibial angle；後述）は，解剖軸と下腿骨軸が外側でなす角度であり，約170°となる．これを生理的外反膝と呼ぶ．女性ではこの角度が大きくなることが多い．
- Q角，ミクリッツ線については，膝関節の項を参照する．

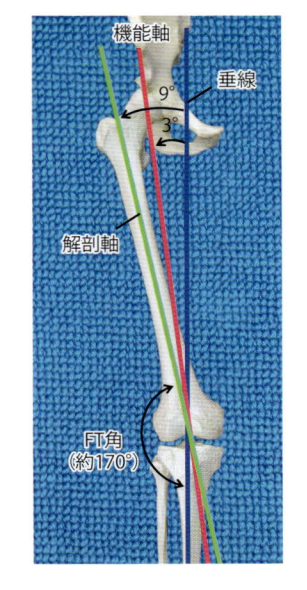

図42 機能軸と解剖軸

3．股関節の動き

要点 股関節の動き（屈曲─伸展，内旋─外旋，内転─外転）は，膝関節，あるいは腰椎の動きと関連して考える必要があり，特に，2関節筋の影響を考慮しなければならない．臨床上，股関節の動きは，腰椎，仙腸関節の影響と，体幹や下肢全体を含めた全身的な視点から評価すべきである．
また，荷重関節であり，常に荷重下での歩行動作の必然性から，全身的評価が重要である．

1) 屈曲─伸展

① 膝関節伸展位での股関節屈曲・伸展（図43）

- **ROM（関節可動域）**
- 膝関節伸展位での股関節屈曲は，ハムストリングスの影響によって他動的・自動的ROMは制限される．
- 膝関節伸展位での股関節伸展は，大腿直筋の影響が少ないことから，他動的・自動的ROMは保たれる．

- **MMT（徒手筋力テスト）**
- 膝関節伸展位は，大腿直筋が弛緩するため，股関節屈曲時の筋効率は低下する．
- 膝関節伸展位は，ハムストリングスが緊張するため，股関節伸展時の筋効率は高まる．

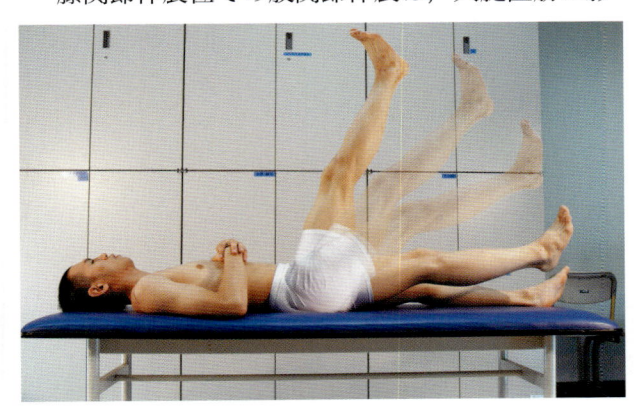

図43 膝関節伸展位での股関節の屈曲
自動屈曲時の制限因子
1．ハムストリングスの緊張
2．大腿直筋の筋効率の低下

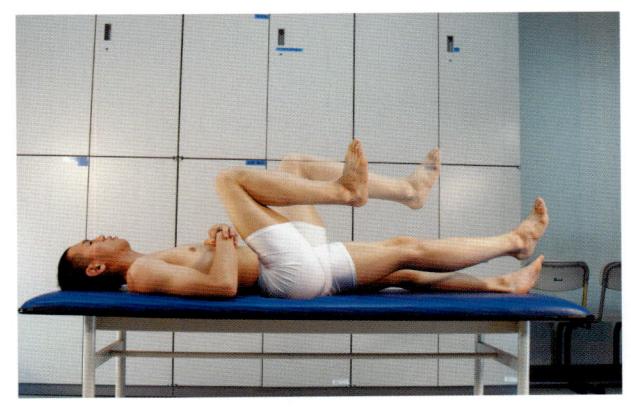

図44 膝関節屈曲位での股関節の屈曲
図43の1，2の影響を受けない

② 膝関節屈曲位での股関節屈曲—伸展（図44）
● ROM
・膝関節屈曲位での股関節屈曲は，ハムストリングスの影響を受けにくいため，他動的・自動的ROMは保たれる．
・膝関節屈曲位での股関節伸展は，大腿直筋の影響により，他動的・自動的ROMは制限される．
● MMT
・膝関節屈曲位での股関節屈曲は，大腿直筋が緊張するため筋の効率は高まる．
・膝関節屈曲位での股関節伸展は，ハムストリングスが弛緩するため筋の効率は低下する．

2）内旋—外旋

① 股関節屈曲位での内旋—外旋（図45）
・股関節屈曲位（起座位）では，関節包，3つの靭帯（腸骨大腿靭帯，恥骨大腿靭帯，坐骨大腿靭帯），筋肉（2関節筋）が弛緩しており，内旋—外旋は制限を受けない．
② 股関節伸展位での内旋—外旋（図46）
・股関節伸展位（背臥位，または腹臥位）では，上記の軟部組織が緊張するため，逆の現象によってROMは制限される．

3）内転—外転

・骨盤の前傾，腰椎の前弯によって，外転は代償性のROM増加がみられる．また，股関節と膝関節の角度（屈曲・伸展位）の変化によっても

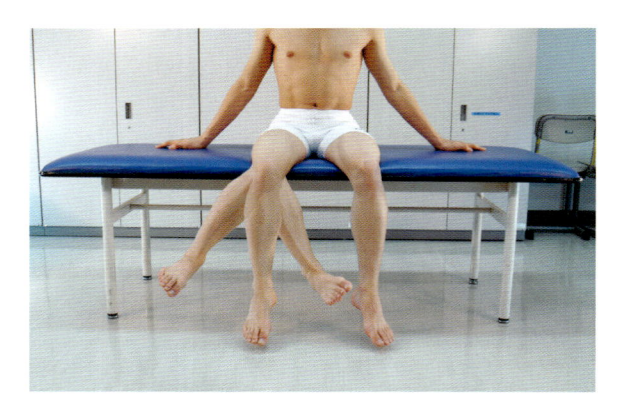

図45　股関節屈曲位での内旋—外旋
図46の1，2の影響を受けない

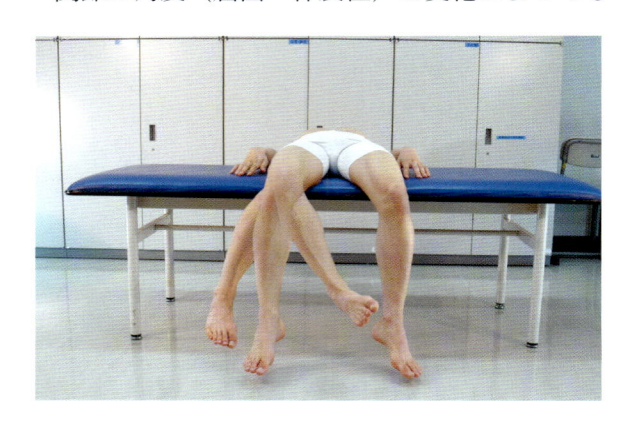

図46　股関節伸展位での内旋—外旋
自動内・外旋時の制限因子
1．股関節周囲の靭帯の緊張
2．大腿直筋，大腿筋膜張筋の緊張

　股関節の屈曲・伸展時，腰椎の後弯，前弯が生じるため，代償運動（トリックモーション）に注意する．また，骨盤の後傾・前傾による代償運動にも注意する．

・大腿直筋の牽引力により，下前腸骨棘の裂離骨折を生じることがある．成長期に，サッカーでのキックを行い，骨端核の裂離骨折を発生するのはその例である．
・2関節筋は通常，"肉離れ"を発生しやすいことから，注意が必要である．

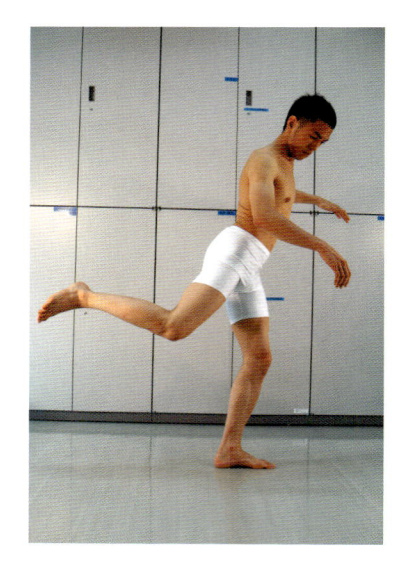

図47　2関節筋の重要性

ROMは変化する（2関節筋）．これらは，股関節の屈曲時に，股関節周囲の靱帯が弛緩し，伸展時に緊張することによる．

4）2関節筋の重要性（図47）

・サッカーでボールを蹴る場合，股関節を過伸展して膝関節を可能な範囲で屈曲する．これは，大腿直筋の筋効率を高めるため，膝関節を屈曲して大腿直筋を十分に伸張した上で股関節を過伸展位から一気に屈曲するためである（この場合，大腿直筋は kicking muscle と呼ぶ）．
・大腿直筋以外の内側・外側広筋，中間広筋（いずれも単関節筋）を強化するためには，大腿直筋を緩めて膝関節を伸展すればよい．一方，大腿直筋も含めて強化するには股関節伸展位（たとえば，背臥位）で膝関節を伸展すればよい．

4．股関節の筋肉

> **要　点**　股関節周囲の筋について，解剖学的・機能解剖的ポイントを説明する．

1）屈曲に作用する筋

（1）腸腰筋（図48）

腸骨筋，大腰筋，小腰筋からなる．
・腸骨筋：腸骨窩→小転子
・大腰筋：T12とL1～4の椎体側面と椎間円板の側面，L1～5の肋骨突起→小転子
・小腰筋：T12～L1の椎体側面と椎間円板の側面，肋骨突起→小転子
・大腿神経支配
・腸腰筋が最も効率よく作用する肢位は，股関節90°屈曲位である．腸腰筋の検査としてルドルフ徴候がある．
・短縮テストにトーマステスト（Thomas test）が

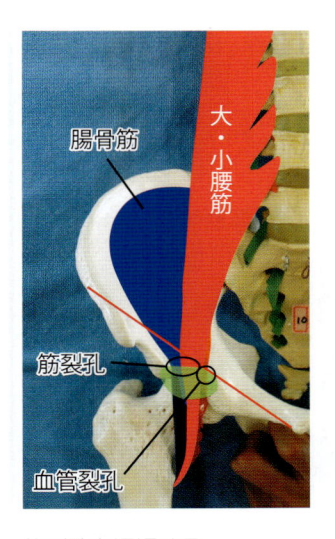

筋裂孔を通過する
図48　腸腰筋

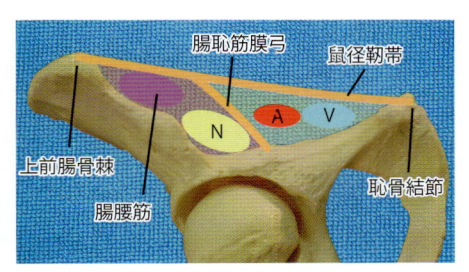

①筋裂孔（左隙）と血管裂孔（右隙）
図49　筋裂孔と血管裂孔

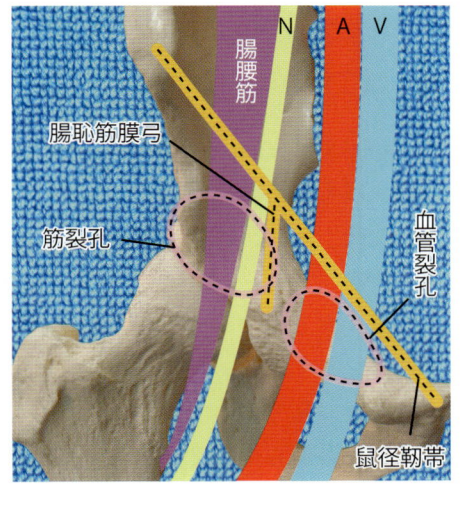

②筋裂孔と血管裂孔を走る筋と神経・血管

> ☆腸腰筋 MMT 時の代償作用
> 　代償する筋として，屈曲・外転・外旋に伴う縫工筋，屈曲・外転・内旋に伴う大腿筋膜張筋がある．また，体幹の伸展（反り返り）は代償肢位として注意を要する．腸腰筋は，屈曲・外旋・内転を行うことから，これらの代償作用を生じさせる筋群を見極めることが重要となる．

> **筋裂孔と血管裂孔**（図49）
> 　鼠径靱帯と寛骨間の間隙は，腸恥筋膜弓によって2つの腔に分けられる（図49-①）．外側は，筋裂孔，内側は血管裂孔と呼ばれる．筋裂孔には腸腰筋と大腿神経が，血管裂孔には，恥骨筋，大腿動・静脈，陰部大腿神経の大腿枝，リンパ節が通る．通常，神経・血管の走行は，内側から VAN と表現される．ちなみに，大腿部でも，内側から，V；Vein（静脈），A；Artery（動脈），N；Nerve（神経）の順に並んでいる（図49-②）．

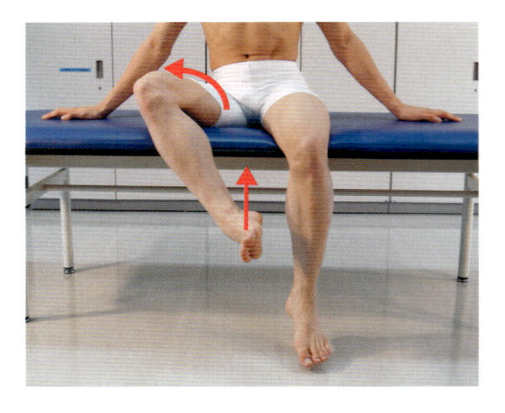

屈曲・外転・外旋
図50　縫工筋の動き

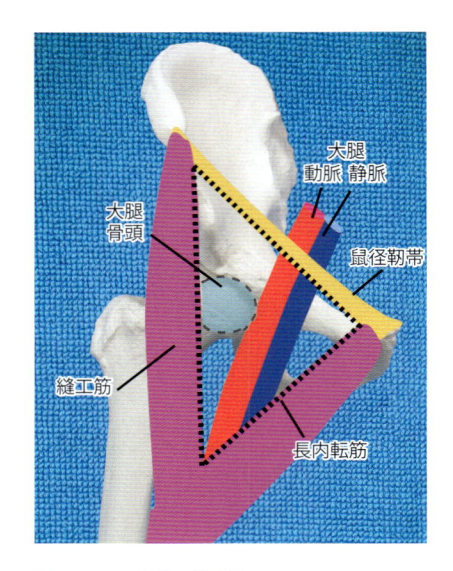

図51　スカルパ三角

股関節屈曲時の縫工筋による代償作用
　股関節屈曲のMMTにおいて，腸腰筋が弱いとその代償として縫工筋が作用するため，股関節は屈曲・外転・外旋する（図50）．この肢位を見逃さないことが重要といえる．

ある．
- 腸腰筋は，腰椎に付着しており，腰椎の前弯に作用することから，この筋の弱化は，腰痛発生の一因となる．
- 鼠径部において，腸腰筋は筋裂孔を通る．
- 腸腰筋の作用は屈曲，外旋，内転作用である．

（2）縫工筋（図50）

- 上前腸骨棘（anterior superior iliac supine）→鵞足（最も前方）に付着する．
- 股関節：屈曲，外転，外旋（あぐらをかく肢位）
- 膝関節（下腿）：屈曲，内旋（内捻）
- スカルパ三角の構成にかかわる．
- 腱画を有する．
- 最も長い筋である．
- 腰神経叢からの枝である大腿外側皮神経は，縫工筋を通過（貫通もあり）する．縫工筋の絞扼によって，大腿外側部の知覚障害が生じることがある．
- 鵞足滑液包にかかわる．

●スカルパ三角（大腿三角）（図51）

　鼠径靱帯と長内転筋と縫工筋によって囲まれた三角形の領域を指す．ここに，大腿骨頭，大腿動・静脈をふれる．

●鵞足（膝の項参照）

- 浅鵞足：縫工筋・薄筋・半腱様筋の3筋が構成する．
- 深鵞足：上記3つの筋に半膜様筋を加えた構成4筋をいう．

（3）大腿直筋（膝の項参照）

- 下前腸骨棘・寛骨臼蓋上縁→膝蓋骨に付着する．
- 膝関節の伸筋（主動筋）であって，股関節の屈筋（補助動筋）である．
- 膝伸展に関する唯一の2関節筋である．
- 大腿直筋・膝蓋骨・膝蓋靱帯・脛骨粗面を含んだ一連の膝関節伸展作用を総合して，膝伸展機構と呼ぶ．
- 2関節筋であり，股関節伸展・膝関節最大屈曲位からの膝伸展に最大の筋力を発揮する．したがって，大腿直筋は，kicking muscle ともいわれている．
- 短縮サインに，尻上がり現象がある．

●大腿四頭筋短縮とエリーテスト

　エリーテスト（Elley test）は，大腿四頭筋に短縮があると，仰臥位で患肢を台から下げた状態で健側の股関節を屈曲させると，大腿直筋の作用で膝関節が伸展する現象をいう．エリーテストの結果はQ角を計測する上での指標となる．

●大腿四頭筋と反張膝

　反張膝（back knee）は，膝関節が後方凸となっ

たもの（総論 p5，図15 参照）で，大腿神経麻痺による大腿四頭筋の筋力低下，または，足関節尖足と腓腹筋の筋力低下などが原因として挙げられる．

（4）恥骨筋（図52）

- 腸恥隆起→恥骨筋線（小転子の直下）に付着する．
- 閉鎖神経，大腿神経の二重神経支配，すなわち，股関節内転，屈曲の作用を有するともいえる．
- 筋の走行が腸腰筋に似ることから，その作用は腸腰筋と類似した作用といえる．

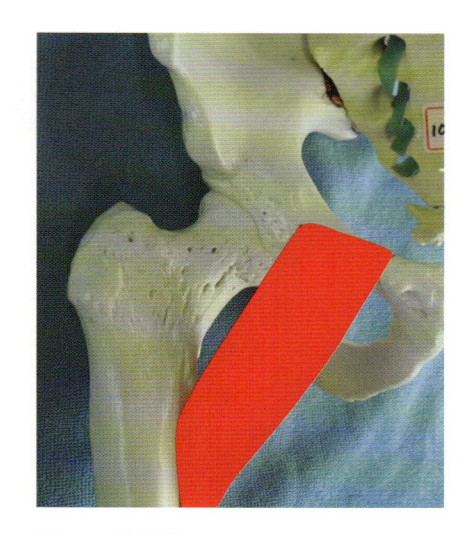

図52　恥骨筋

2）伸展に作用する筋

（1）大殿筋（図53）

- 後殿筋線，腸骨稜（後内部），仙骨（下部背面），尾骨（側面），仙結節靱帯，中殿筋上の腱膜→殿筋粗面，腸脛靱帯に停止する．
- 大殿筋の外側に外側広筋，内側に大内転筋が存在する．
- 腸脛靱帯の短縮に，大殿筋の萎縮が関与する場合がある．
- 抗重力筋として，赤筋線維優位である．
- 大殿筋の作用に，骨盤の後傾（萎縮・弱化により前傾），股関節の伸展と外旋がある．体内で最も重量のある筋である．重い順に，①大殿筋，②外側広筋，③大内転筋が挙げられる．
- MMTは，腹臥位で，膝関節90°屈曲位からの股関節の伸展を行う．
- 近年，尿漏れの原因筋である骨盤底筋の筋力強化に，大殿筋のトレーニングの必要性が報告されている．

（2）ハムストリングス

- 内側ハムストリングス（半膜様筋・半腱様筋）

> ☆**大殿筋の各線維により作用は異なる**（図53）
> ① 外側線維（外転共同筋）
> ② 中央線維（伸展作用）
> ③ 内側線維（内転共同筋）

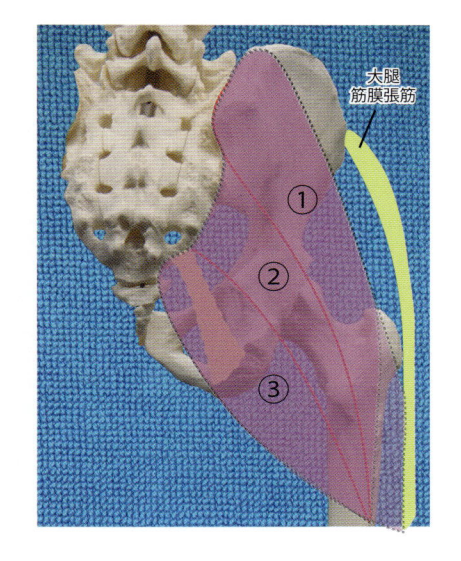

図53　大殿筋

- 外側ハムストリングス（大腿二頭筋）
- ハムストリングスの起始部
  半膜様筋の起始→坐骨結節の最も内側
  半腱様筋の起始→半膜様筋起始部のやや外側
  大腿二頭筋の付着→半腱様筋の起始部のやや外側
- ハムストリングスの停止部
  半膜様筋の停止→鵞足部の深層
  半腱様筋の停止→鵞足部の浅層
  大腿二頭筋の停止→腓骨頭
- 横断面積から，半膜様筋＝半腱様筋×3 である．
- 作用
  内側ハムストリングス：股関節―伸展・内旋
  　　　　　　　　　　　膝関節―屈曲・内旋

外側ハムストリングス：股関節―伸展・外旋
　　　　　　　　　　　膝関節―屈曲・外旋
- 下肢伸展挙上テスト（SLR）：ハムストリングスの短縮によって，SLR は減少する．また，坐骨神経根症状として，SLR の減少も考えられる．
- ラセーグテスト：下肢挙上にあたって，膝関節屈曲位で挙上した後に下腿を伸展する．
- ブラガードテスト：坐骨神経根を伸張させる目的で，下肢伸展後に足関節を背屈する．

3）外転に作用する筋

(1) 中殿筋（図54）

・腸骨(腸骨稜と前および後殿筋線の間の外側面)
　→大転子

・骨盤における三角筋（大腿筋膜張筋 TFL＋中殿筋＋大殿筋）の1つである（図55）．
・前額面で，中殿筋は約55°の立ち上がり角をもっている．したがって，外転35°位での外転に最も筋力が発揮できる（図54）．
・MMT の肢位は，軽度伸展位での外転で行う．この場合，股関節外転35°位として，ブレークテスト（break test）を行う．

- 中殿筋の弱化，あるいは上殿神経麻痺時に，みられるサイン
  ① トレンデレンブルグ歩行（サイン）（図56）：中殿筋の弱化→対側の骨盤が沈下するため，それを代償するように，脊柱を反対側に弯曲することでバランスをとる．
  ② デュシェンヌ歩行（図57）：中殿筋の弱化→

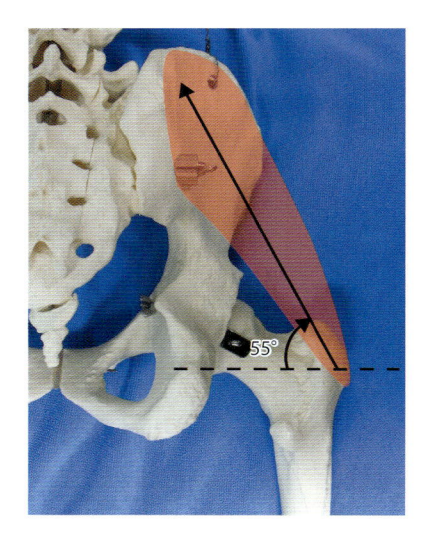

図54　中殿筋

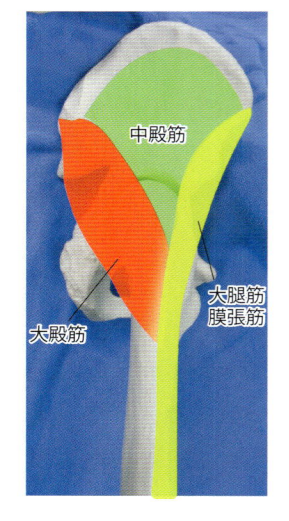

図55　骨盤における三角筋

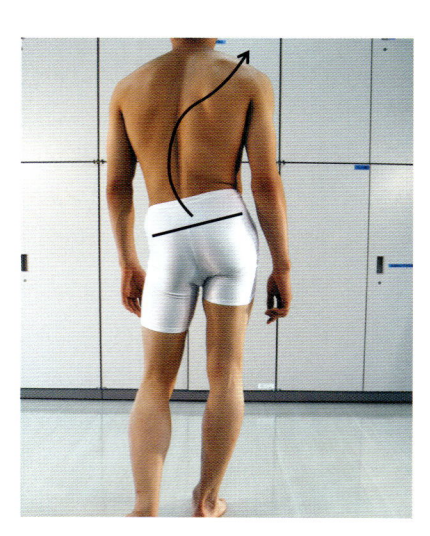

図56　トレンデレンブルグ歩行

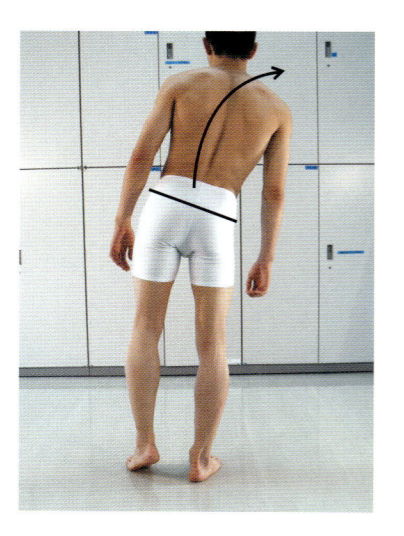

図57　デュシェンヌ歩行

体幹を患側に傾けたままで，弱化した中殿筋側に重心を移す．

●中殿筋が働かなくなる要因．
①内反股
②先天性股関節脱臼
③上殿神経麻痺（中殿筋支配）

いずれもトレンデレンブルグサインが陽性となる．

(2) 大腿筋膜張筋（図58）

- 上前腸骨棘・腸骨稜（前方）→腸脛靭帯→ガーディー結節
- 大殿筋の一部の線維（浅層）と合流し，大腿筋膜張筋（tensor fascia latae, TFL）の線維が腸脛靭帯となってガーディー結節に停止する．
- 上記の解剖学所見から，腸脛靭帯の短縮には大殿筋の萎縮の関与も考えられる．
- 腸脛靭帯は，膝関節内反動揺の制御にかかわる．通常，靭帯→静的安定性(static stabilizer)，筋肉→動的安定性(dynamic stabilizer)の役割を担う．
- 大腿筋膜張筋の作用に，骨盤を前傾，さらに，股関節の屈曲・外転・内旋作用がある．
- 大腿筋膜張筋が短縮をきたすと，そのラインに沿った外側にくぼみがみられる．短縮テストとして，オーバーテスト（Ober's test）がある．

図58 大腿筋と筋膜張筋

- 2関節筋であることから，骨盤を前傾させることによる腰椎への影響（腰椎前弯）が考えられる．
- 上殿神経支配であり，中殿筋・小殿筋と同じ神経支配である．
- MMTは，骨盤を固定（安定させる）した上で，外転・屈曲・内旋位として行う．
- ランナーズニー（runner's knee）の原因筋である．腸脛靭帯炎ともいい，検査は，把持テスト（grasping test）を用いる．

4）内転に作用する筋

内転筋群（図59）

主なものを示す．
- 薄筋（2関節筋）
- 大内転筋（二重神経支配）
- 長内転筋
- 短内転筋
- 恥骨筋
- 薄筋は内転筋で唯一の2関節筋である．
- 内転筋群の多くは，粗線（内側唇）に停止することから，そのときの股関節の肢位における筋の起始部にもよるが，股関節を外旋する作用を有する．
- 筋の作用を考える場合，筋の収縮方向と大腿骨の位置関係を明らかにしておくことが重要とい

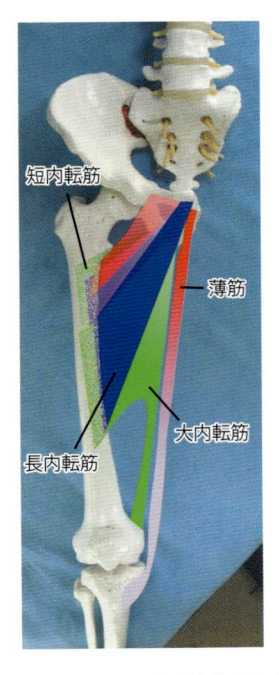

図59 内転筋群（前方より）

える．

例）短内転筋は，0～60°までは股関節屈曲に有利であるが，60°位では伸展作用をもつことになる（筋の習慣的機能の転倒）．

● ハンター管（内転筋管）

内側広筋と大内転筋が筋連結をする間の隙間をいい，大腿動静脈が通過する．

● 内転筋裂孔

ハンター管の出口をいう．大腿動静脈が膝関節後方に回って膝窩動脈に名前を変える．

5）外旋に作用する筋

骨盤転子筋（図60，61）

外旋6筋ともいい，骨盤から転子間稜に付着する筋群をいう．

- 梨状筋（仙骨前面→大坐骨孔→大転子先端：赤）
- 内閉鎖筋（閉鎖孔内面→小坐骨孔→転子窩：ピンク）：小坐骨孔を通過する．
- 外閉鎖筋（閉鎖孔外側→転子窩；最も深層：黄）
- 上双子筋（坐骨棘の上→転子窩：青）
- 下双子筋（坐骨棘の直下→転子窩：緑）
- 大腿方形筋（坐骨結節→転子間稜）
- 梨状筋によって，大坐骨孔は梨状筋上孔と梨状筋下孔に分けられる（図62）．
- 梨状筋上孔には上殿神経，梨状筋下孔には下殿神経，閉鎖神経，坐骨神経が通過する．

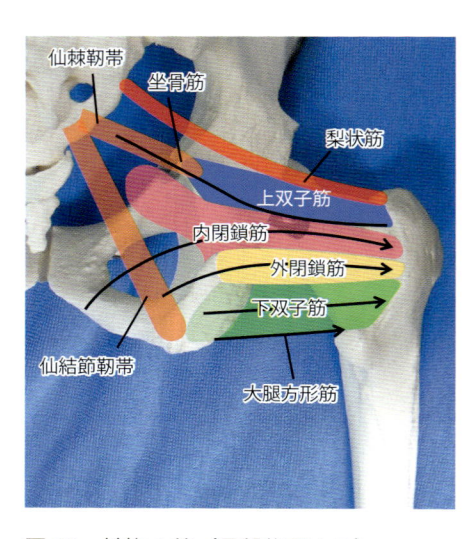

図60 外旋6筋（骨盤後面より）

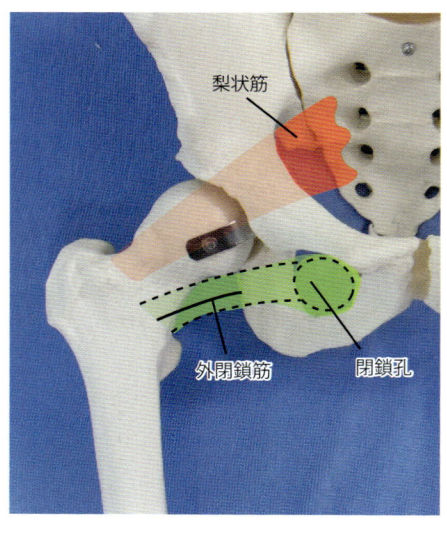

図61 外旋6筋（骨盤前面より）

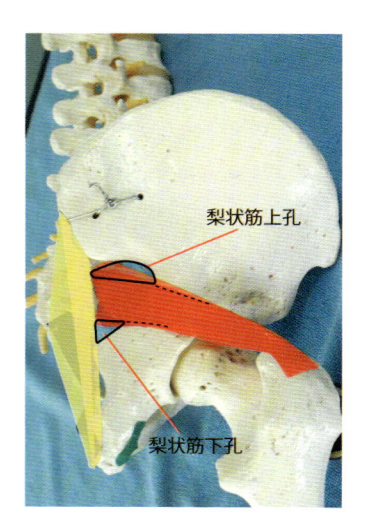

図62 梨状筋

Ⅵ. 膝関節

要点 膝関節は下肢の中央に位置しており，荷重と歩行のバランスが要求される．安定性を確保する中で，スムースな屈曲・伸展機構が求められる．そのため，他の関節にはみられない独自の関節形態と，特徴的役割をもつ半月，前・後十字靱帯，膝蓋骨と膝蓋靱帯が備わっている．また，関節包も膝関節独自の形態をして膝関節の機能に沿った構造となっていることを理解する．

1．膝関節の構造

● 解剖学的特徴
・膝関節は，大きく脛骨大腿関節（赤）と膝蓋大腿関節（黄）に分けられる（図1）．その関節面を示す．
・脛骨大腿関節はさらに内側コンパートメント，外側コンパートメントに分けられ（双顆状関節），それぞれに機能は異なるが，全体としては統一された動きとなっている（図2）．
・膝関節は，下方の脛骨関節面が平坦であり，上方の大腿骨両顆は丸くなっている．平坦な台の上に2つの車輪が転がるようであり，回転には都合がよいが，安定性は極めて悪い構造といえる（図3）．
・大腿骨両顆の曲率は，後方で大きいため（丸い），完全伸展位では比較的安定するが，屈曲位では極めて不安定となる（図4）．

・これらの不安定性は，半月・靱帯などで補強され，特に靱帯支持の影響を強く受ける．

● 関節包（図5）
・上下に長い円筒形をしており，前面は，内側・外側上顆を除く膝蓋骨関節面を含む範囲（図5-①）．後面は，両顆後方の関節面を覆う範囲（図5-②）で，中央はくびれる（図5-③，④）．
・関節包前下面には膝蓋下脂肪体が存在する．
・関節液は，2〜3 cm^{3}である．
・関節包の線維膜内には，前・後十字靱帯，膝窩筋などが進入している．
・関節周囲にある滑液包の存在は重要である．

● 関節包と膝蓋骨（図6）
　膝蓋骨の内面は，関節包内に面しており関節包内に貫通しているといえる．

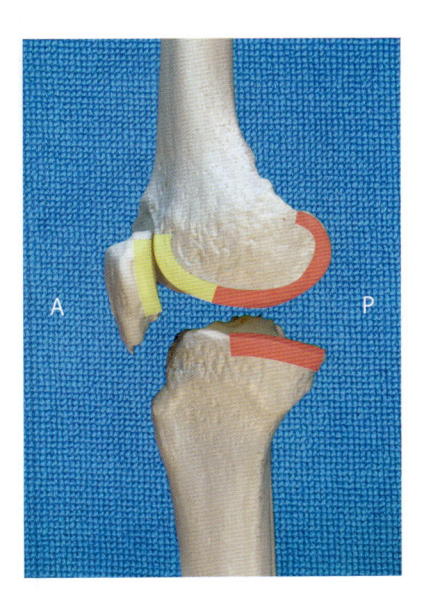

図1　膝関節の解剖学的特徴

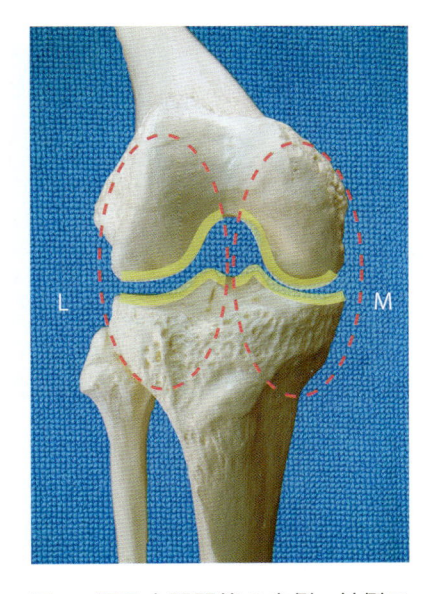

図2　脛骨大腿関節の内側・外側コンパートメント

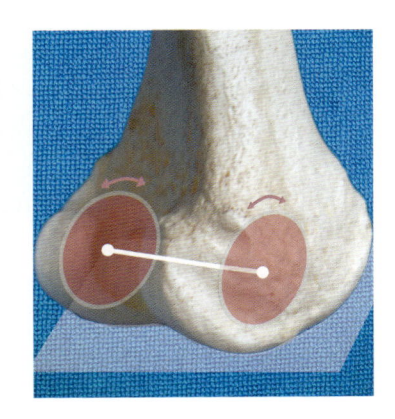

図3　脛骨大腿関節の動き

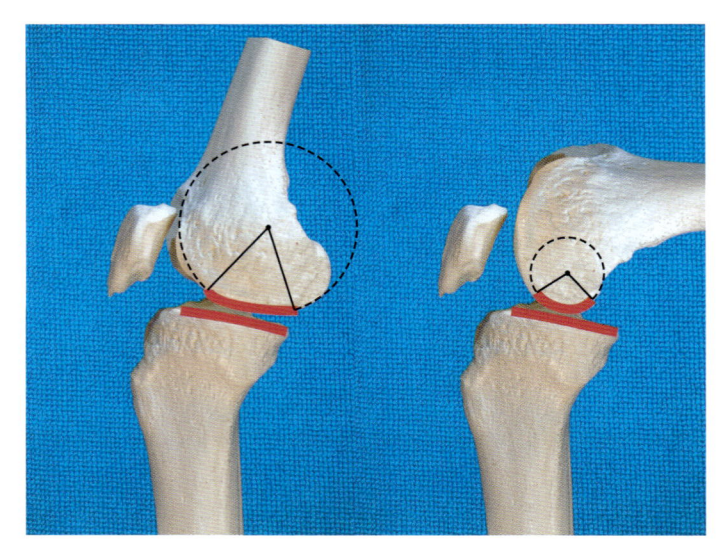

図4　膝伸展位での安定性
膝関節伸展位では，大腿骨関節面が比較的平坦であることから安定性は良い．屈曲角が大きくなるに従ってその曲率は大きくなるため，安定性が悪くなる．

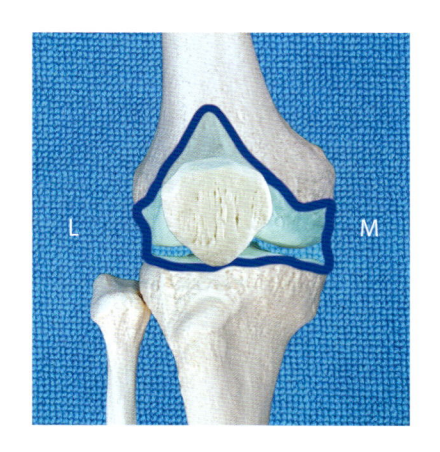

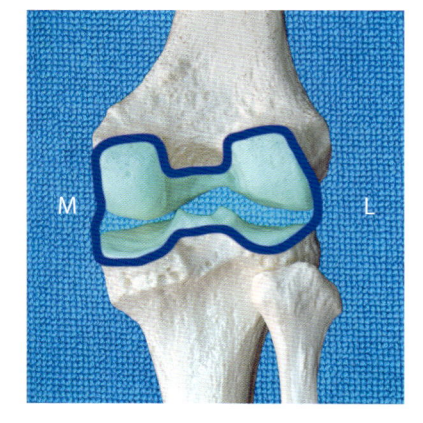

①正面　　　　　　　②後面

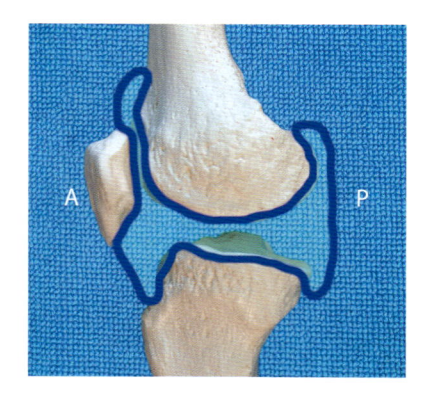

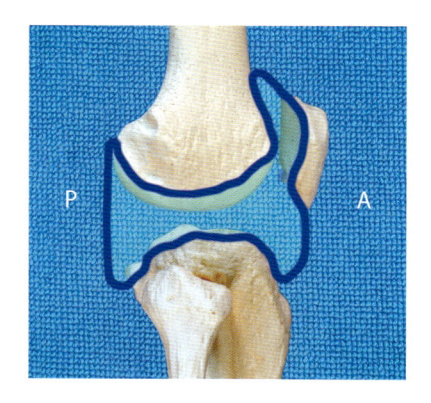

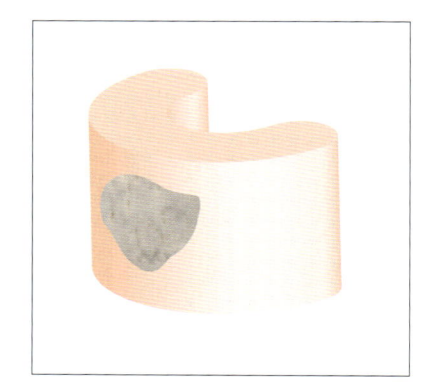

③内側　　　　　　　④外側　　　　　　　図6　関節包と膝蓋骨

図5　関節包の形態

114　Ⅵ．膝関節

2. 膝関節を構築する骨

1) 大腿骨（遠位端）

大腿骨遠位端は，双顆状関節をなしており，内側顆，外側顆の骨形態は，膝関節の運動に大きな影響を与えている．正面・側面・水平面（底面）での形態と特徴を理解することが必要である．

● 前後面からみた形態

・内側顆の遠位端は外側顆の遠位端と比べて遠位に長い（生理的外反膝をうむ）（図7-①）．
・内側顆は，外側顆と比べて大きな塊を呈している（図7-①）．
・膝蓋骨関節面は，外側が上方に伸びている（図7-①↑）．
・内側顆のカーブの途中は内転筋腱結節の突起がある（図7-②）．

● 側面からみた形態（図8，9）

・内側顆関節面は外側顆関節面と比べて曲率が小さい（図8，9青）．
・内側顆関節面・外側顆関節面のいずれも前方より後方関節面の曲率が大きい（図8，9赤）．

● 水平面（底面）からみた形態（図10）

・両顆関節面は，後方に向いて拡がり，その拡がり方は内側顆で大きい．
・外側顆関節面は前方に突出している（図10↑）．
・内側顆関節面は外側顆関節面と比べて後方に長い（図10↓）．
・外側顆関節面は幅（横径）が広い（図10↔）．
・顆間窩は，膝蓋骨後面との間で凹凸による安定性を形成する．

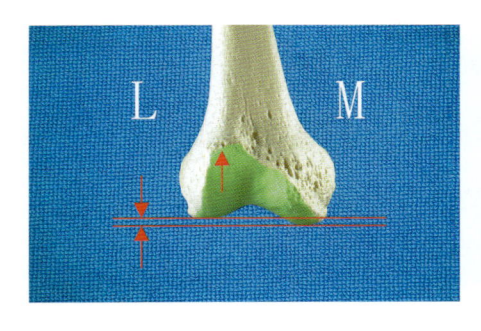

①正面　　②後面

図7　前・後面からみた大腿骨遠位端の形態

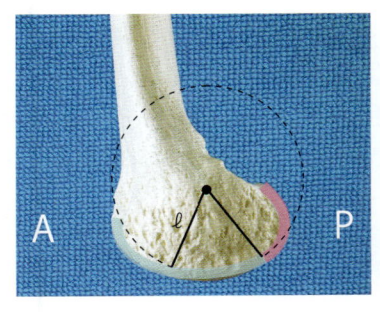

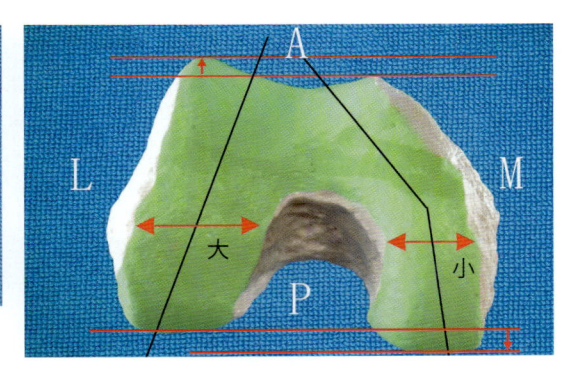

ℓ＜L　　ℓ＜L

図8　内側面からみた大腿骨遠位端の形態
図9　外側面からみた大腿骨遠位端の形態
図10　底面からみた大腿骨遠位端の形態

2）膝蓋骨

- 身体で最大の種子骨である．
- 膝蓋骨の上縁は膝蓋骨底，下縁は膝蓋骨尖となっており（図11），後者には膝蓋靱帯がつく．
- 関節面は厚い関節軟骨で覆われており（4〜5 mm），大腿骨両顆との間で膝蓋大腿関節を形成する．
- 厚い関節軟骨は関節への大きな圧迫力を緩衝・分散している．
- 膝蓋骨後面は，広い外側凹面，狭い内側凸面の形態をしており（図12），凸面を有する大腿骨顆との適合性は外側面でよい．
- 膝蓋骨の下1/3は，関節面とならず膝蓋靱帯の付着部となっている．

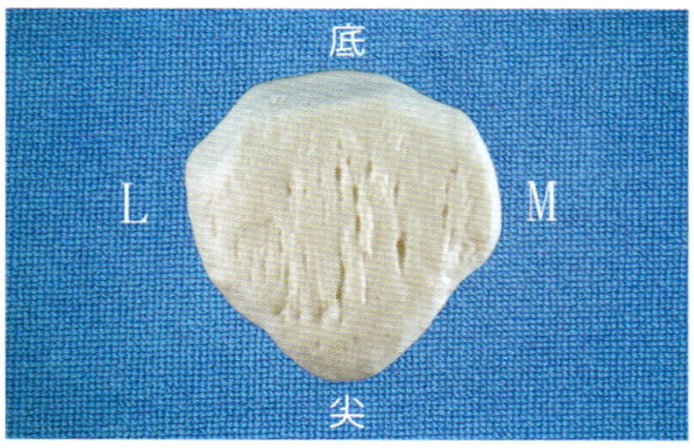

図11　膝蓋骨の形態（正面）

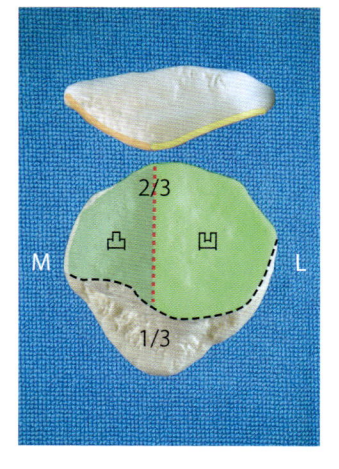

図12　膝蓋骨の形態（底面と後面からみる）

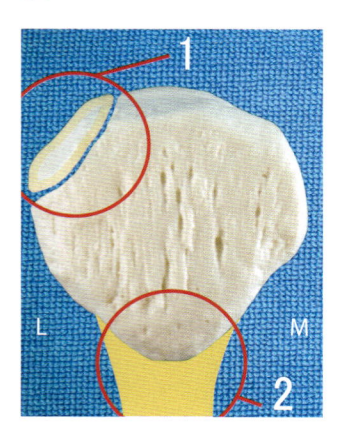

1：分裂膝蓋骨
2：ジャンパー膝

図13　分裂膝蓋骨とジャンパー膝の発症部位

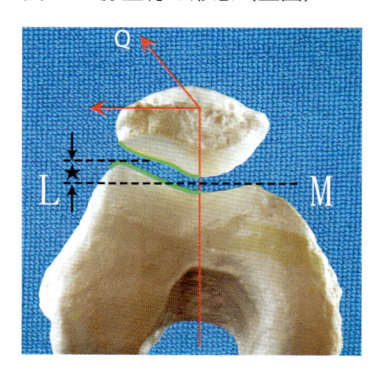

Q：大腿四頭筋のベクトル
図14　膝蓋大腿関節と大腿四頭筋が発生するベクトルの方向

★One point Advice　膝蓋骨にみられる疾患

分裂膝蓋骨…外上側部にほとんどが発生する（図13-1）．
ジャンパー膝…膝蓋骨尖周辺の圧痛が特徴（図13-2）．
膝蓋骨脱臼…外側脱臼が多い（図14）．外側顆の前方への突出（★）が少ない（発育障害）時に生じやすい（図14内の★）．

3）脛骨（近位端）

　脛骨近位端は，ロート状の逆三角形を呈しており，前額面（正面から）でいずれも凹の両顆，矢状面（側面から）で凹の内側顆，凸の外側顆，水平面（上面から）では前後に大きな内側顆の関節面，小さい外側顆の関節面が観察できる．大腿骨両顆と同様，内側顆は外側顆と比べて大きな塊（横径・縦径）となっている．

●正面からみた形態

- 内側顆・外側顆の両関節面は共に凹面（前額面）

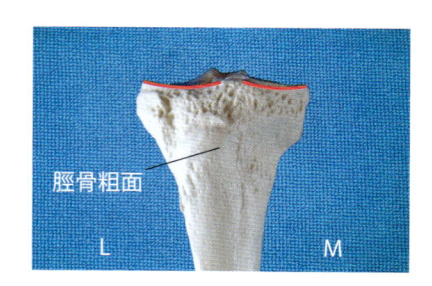

①正面 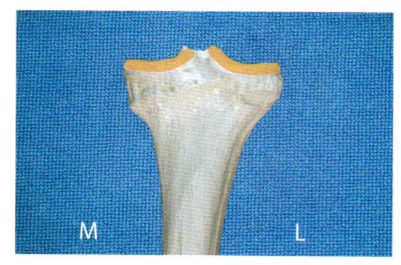　　　②後面

図15　脛骨近位端の形態

である（図15）．

●側面からみた形態
・外側顆は凸，内側顆は凹の形態（矢状面）をしている（図16）．
・関節面は，後方傾斜，後方偏位，後方屈曲を呈している（図17）．
・外側顆は凸面，内側顆は凹面をしているため，大腿骨との間では，内側安定型（図18-②），外側不安定型（図18-①）の特徴をもつ．すなわち，膝関節は，内側で荷重を受ける安定型，外側は回転を含めた動きをつくる運動型の構造といえる．すでに述べたように，大腿骨，脛骨の内側顆が外側顆と比較して大きな塊の形態をなしていることからも理解できる．

●水平面からみた形態（図19）
・いわゆる，内側は前後に大きいC字型，外側は比較的丸いO字型といわれる．
・脛骨関節面には半月が，前顆間区，後顆間区には前・後十字靱帯が付着する．

> ☆**Osgood-Schlatter病**
> 成長期のスポーツ障害の代表的なものにOsgood-Schlatter病があり，脛骨粗面部の運動痛と膨隆が生じる（図15-①）．

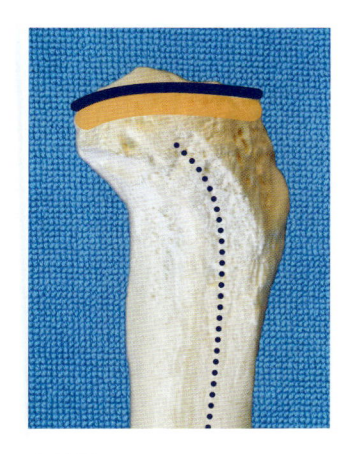

①外側面　②内側面

図16　脛骨近位端の形態

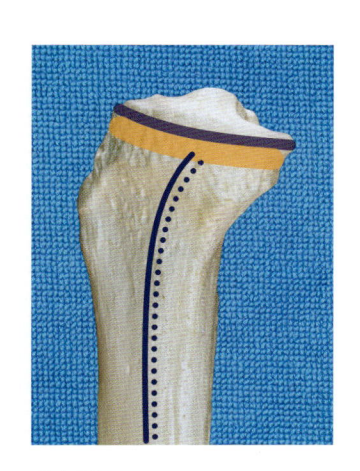

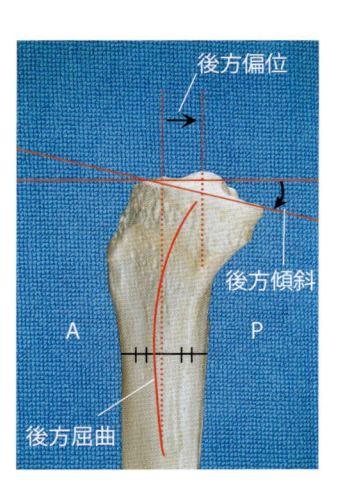

図17　脛骨近位端の解剖学的特徴

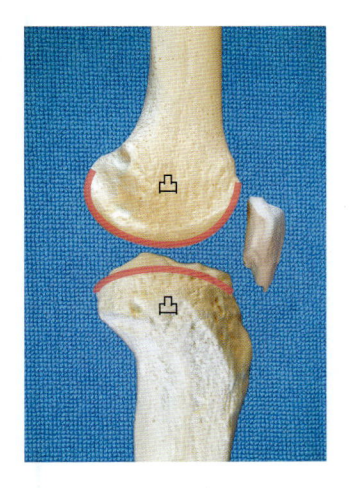

①外側（不安定型）　②内側（安定型）

図18　大腿脛骨関節面の形態

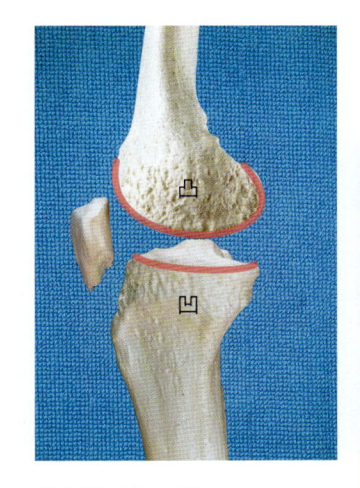

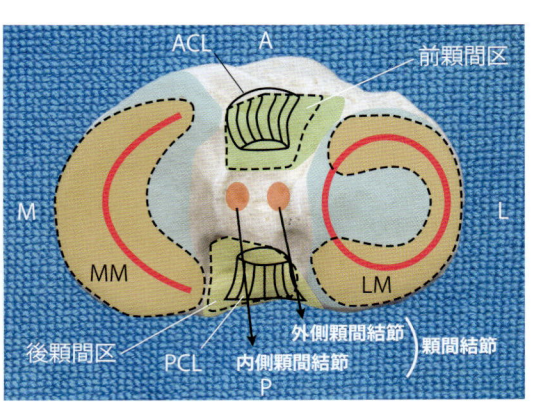

図19　脛骨近位端の形態（水平面）

4）腓骨（近位端）（図20）

- ロート状の脛骨外側端で"添え木"としての役割を有している．
- 近位脛腓関節は，強靭な関節包に包まれた解剖学的関節であり，足関節の動きに影響を与え，またコントロールしている．
- 腓骨頭には，大腿二頭筋，外側側副靭帯が付着する．
- 腓骨近位端骨折は，脛骨外側顆骨折の合併症として発生することが多い．

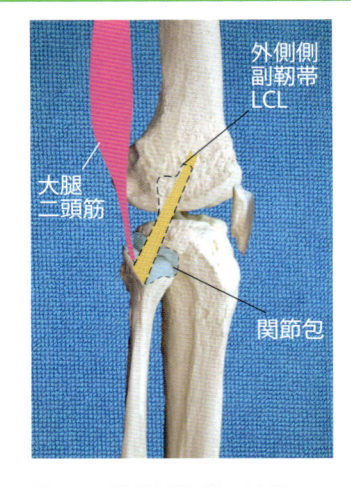

図20 腓骨近位端の特徴

5）アライメント

- 膝関節におけるアライメント計測には，大腿脛骨角，Q角，ミクリッツ線による方法がある．

● **大腿脛骨角**（femoro-tibial angle：FTA）（図21）

- 大腿骨解剖軸と下腿軸が外側でなす角度で，約170°をなす．生理的外反と呼ばれている．
- 大腿脛骨角が170°以下の場合を，外反膝（X脚）といい（図22），その逆で，180°より大きい場合，内反膝（O脚）という（図23）．

● **Q角**

- 前額面上で，大腿直筋の起始部（下前腸骨棘）に向かうラインと膝蓋骨を中心とした膝蓋靭帯の傾き（延長線上）とのなす角をいう（図24）．
- 通常，15～20°であり，外反膝，あるいは脛骨の外捻時には大きくなる（図25）．

● **ミクリッツ線**（図26）

- 股関節の中心と足関節の中心を結んだラインを基本線として，膝関節中央がこのライン上のどこに位置するかをみる．
- 内反膝であれば外側に，外反膝であれば内側に位置することになる．

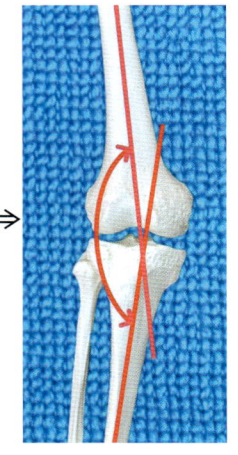

①大腿脛骨角　　②大腿脛骨角（拡大）

図21 大腿脛骨角

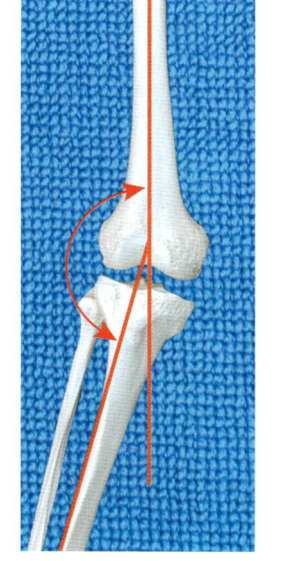

図22 外反膝（X脚）　図23 内反膝（O脚）

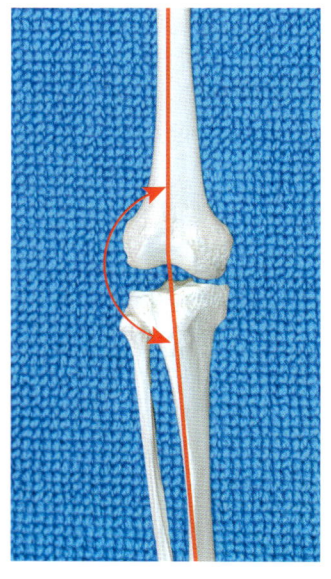

> ☆**変形性膝関節症**
> 変形性関節症は，内反膝に多くみられ，大腿骨・脛骨内側顆の関節軟骨が破壊されるためにO脚を助長する．

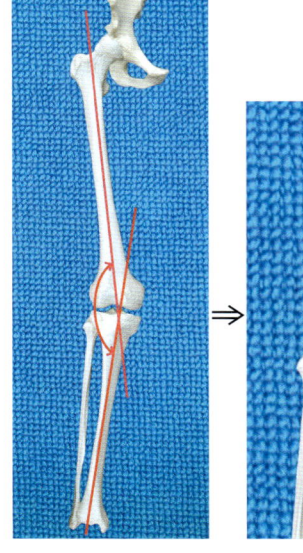

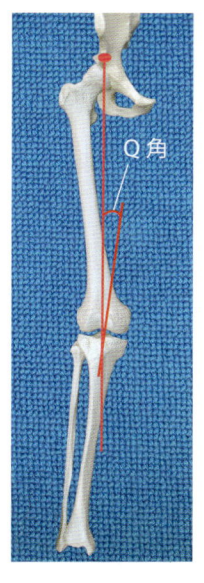

図24　Q角

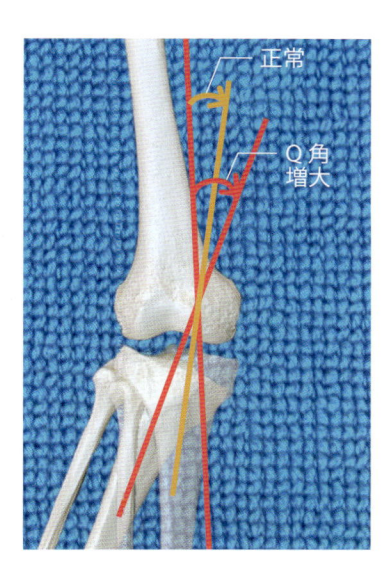

図25　Q角の増大

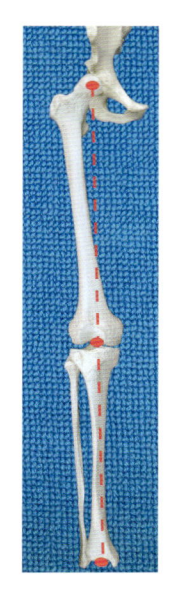

図26　ミクリッツ線

3．膝関節の靱帯

膝関節は前・後，内・外側に強力な靱帯を有しており，いずれも前後，左右，脛骨の回旋を制動し，膝関節の安定性の獲得に貢献している．次の4つの靱帯がある（図27）．

- 内側側副靱帯（MCL：medial collateral ligament）
- 外側側副靱帯（LCL：lateral collateral ligament）
- 前十字靱帯（ACL：anterior cruciate ligament）
- 後十字靱帯（PCL：posterior cruciate ligament）

1）側副靱帯

内側・外側側副靱帯の役割として，単独ではそれぞれ反対方向への側方動揺を抑制し，両者の共同作用としては，下腿の外旋を制限する（図28）．

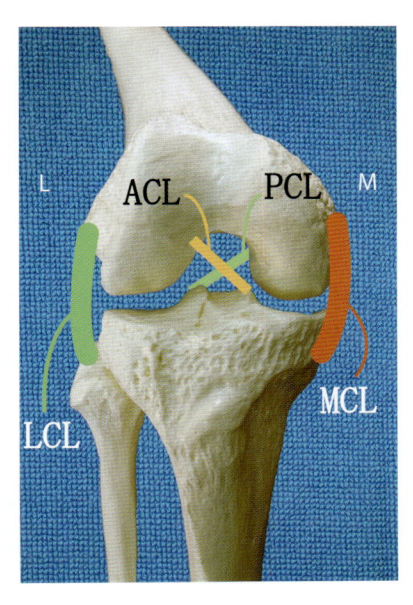

図27　膝関節周囲の靱帯（前方からみる）

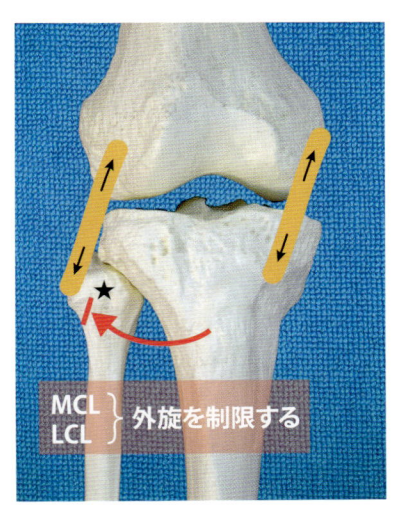

図28　下腿外旋時の側副靱帯の緊張

(1) 内側側副靱帯（MCL）（図29）

- 扁平で幅広い構造をした靱帯で，前方を底辺とし，後方を頂点とする三角形を呈して，関節の内側面に広がる．
- 前方部分（浅層線維）を占める前縦走線維は，内上顆から前下方に向かって鵞足部に付着する．一方，後方の上後斜走線維，下後斜走線維は後方に向かって徐々に深層に進入して，関節包（内側），内側半月に線維を送る．
- この靱帯の損傷は，足部の接地と同時に膝に外反や外旋が強制されて生じることが多い．

(2) 外側側副靱帯（LCL）（図30）

- 円筒形の構造をしている．
- 大腿骨外側上顆から後下方に向かって腓骨頭につく．
- 腓骨付着部では，靱帯の一部は大腿二頭筋腱の線維と連結する．
- MCLと異なり，関節包や外側半月に付着しない．
- 内側・外側側副靱帯の共同作用としては，下腿（脛骨）の外旋を制限する．内旋時は弛緩する．

2）前・後十字靱帯（図31〜34）

十字靱帯は，膝関節包内にあって，脛骨の前後の動きを制動している．前十字靱帯は脛骨の前方移動を，後十字靱帯は脛骨の後方移動を制限する（図31）．

両靱帯は単独では，脛骨の前後の動きを制動しており，共同作用としては脛骨の内旋を制限する．

脛骨の内旋は，前・後十字靱帯が交叉する動きであり，膝関節は安定する．

両者はいわゆる，関節内靱帯といわれ，線維膜と滑膜間を走行して，滑膜や近傍の軟部組織から血液供給を受けている．

(1) 前十字靱帯（ACL）

- 脛骨前顆間区から大腿骨外側顆の内側面に向かって後・外・上方に斜めに走行する（図32）．
- ACL内では，多方向に向かうコラーゲン線維が

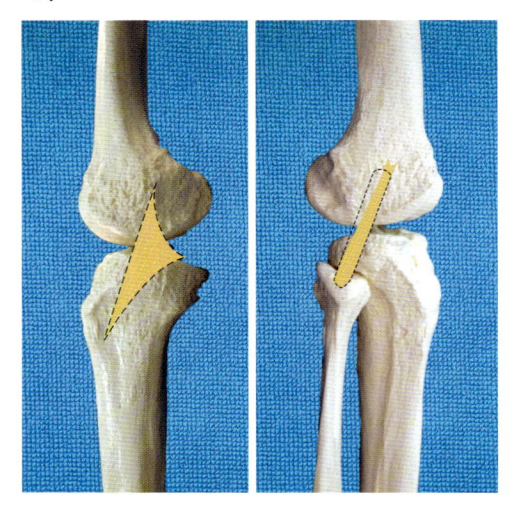

図29　内側側副靱帯　図30　外側側副靱帯

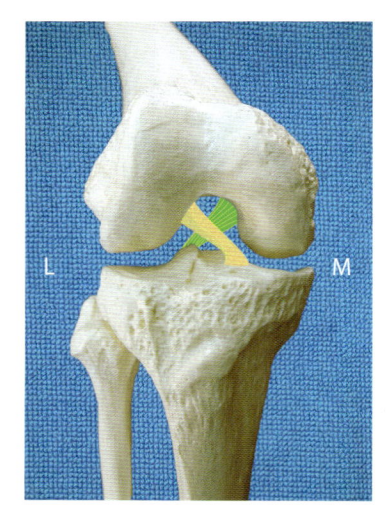

図31　前・後十字靱帯

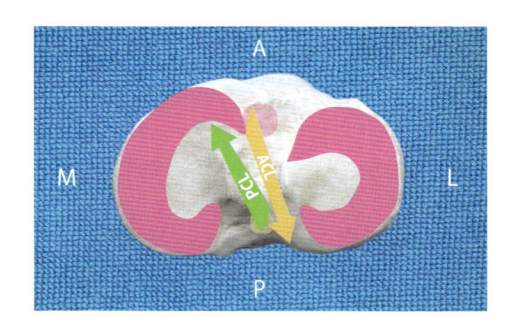

図32　上からみた脛骨水平面での前・後十字靱帯

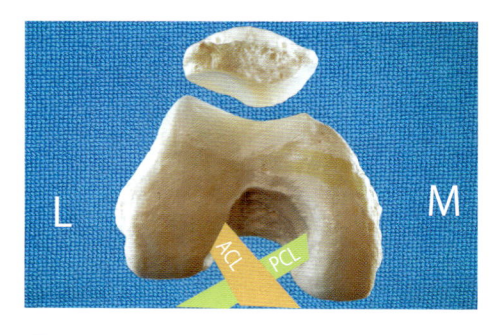

図33　下からみた大腿骨水平面での前・後十字靱帯

互いにらせん状の線維束を形成する．
- ACLは，膝関節の屈曲角によってその傾きや捻じれの状態が異なり，また，長さも違ってくる．通常，伸展で緊張し，屈曲位に近づくに従って弛緩する（図34-①）．

（2）後十字靱帯（PCL）

- 脛骨後顆間区から大腿骨内側顆の外側面に向かって前・内・上方に斜めに走行する（図32）．
- 伸展位ではACLと比べて比較的垂直方向に走行している（図34）．
- ACLより太くて分厚い．
- 通常，伸展でやや弛緩しているが，屈曲角が大きくなるに従って緊張してくる．
- PCL損傷の多くは，保存療法の対象となる．
- 損傷を受ける機会は比較的少なく，損傷しても後遺症を残しにくい．

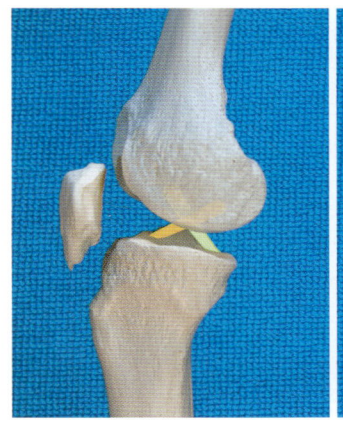

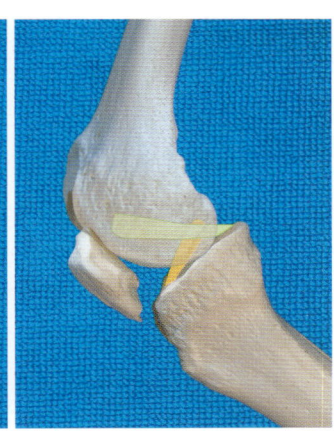

①矢状面での前・後十字靱帯

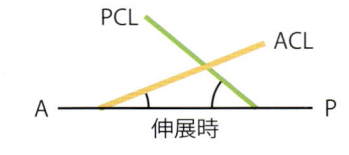

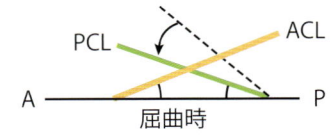

②模式図

図34　矢状面での前・後十字靱帯とその動き

4．半　月

　半月は，線維軟骨性の断面が三角形をした関節内介在物である．内側，外側にそれぞれ存在し，脛骨関節面の形態に一致した内側C字型，外側O字型の半月様の組織である．大腿骨両顆の下面は凸面であることから，半月中央部はその受け皿としての凹面を呈した"すり鉢状"となる（図35，36）．

　半月の役割には，次のものが挙げられる．
- 関節面の適合性を高める
- 荷重に対する緩衝作用
- 関節液の拡散，潤滑
- 関節における荷重面の拡大と安定性の確保．

● 特徴
- 内側半月は外側半月と比較して大きく，前後径で2倍，面積で1.5倍を占める（図35）．
- 内側半月と外側半月があり，大腿骨顆と脛骨顆関節面間に介在している（図36）．
- 断面は外側面を底辺とする三角形をしており，厚い外縁は関節包に付着（内側と外側では付着範囲が異なる）し，内縁は薄くなって遊離している（図36）．
- 半月への血液供給は，水平面上で外縁1/3（red

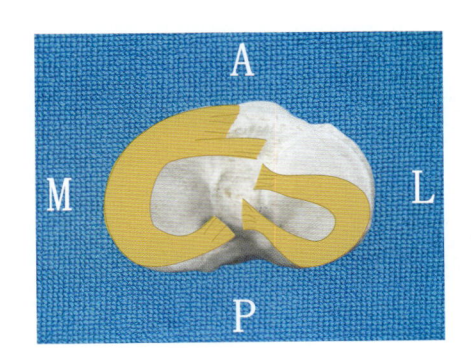

図35　半月の特徴（水平面）

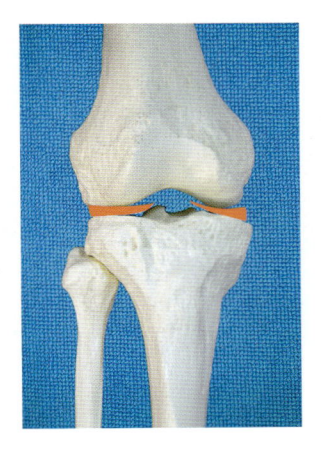

図36　正面からみた半月

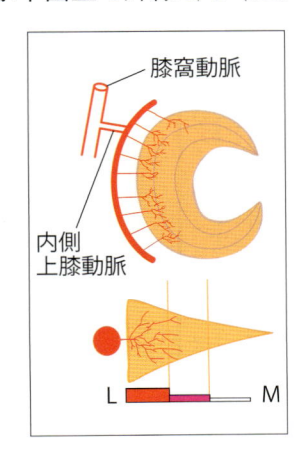

図37　半月の栄養

zone）は血管性に，内側1/3（white zone）は滑液によって栄養される．その間の1/3は中間的性質（red white zone）をもっている．すなわち，内側は実質的に無血管なため滑液による栄養を，一方，外側は，膝窩動脈の枝である内側上膝動脈から分岐した毛細血管によって栄養される（図37）．

- 半月の修復・再生は，外側1/3は修復（再生）可能であり，内側2/3は，再生が困難といわれている．

● 内側・外側半月と関節包，靭帯，筋肉との連結（図38〜41）

- 内側半月は，関節包と全周で，またMCLと後方で接する（図38，40）．筋肉は，半膜様筋が付着する（図40）．結果として，脛骨に完全に固定された状態となっている．
- 外側半月は，関節包と前半分で接し，靭帯とは接していない（図40）．筋肉は，膝窩筋が付着する（図39，40）．結果として，外側半月の，後方半分はフリーとなって，動きやすくなっている．

● 半月の知識

- 半月の動きは，大腿骨顆の動きに従って誘導されることから，膝関節運動時の大腿骨両顆の動きを理解しておくことが大切である．屈曲初期（図41-①）は大腿骨の外旋が生じ，順次，大腿骨は後方へ移動する（図41-②）．また，伸展時，大腿骨は前方へ移動（図41-③）し，最終伸展時，大腿骨は内旋する（図41-④）．
- 内側半月の損傷は，MCL損傷や，関節包損傷，さらにはACL損傷時に合併しやすい（不幸の三徴候）．
- 大腿四頭筋や膝蓋半月靭帯は，膝関節伸展時，半月を前方に引き出す作用がある．
- 一般的に，内側半月と比較して外側半月が厚く

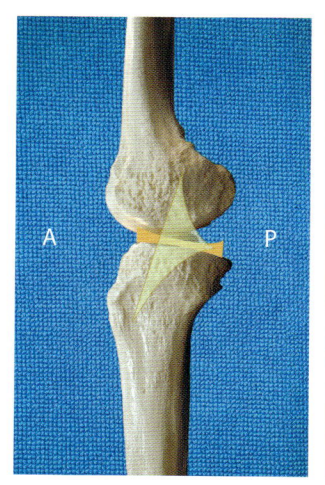

図38 内側半月と連結するMCL

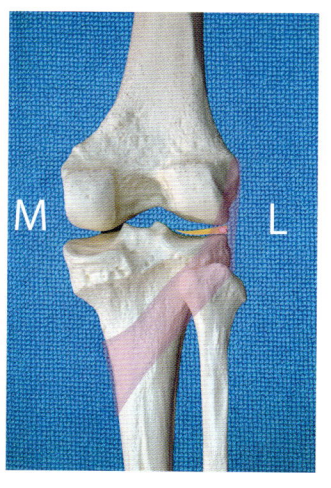

図39 外側半月と連結する膝窩筋

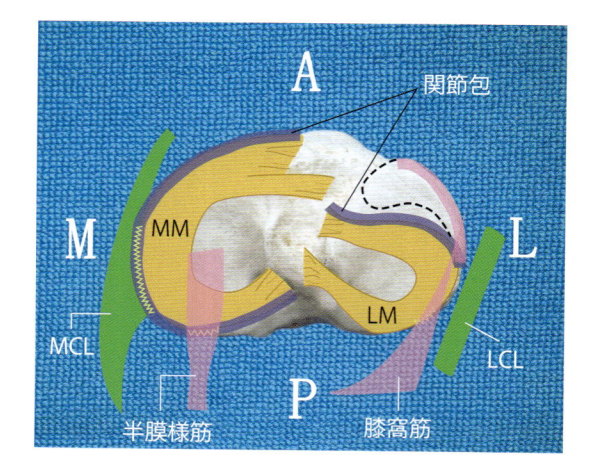

> ☆**半月板損傷**
> 一般に，荷重は内側に加わる．また，内側半月は動きが少ないことから外傷を受ける頻度が非常に高い．一方，外側半月は，関節包や靭帯との連結が少なく動きを求められていることから，過可動による損傷が多いといわれる．発生機序は，下肢が固定された状態で急激に膝を屈曲，あるいは回旋した場合が多い．

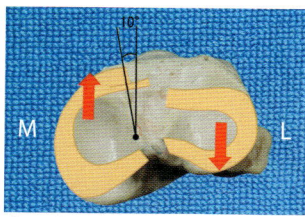

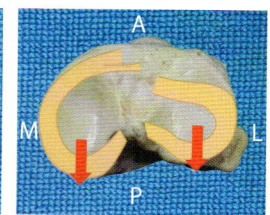

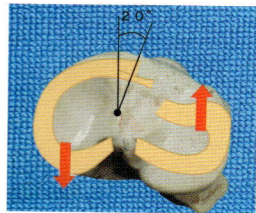

内側・外側半月と周囲の軟部組織の関係を示す

図40 内側・外側半月と周囲の軟部組織

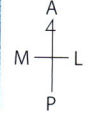

図41 半月の動き

① 屈曲初期
② 屈曲後期
③ 伸展初期
④ 伸展後期

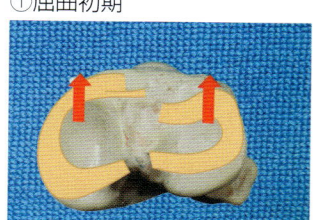

Ⅵ．膝関節

なっている．この厚みが異常である場合，礫音（crepitation）と痛みを発する．円板状半月（dyscoid type）と呼んで，遺伝性が強い．
・半月は，前角に比べて後角が厚くなっている．したがって，深屈曲時に後角を損傷することが多い．
・半月の外縁1/3には，自由神経終末が豊富に存在する．

5．内側，外側の支持機構

1）内側の静的・動的スタビライザー

すでに述べたように，膝関節は極めて不安定な構造をしており，運動と安定という相反する機能を獲得するためには周囲に存在する軟部組織の支持機構による保証がなければならない．
・膝関節内側は，MCL（静的スタビライザー）と脛骨内側顆側面に停止する4つの筋（縫工筋，薄筋，半腱様筋，半膜様筋）による動的スタビライザーによって安定性が得られている．
・脛骨内側顆側面には，前方から縫工筋，薄筋，半腱様筋が順次付着しており（浅鵞足）（図42），さらに深層には半膜様筋（深鵞足）が進入する（図43）．

●鵞足滑液包炎

これらの筋停止部内面には鵞足滑液包が存在する．過剰な運動は，この部に炎症と疼痛をきたす．これを鵞足滑液包炎と呼ぶ．

2）外側の静的・動的スタビライザー

・膝関節の外側は，LCL（静的スタビライザー）と腸脛靭帯，大腿二頭筋などの動的スタビライザーによって安定性が得られる（図44）．
・腸脛靭帯は，大殿筋の浅層線維と大腿筋膜張筋腱

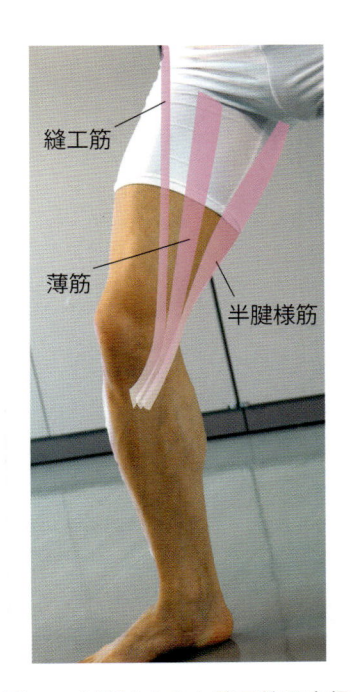

図42　外観よりみた鵞足筋の走行 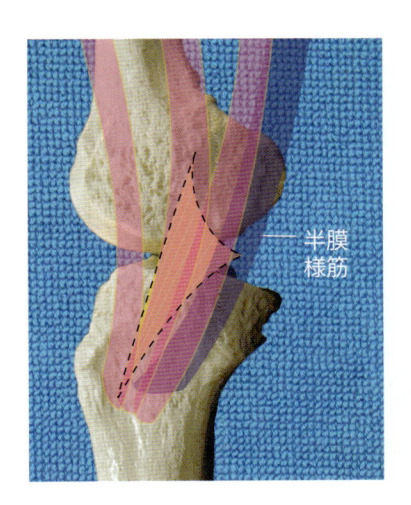　　図43　MCLと深鵞足 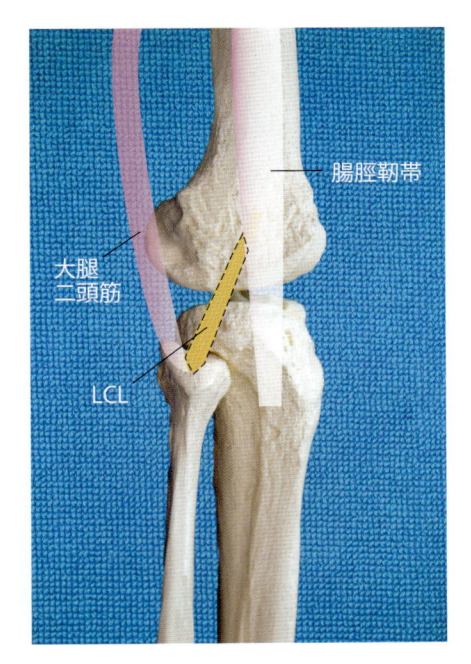　　図44　外側スタビライザー

☆鵞足
縫工筋，薄筋，半腱様筋腱が脛骨の内側面に停止するが，その形状がまるで3本指で立っているガチョウの足のようにみえることから，命名された．鵞足部は，ランナーやサッカー選手などの，キック（蹴り出し）や減速時に過剰な負荷が加わりやすく，鵞足炎を発症しやすい部位といえる．

が合流したものであり，膜状の線維となって脛骨外側顆（ガーディー結節）に付着する．膝関節外側におけるスタビライザーとしての機能をもつ．

> ☆**腸脛靱帯炎**
> ランナーズ膝（runner's knee）ともいわれる．過剰なランニングによって腸脛靱帯が大腿骨外側顆との間で繰り返される摩擦により，炎症をきたしたもの（friction syndrome）である．

6．膝関節の動き

1）脛骨大腿関節

（1）屈曲―伸展（図45）

- 膝関節の屈曲―伸展の可動域は，0〜140°であり，過伸展は5〜10°である．
- 膝関節は解剖学的に蝶番関節であるが，機能的には無意識下で，下腿の内転―外転，内旋―外旋が生じている．
- 内転―外転，内旋―外旋は，屈曲―伸展に伴う自動回旋の結果であり，臨床的意義は極めて大きい．この動きには，大腿骨遠位端や脛骨近位端の関節面の形態が関与しており，さらに，既述の複数の靱帯の作用によるコントロールが加わることになる．
- 膝関節は，内側・外側コンパートメントからなり，それぞれに独立した動きがあって膝関節の動きがつくられる．

膝関節の伸展において，足関節背屈位にすると筋力時に優位となるが，腓腹筋の緊張によりROMは制限される（図45-①）．一方，足関節底屈位では，その逆の結果となる（図45-②）．

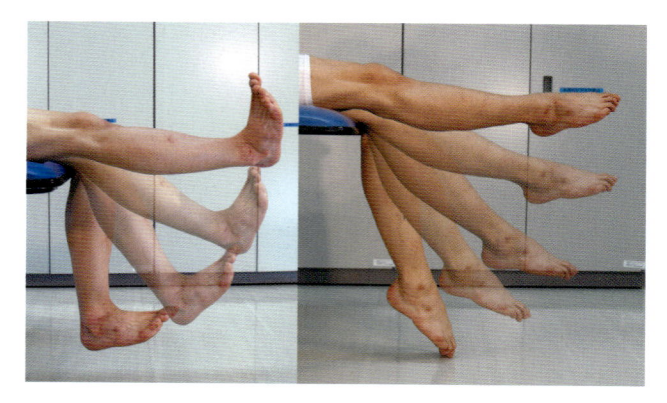

● **膝関節屈曲時の包内運動**
- 脛骨関節面に対して大腿骨関節面の長さは，約2倍ある．膝関節屈曲時，大腿骨両顆は脛骨上で，転がり（rolling），滑り（gliding），回転（spinning）などの包内運動を生じることになる（図46〜48）．
- 膝関節の屈曲は脛骨が不動で大腿骨が動く（CKC：closed kinetic chain）場合と，大腿骨が不動で脛骨が動く（OKC：opened kinetic chain）場合の2通りの考え方がある（図49，50）．両者は，包内運動において，まったく異なる説明を必要とする．

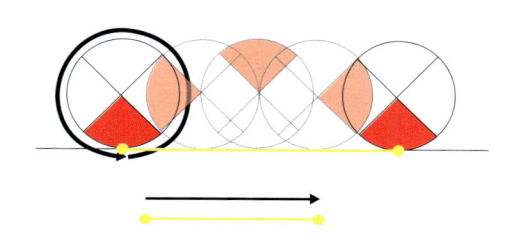

① 転がり（rolling）

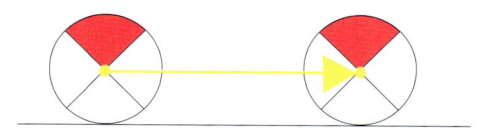

② 滑り（gliding）

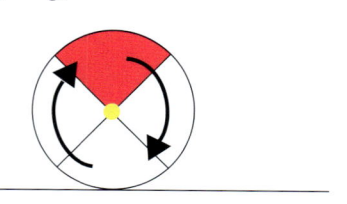

③ 回転（spinning）

図46　内側顆・外側顆がつくりだす包内運動

①足関節背屈位　　②足関節底屈位

図45　膝の運動（屈曲―伸展）

- CKC 運動時（図 49）は，脛骨が固定され，その上を大腿骨が回転することになり，この包内運動としては，rolling・spinning が考えられる（図 47, 51-①）．
- OKC 運動時（図 50）は，大腿骨のまわりを脛骨が回転することになり，この包内運動としては，rolling・gliding が考えられる（図 48, 51-③）．
- すでに述べたように，側方からみて，大腿骨内側・外側顆の前後におけるカーブの曲率は異なる．その結果として，屈曲時に脛骨は大腿骨に対して内旋が生じており，逆に伸展時は外旋することになる．
- 内側からみて，大腿骨内側顆（凸）と脛骨内側顆（凹）は適合していて安定する．一方，外側からみて，大腿骨外側顆（凸）と脛骨外側顆（凸）は適合性が悪く不安定（不適合）となる．この間は，厚い半月によって補填されている．異常に厚い外側半月は痛みを発する頻度が高くなり，円板状半月（discoid type）と呼ぶ．

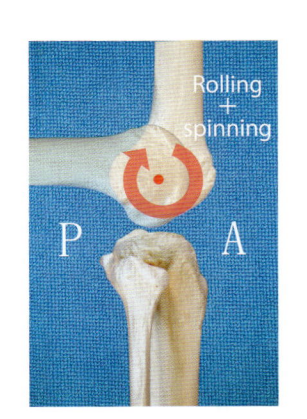

図 47 転がりと回転運動

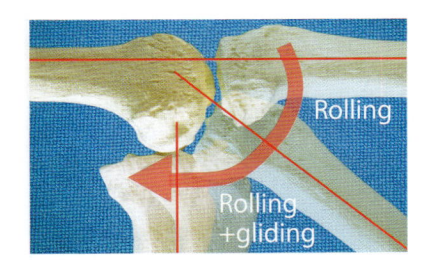

図 48 転がりと滑り運動

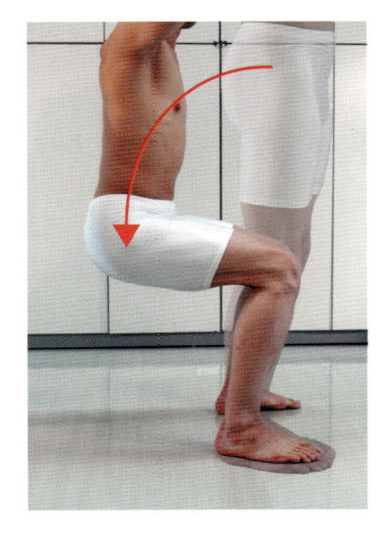

図 49 CKC 運動

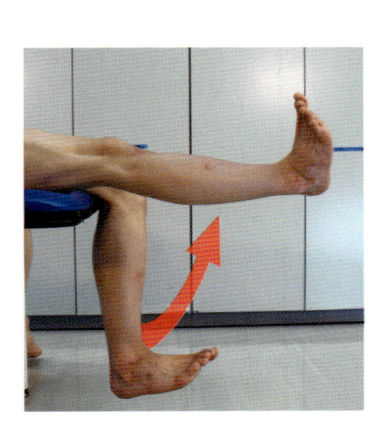

図 50 OKC 運動

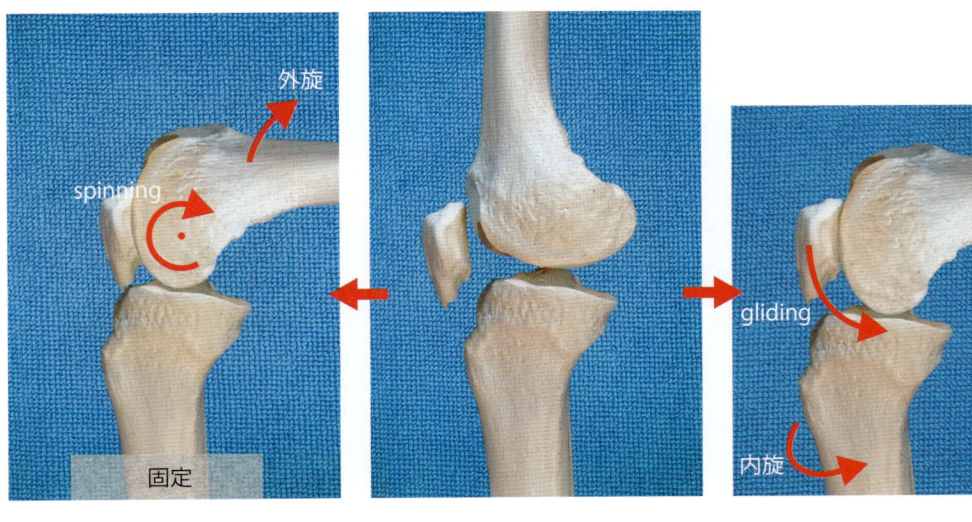

①CKC での大腿骨の運動　②ニュートラル　③OKC での脛骨の運動

図 51 膝関節屈曲時の包内運動（内側から）

(2) 内旋―外旋

　膝関節の屈曲時，脛骨は内旋し（図 52），逆に伸展時は外旋が生じる（図 53）．この下腿の軸回旋は，膝関節の全可動域において約 40° 生じており，無意識下での動きといえる．

　回旋の運動軸は，顆間隆起の内側結節を通過している．解剖学的に内側コンパートメントは比較的安定志向であり，一方，外側コンパートメントは運動志向となっている．解剖学的にも，外側半月は動きを制限されていない．

- 最終伸展時，脛骨は外旋によって安定するロッキング機構（locking mechanism）．この安定に至るメカニズムを screw home movement という（図 54）．靱帯は，これらの動きの中で，緊張・弛緩を繰り返し，安定時は関節面の適合増大に貢献する．
- 屈曲時，脛骨に内旋が生じると，十字靱帯は互いに巻き付いて雑巾を絞るような状況におかれる．

(3) 外転―内転

　膝関節の外転，内転は，自動回旋の中での無意識下での動きであり（図 55-①，②），他動的には，膝関節屈曲時にわずかに可能となる．

(4) 終末回旋（図 56）

　膝関節の完全伸展時，大腿骨に対して脛骨は外旋する（終末回旋）(terminal rotation)．これによって，膝関節は安定化する．正常歩行における踵接地時，脛骨は外旋するが，これも膝の安定化と関節への負担軽減を可能にしている．

- 完全伸展が不可能な場合，すなわち終末回旋が獲得できない場合は膝関節が不安定となり，膝折れ（giving way）をきたす誘因となる．
- 膝伸展位から屈曲の初期は，自動的内旋が生じる．これは膝窩筋の作用によって生じており，すなわち，上記のロックされた状態をはずす役割を果たすといわれている．

☆十字靱帯断裂
多くの場合，前十字靱帯の断裂は，脛骨が前方移動を強制された場合，あるいは，脛骨の内旋を強制されたときに生じやすい．

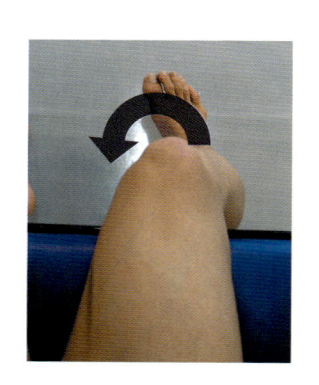

図 52　膝関節屈曲時の下腿の内旋 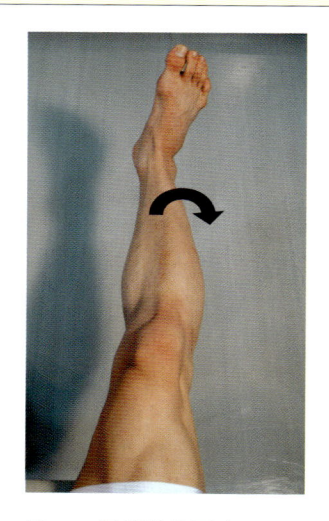　　図 53　膝関節伸展時の下腿の外旋 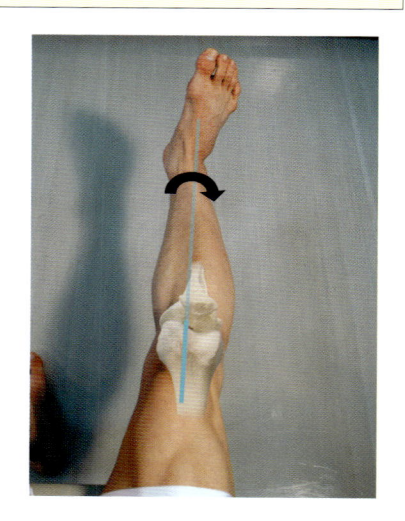　　図 54　ロッキング機構

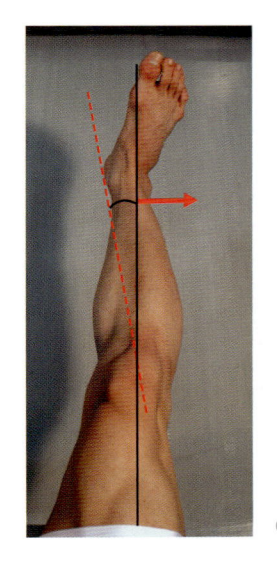

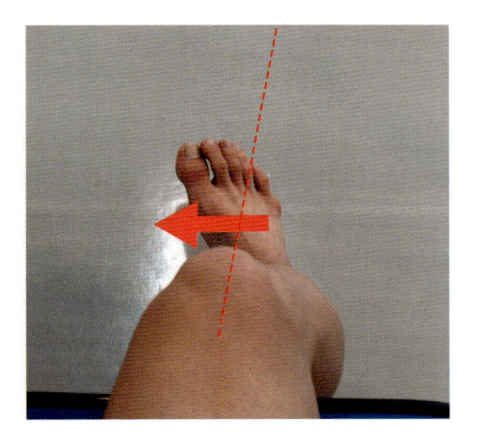

②膝関節屈曲位での内転運動（遊び）

①膝関節伸展位での外転運動（遊び）

図55　膝関節の運動（遊び）

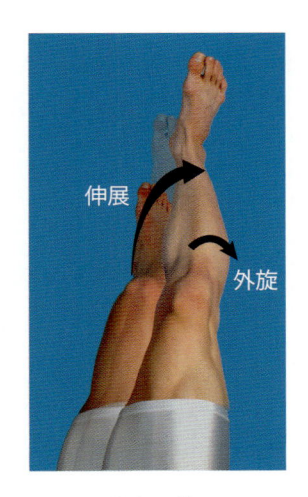

伸展
外旋

図56　終末回旋

2）膝蓋大腿関節

- 膝関節の前面を占める膝蓋大腿関節は，大腿脛骨関節との複合運動の中で極めて重要な機能を果たしている（図57）．
- 膝蓋骨は，大腿骨膝蓋面上を滑走して，膝関節の運動における前額面でのアライメント調整を行っている（図61-③参照）．
- 膝関節の最終屈曲時，大腿脛骨関節は不安定な状態になるが，膝蓋骨が大腿骨顆間窩の凹面に楔状にはまり込んで密着することで，膝関節前後の安定性に貢献する（図58矢印）．
- 膝蓋大腿関節を観察する場合，その基本的な考え方として膝蓋骨，膝蓋靱帯，脛骨を1つのセットとしてとらえることがある（図59）．膝関節屈曲時は，この上を大腿骨両顆が転がる（rolling），滑る（gliding），あるいは回転（spinning）すると考えるべきである（図60）．

3）膝蓋骨の役割

膝蓋骨の役割として，下記の5つが考えられる．

- 関節の保護
- 回転能率機能の増進…膝蓋骨があることで，大腿骨の回転中心から大腿四頭筋までの長さが大きくなり，回転能率を高めることができる（図61-①）．
- テコ作用…膝蓋骨を支点として脛骨に加わる伸展力を高めることになる（図61-②）．
- 大腿四頭筋の作用軸の修正…膝伸展時，大腿四

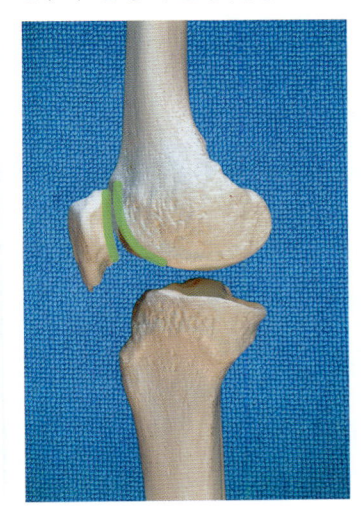

図57　膝蓋大腿関節の占める領域

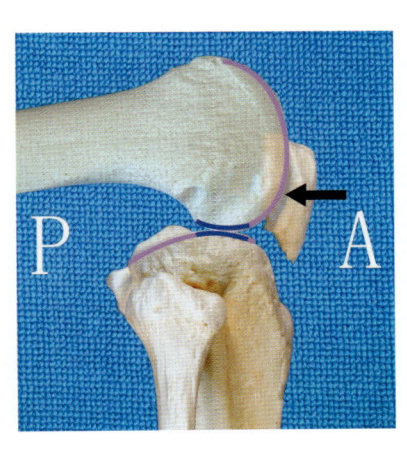

図58　膝蓋大腿関節と大腿脛骨関節の占める領域

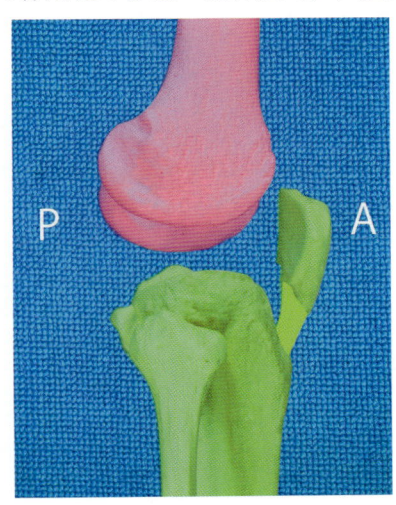

図59　膝蓋大腿関節の基本的考え方

127

頭筋の作用軸が膝蓋骨を介して脛骨粗面に効率よく伝わる（図61-③）．
・膝関節屈曲時の前後の安定性確保…膝関節は屈曲時に不安定な状態となるが，膝蓋骨は大腿骨顆間窩に入りこむことで膝前方での安定性を高めることができる（図61-④）．

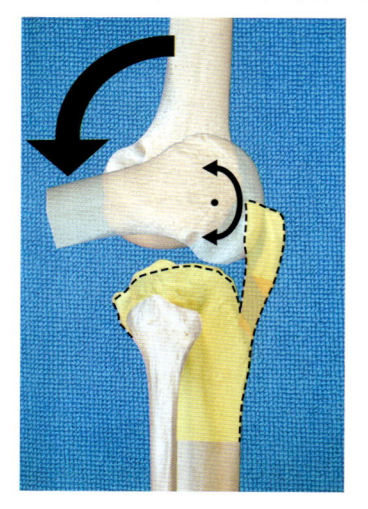

図60　大腿脛骨関節での動き

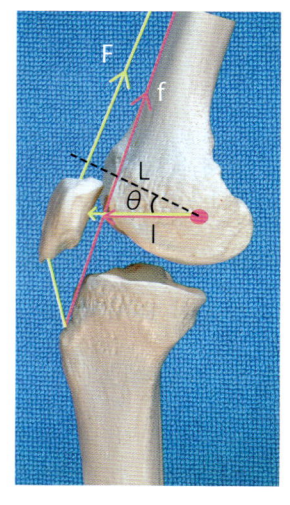

①回転能率の増進
$L \cdot \cos\theta$, $F > l \cdot \cos\theta \cdot f$

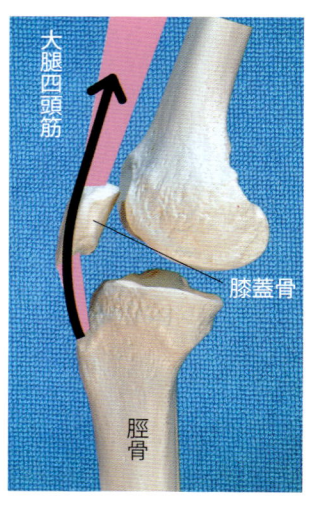

②テコ作用

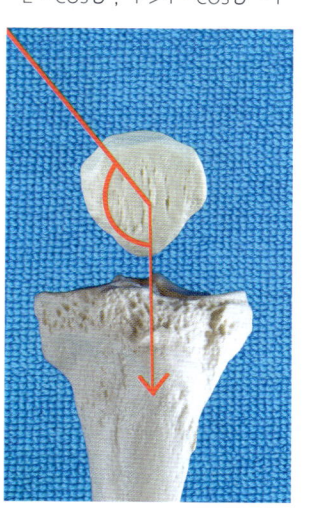

③大腿四頭筋の軌道の修正

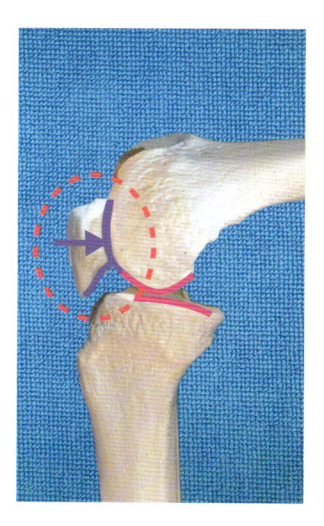

④膝関節屈曲時の大腿骨の安定性確保

図61　膝蓋骨の役割

☆膝蓋大腿関節症
膝蓋骨の関節面は，外側で凹，内側で凸となっている．関節面においては，軟骨の肥厚は外側関節面に厚くみられる．

☆膝蓋軟骨軟化症
若年者で，明らかな原因なしに膝蓋骨に限局した痛み（anteriar knee pain）を呈する場合，原発性膝蓋軟骨軟化症と呼び，膝蓋骨の不安定症，不適合，高位などが考えられる．

7．膝関節の筋肉

1）屈曲に作用する筋肉（図62～64）

（1）縫工筋

・作用…股関節屈曲，外旋，外転
　　　　膝関節屈曲，内旋
・大腿神経支配
・人体で最も長い筋である．
・鵞足を形成し，膝関節の安定に関与する．

（2）膝窩筋

・大腿骨顆部および脛骨顆部における外側半月の挟み込みを防止する役割がある．
・作用…膝関節屈曲※，下腿内旋（膝関節屈曲初期におけるロック解除）

・脛骨神経支配
※膝屈曲作用については一定の見解が得られていない．

(3) ハムストリングス（図63，64）

● **半膜様筋**
・線維は半羽状となっている．
・半腱様筋の深層に位置する．
・作用…股関節伸展
　　　　　膝関節屈曲，内旋
・坐骨神経支配

● **半腱様筋**
・線維は紡錘状となっている．したがって，深屈曲を可能とする．
・作用…股関節伸展
　　　　　膝関節屈曲，内旋
・坐骨神経支配

● **大腿二頭筋**
短頭
・線維は半羽状となっている．
・作用…膝関節屈曲，外旋
・坐骨神経（総腓骨神経）支配
長頭
・作用…股関節伸展
　　　　　膝関節屈曲，外旋
・坐骨神経（脛骨神経）支配

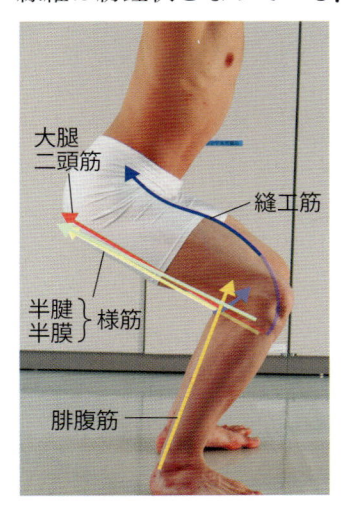

図62　膝関節の屈曲に働く筋と走行

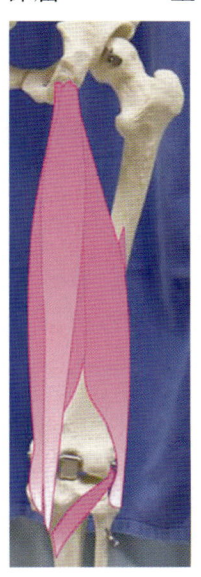

図63　膝窩筋とハムストリングス

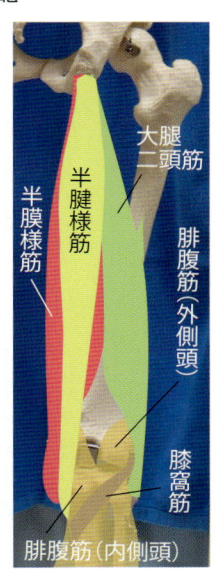

図64　膝関節の屈筋と走行

> ★One point Advice
> **上前腸骨棘の裂離骨折**
> 　全力疾走時においてときどき発生する上前腸骨棘の裂離骨折には縫工筋の過剰な収縮が原因で生じる場合が多い．

> ★One point Advice
> 　膝関節を他動屈曲した際に膝窩部痛を訴える症例では，外側半月の挟み込みを生じている場合が多い．膝窩筋の収縮を誘導するのみで症状が即座に消失するケースが多い．

> ★One point Advice
> 　ハムストリングス拘縮は，立位での体前屈時において骨盤前傾の制限因子となり，屈曲型腰痛の原因となる．

2）伸展に作用する筋肉

大腿四頭筋

● **大腿直筋**（図65）
・作用…膝関節伸展，股関節屈曲
　　　　　下肢固定のとき骨盤を前傾させる．
・大腿神経支配
・浅層の線維は羽状構造をしており，速く力強い筋収縮に有利な形態をしている．kicking muscleといわれる（図66）．

● **内側広筋**（図67）
・共同腱（大腿四頭筋腱）の内側に連続する内側

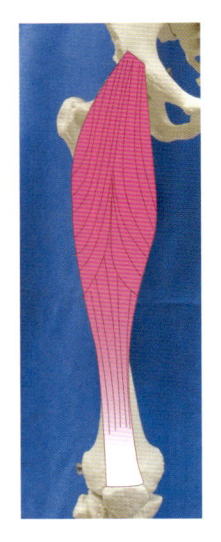

図65 大腿直筋

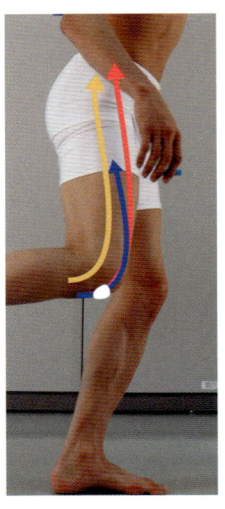

図66 蹴る動作における筋群

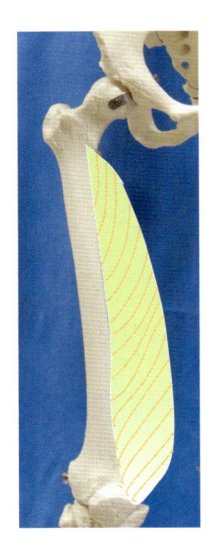

図67 内側広筋

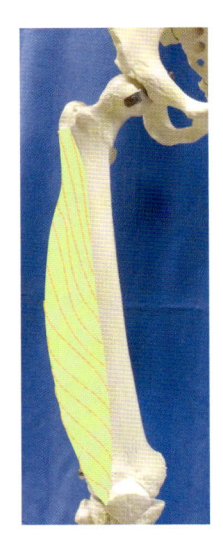

図68 外側広筋

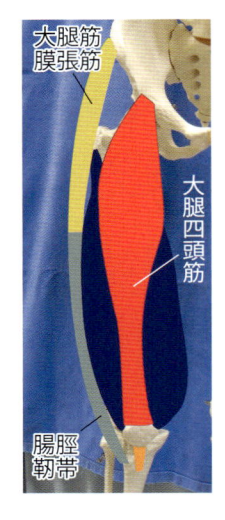

図69 膝関節の伸筋群

★One point Advice

立位での腰椎前弯が強い例では，腸腰筋だけでなく大腿直筋の拘縮にも気をつけなければならない．
尻上がり現象を利用する．

★One point Advice

下肢障害に対する運動療法の大きな目的に，大腿四頭筋の筋力回復は重要であるが，その中でも内側広筋萎縮の早期改善は大きな課題である．

広筋と，膝蓋骨内側ならびに内側膝蓋支帯に連続する内側広筋斜走線維に分けられる．
・作用…膝関節伸展，下腿内旋，内転
・大腿神経支配
・内側広筋の筋線維角は遠位へ向かうほど鈍角になる．
●**外側広筋**（図68）
・共同腱（大腿四頭筋腱）の外側に連続する外側広筋と，膝蓋骨外側ならびに外側膝蓋支帯に連続する外側広筋斜走線維に分けられる．

・外側広筋は大腿四頭筋の中で最も大きく，また，多くの範囲を腸脛靱帯により覆われている（図69）．
・作用…膝関節伸展，下腿外旋，外転
・大腿神経支配
・knee-out, toe-in のアライメントにおける膝関節の安定化には，外側広筋が中心的な役割を果たす．
・外側広筋の遠位部では，膝関節の伸展作用とともに，膝蓋骨を外方へ偏位させる作用がある．

● 中間広筋
・作用…膝関節伸展
・大腿神経支配
・中間広筋の最も深部からは膝関節筋とよばれる線維群が起始し，膝蓋上囊に停止している．
・膝関節筋は膝関節伸展とともに膝蓋上囊を引き，挟み込みを防止している．
● 膝蓋上囊
・膝蓋上囊は大腿骨顆部と膝蓋骨をつなぐ滑液包であり，膝蓋大腿関節の活動性の効率化に寄与している．

> ★One point Advice
> **有痛性分裂膝蓋骨**
>
> 膝蓋骨の上・外 1/4 に発生しやすく，外側広筋の拘縮が強く，特に分裂部に付着する筋群の緊張は，疼痛発生に大きく関与している．

> ★One point Advice
>
> Jumper's knee や Osgood-Schlatter 病など，膝関節伸展機構にかかわる疾患の多くに，大腿直筋に加え外側広筋のタイトネスが合併している例は非常に多い．

3）下腿の内旋に作用する筋肉（図70）

①縫工筋，②薄筋，③膝窩筋，④半腱様筋，⑤半膜様筋がある．

4）下腿の外旋に作用する筋肉（図71）

①大腿二頭筋（長頭），②大腿二頭筋（短頭），③大腿筋膜張筋がある．

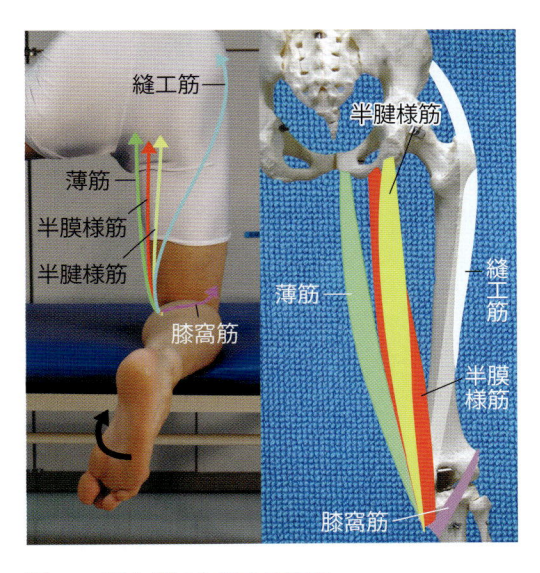

図70 膝内旋に作用する筋肉

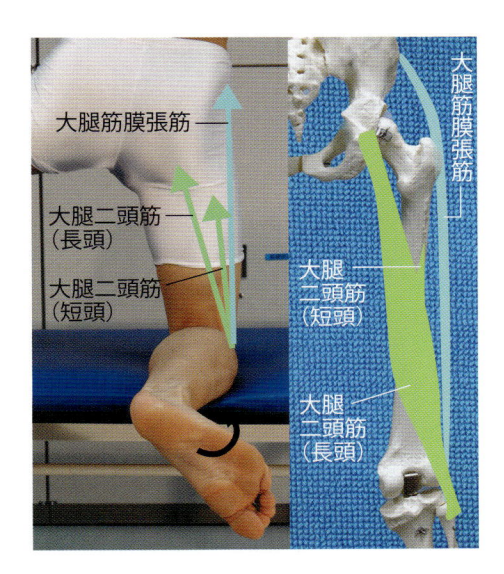

図71 膝外旋に作用する筋肉

5）骨　梁

　膝関節における骨梁には，圧迫により生じた縦方向（青）のラインと，靱帯の張力により生じた斜方向（黄色）のラインが観察される（図72）．

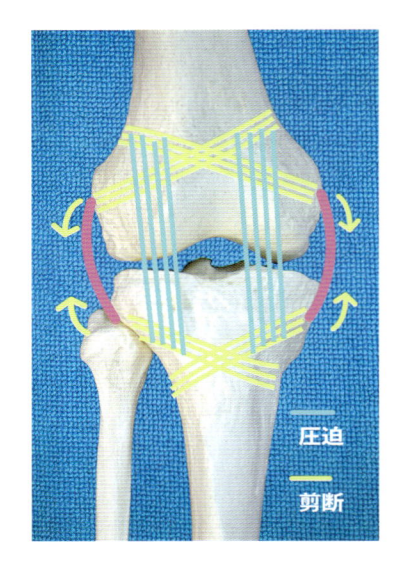

図72　骨梁

Ⅶ. 足関節

> **要点** 解剖学的に足は，距腿関節，距踵（距骨下関節），近位・遠位脛腓関節，ショパール・リスフラン関節等の複合体としてとらえる．機能を論じるには，個々の機能と，これらすべてを含めた総合的機能を捉えることが必要になる．

1．足関節の解剖学的特徴

　足関節は小さな関節面でありながら，荷重と移動という大きな役割を強いられている．荷重の主体をなす脛骨は比較的細く，また，"添え木"的存在としての腓骨は筋と骨間膜に付着部を与えている．脛骨と腓骨の協調作用，さらに距骨は，体部がボール状となって体重を分散し，直下の踵骨はその受け皿として都合のよい形態をなしている．ちょうど，距骨は亀を思い出させる特異的骨形態を有して，その直下の踵骨は，距骨を背負っているかのようである．体重の緩衝に有利な複数の足根骨を含めて，足関節は極めて興味深い構造となっている．

2．足関節・足部を構築する骨

1）脛　骨

- 脛骨骨幹部の遠位端は，骨長軸が外方に捻じれており（外捻），その分，足部は外旋する（図1）．
- 脛骨の遠位端は内果となり，内果の後方に位置する腓骨外果とともに足関節の天蓋を形成する（図2）．
- 遠位脛腓関節の前後には，前・後脛腓靱帯があって（靱帯結合）一定の動きを許しており，足関節の運動時に腓骨は上下移動，回旋等の動きが強いられている（図2-黄色）．
- 脛骨の後面で，後脛骨筋腱溝を確認する（図3-②）．
- 脛骨の底面には，比較的浅い関節窩をみる（図3-③，3-⑤）．

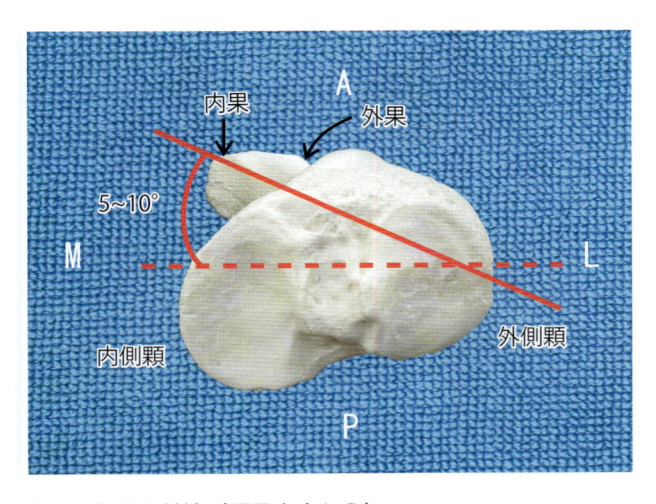

図1　脛骨の外捻（脛骨上方から）

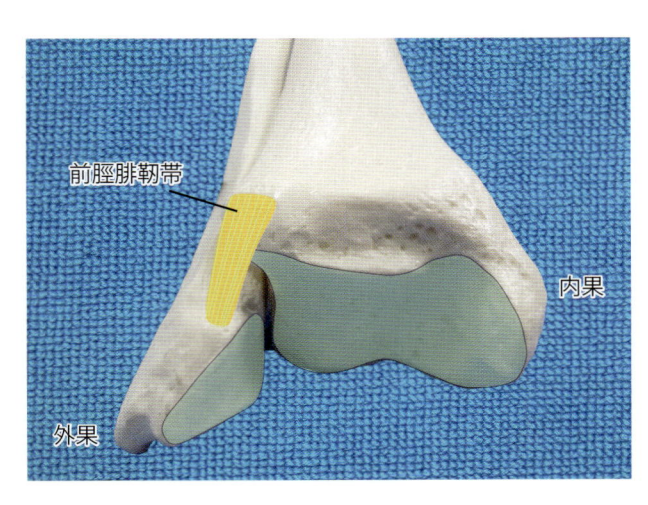

図2　足関節の天蓋（正面からみる）

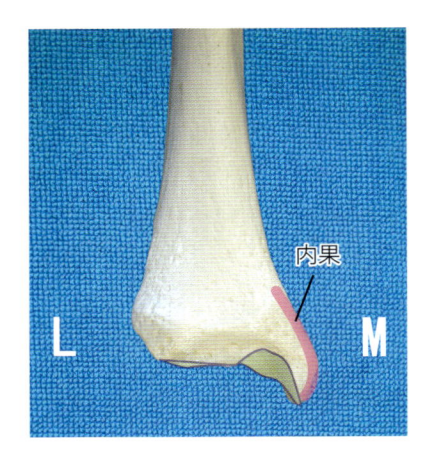

①正面 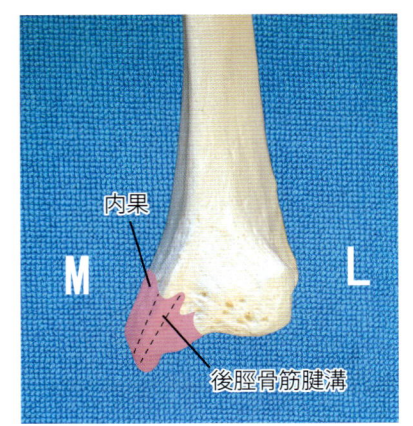　②後面 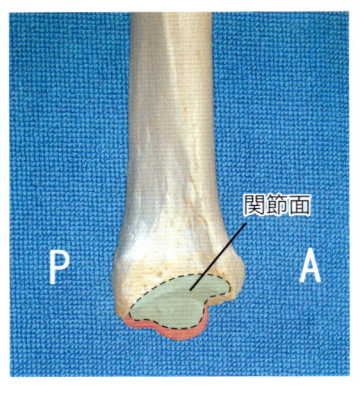　③外面 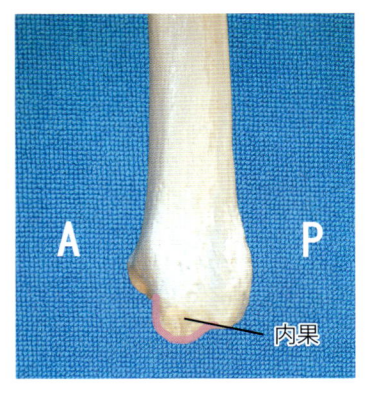　④内面 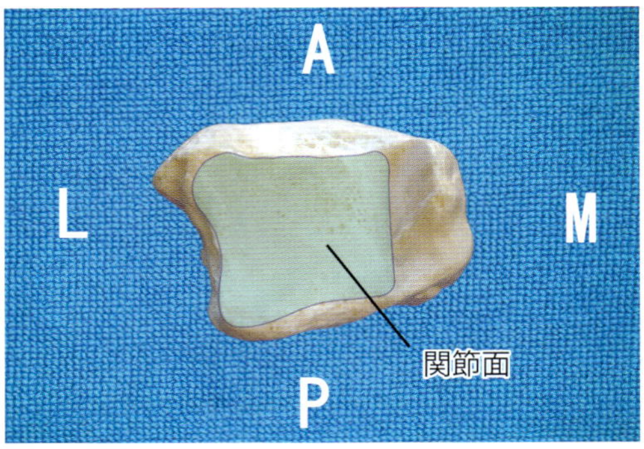　⑤底面

図3　脛骨の遠位端の形態

2）腓　骨

- 腓骨は，脛骨の外後方にあり，強靭な骨間膜で脛骨と連結されている（図4）．
- 近位脛腓関節は解剖学的関節，遠位脛腓関節は靭帯結合（図5-⑤）によって連結している．
- 腓骨遠位端（外果）は，内果より長く（図5-①），また後方に位置している（図5-④）．腓骨外・後方には，長・短腓骨筋腱が走り，腓骨一踵骨間には上腓骨筋支帯があって滑車としての機能を果たしている．
- 腓骨後面からみえる陥凹は，外果窩となって後脛腓靭帯が付着する（図5-②，③，⑤）．
- 腓骨の内面，あるいは底面で，前方に関節面，後方に外果窩がみえる（図5-⑤）．
- 内果と外果の形態上の特徴を（表1）に示す．

●腓骨の動き

足関節の動きに従って，腓骨は一定の動きをしている．その動きは，距骨の形態，足関節の運動軸，さらに筋・靭帯の影響によるものといえる．

足関節の背屈・底屈時の腓骨の動きを示す．

① **底屈時**…腓骨は，下方移動，閉鎖，内方への回旋（図6-①）
② **背屈時**…腓骨は，上方移動，離開，外方への回旋（図6-③）

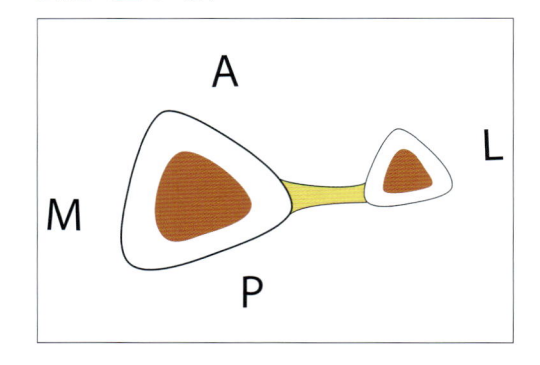

図4　腓骨・脛骨と骨間膜

表1　内果と外果の相違

	内果		外果
関節面の面積	狭い	<	広い
長さ	短い	<	長い（約1 cm）
位置	前方		後方

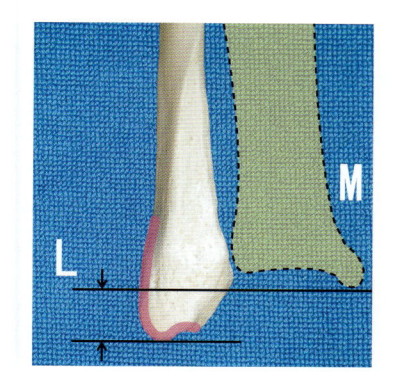

①正面 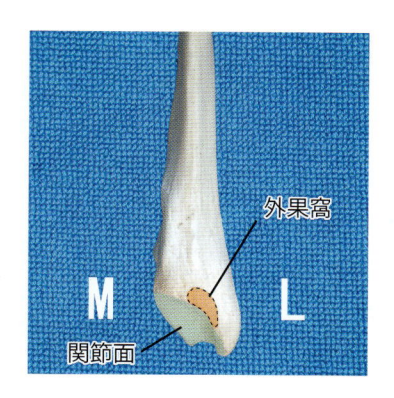　②後面 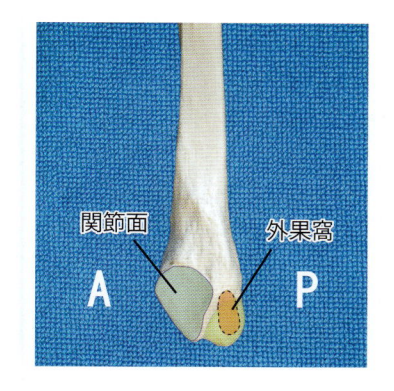　③内面 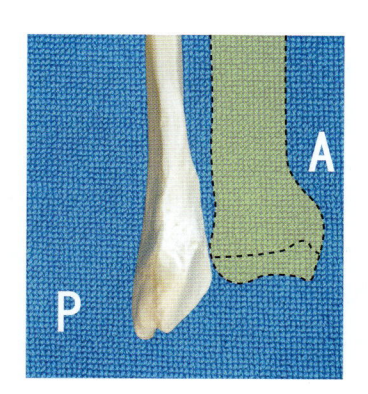　④外面 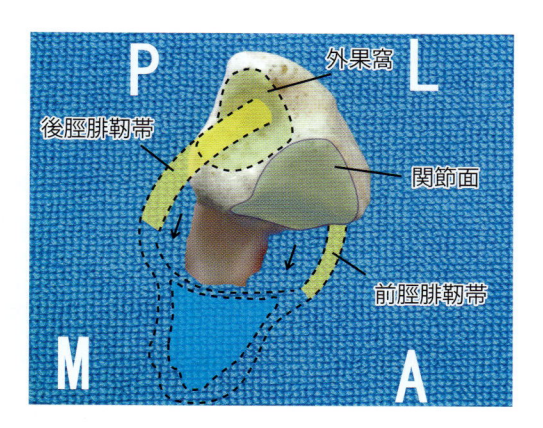　⑤底面

図5　腓骨の遠位端の形態

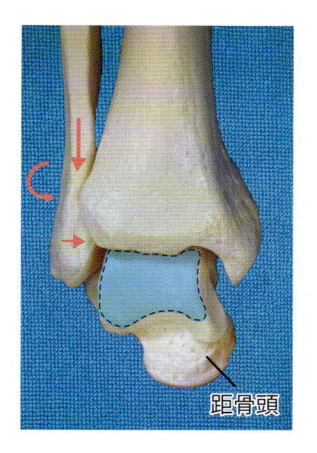

①底屈時 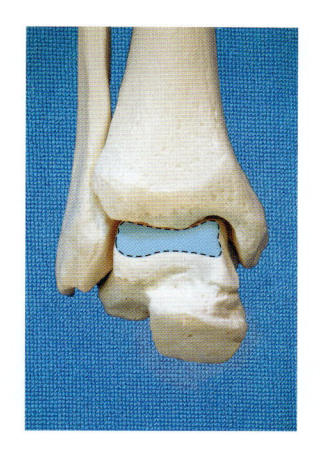　②中間位 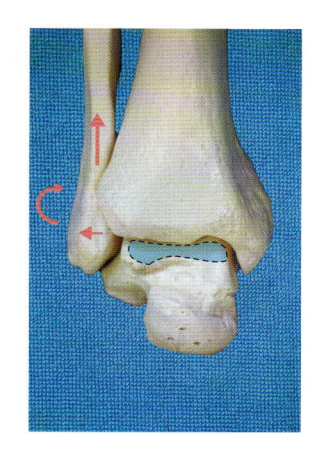　③背屈時

図6　足関節の動きと腓骨の動き（正面からみる）

3）距 骨（図7）

- 足根骨で最も近位に位置し，脛・腓骨の天蓋には距骨の滑車が関節する．
- 背面の滑車は，矢状面で前後に凸，前額面で内外に緩やかな陥凹を呈している（図7-②，③，④）．
- 前方は，距骨頭が舟状骨と（図7-②），内側は内果とともに比較的小さな関節面を（図7-③），外側は外果とともに大きな関節面をつくる（図7-④）．
- 後方には，距骨後突起があり，内側結節と外側結節に分かれ，その間に長母指屈筋腱溝の陥凹がある（図7-⑤）．その間を長母指屈筋腱が通過

する．
- 底面には，踵骨との間に3つの関節面があり，前・中・後距踵関節をつくる（図7-⑥）．後距踵関節は最も大きな関節面となる．前・中距踵関節と後距踵関節の間には足根洞（距骨溝と踵骨溝でつくる間隙）がみられ，中に骨間距踵靱帯が上下に張って距踵関節を安定させている．

(1) 矢状面での特徴

- 距骨を横からみると，前方から距骨頭，距骨頸，距骨体，後突起に分けられる．距骨体の背面は滑車関節面となっている．滑車関節面を中間位で矢状面からみると，脛骨下端が占める領域（70°），その前部を占める領域（20〜30°），その後部を占める領域（30〜50°）の3領域に分けられる（図8）．
- 前方の関節面は，背屈時に適合する領域（20〜30°），後方の関節面は底屈時に適合する領域（30〜50°）といえる．
- 滑車における内側・外側関節面を横からみると，前半分での曲率は内側が外側より大きい（図9-①，②）．このことにより，背屈時（滑車関節面の前半分が関節する）に足関節は回内（外がえし）する動きが導き出される．
- 内側・外側関節面を横からみると，関節面の前・後半分における面積は，いずれも前半分で大きく（図9-①，②），後方で小さくなっている．これらのことにより，足関節の背屈時に腓骨との接触面積が大きくなり，背屈時の関節の安定性に貢献している．

(2) 水平面での特徴

- 滑車関節面のラインに対して頸部のラインはより内方を向いている．荷重分散を行う上でこの内方偏位は支持に有利となっている（図10赤線）．

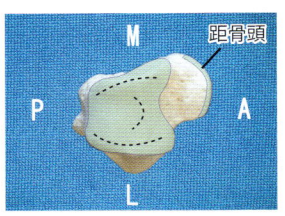

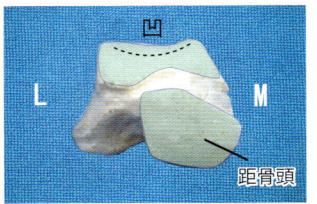

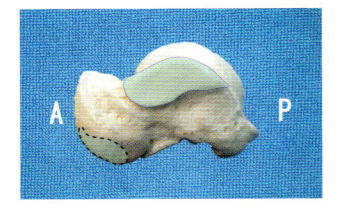

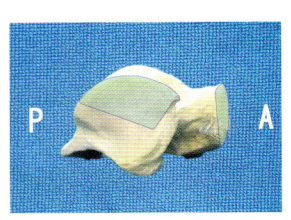

①上面　②前面　③内面　④外面

⑤後面　⑥底面

図7　距骨の形態

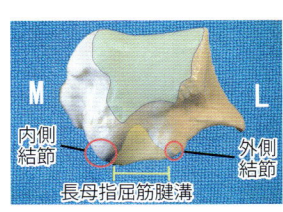

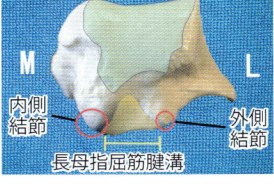

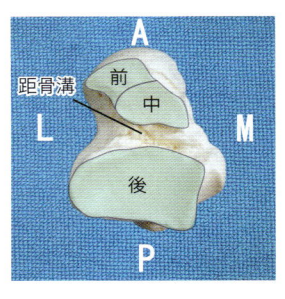

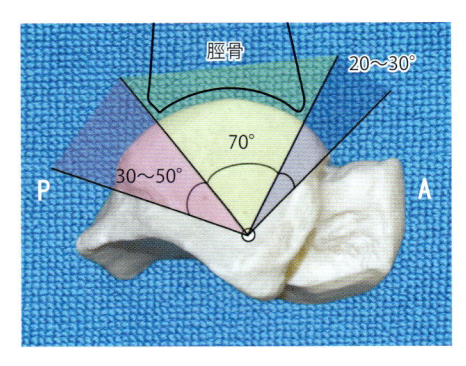

図8　距骨滑車の意義（外側から）

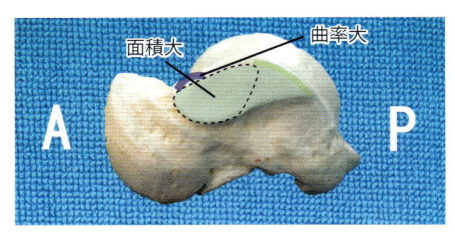

①内側　②外側

図9　距骨滑車の関節面

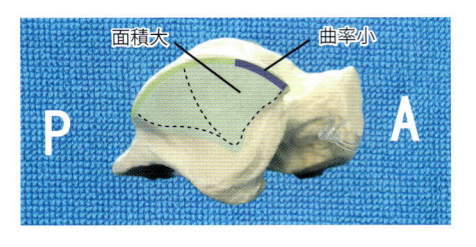

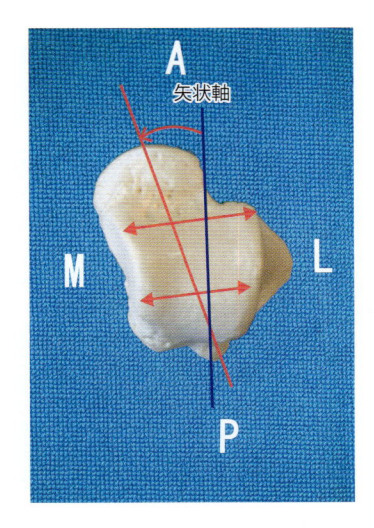

図10 距骨滑車の形態

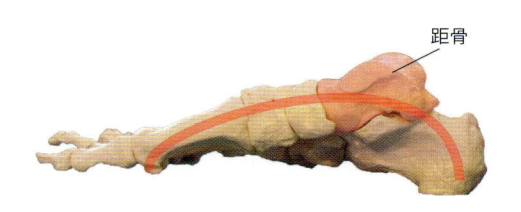

図11 内側縦アーチ

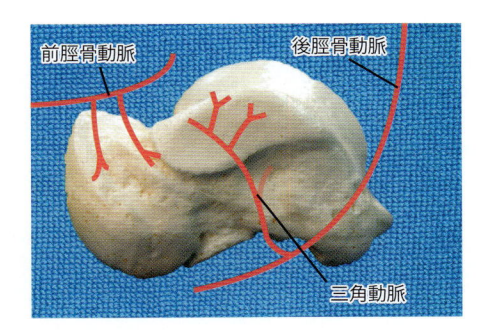

図12 距骨に進入する栄養血管

・滑車は背側からみると，前方の横径に比べて後方の横径が狭くなっている（図10 矢印），いわゆる"台形の形状"をしている．このことは，足関節屈曲（底屈）時に関節内は骨性の制限を受けにくく，動きは自由となり，逆に伸展（背屈）時は，距骨の嵌入によって安定するといえる（固定される）．

(3) その他の特徴

・距骨は内側アーチの一部を形成し，内側縦アーチの key stone となる（図11）．

・距骨には筋肉がまったく付着しないが，靱帯の付着は多い．
・距骨は荷重分散に重要な役割を有しており，前距踵関節から舟状骨（内側アーチ），中距踵関節から立方骨（外側アーチ），後距踵関節から踵骨に体重を分散させる．
・距骨は，後脛骨動脈，前脛骨動脈から分岐した血管が距骨頸部付近から進入し，体部に向かう（図12）．
・距舟関節（前方凸）と踵立方関節（後方凸）の一連の関節構成体をショパール関節と呼ぶ．

4) 踵 骨（図13）

・足根骨の中で最も大きい．
・距骨の3つの関節面に対応した3つの関節面が踵骨の背側にある（図13-①）．
・前・中距踵関節と後距踵関節は踵骨溝によって前後に分けられている（図13-①，⑤，⑥）．
・前距踵関節の内側縁では，内側に突き出た載距突起を観察できる（図13-②）．
・載距突起の底面には，長母指屈筋腱が通過する溝（踵骨の長母指屈筋腱溝）がある（図13-③）．
・踵骨隆起にはアキレス腱が付着する（図13-④）．
・踵骨隆起の下端は内側突起，外側突起となり，内側突起が大きくて荷重にかかわっている（図13-②，③）．

5) 舟状骨（図14）

・舟状骨の近位面（後面）は，距骨頭に対する凹面となっており，距舟関節をつくる（図14-①）．
・遠位面（前面）は，3つの楔状骨と関節を構築し（舟楔状関節），ブロック状に並んでそれぞれ平面関節としての機能をもつ（図14-②）．
・舟状骨の内側下端は舟状骨粗面となり，その底面には後脛骨筋の線維が付着する（図14-③）．
・舟状骨の底面には，踵骨との間に底側踵舟靱帯（バネ靱帯；spring ligament）が張り，内側アーチにおける緩衝作用をしている（図14-④）．
・舟状骨粗面での過剰骨（副骨）を外脛骨といい，約20％にみられる．運動痛（発育期の過使用による運動痛）の引き金となる（図14-⑥）．

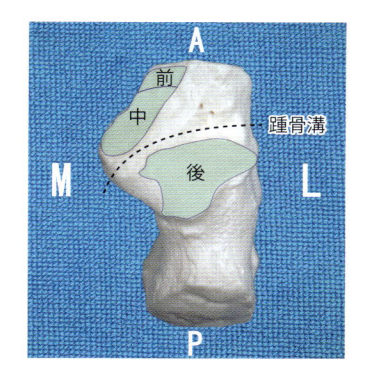

①上面 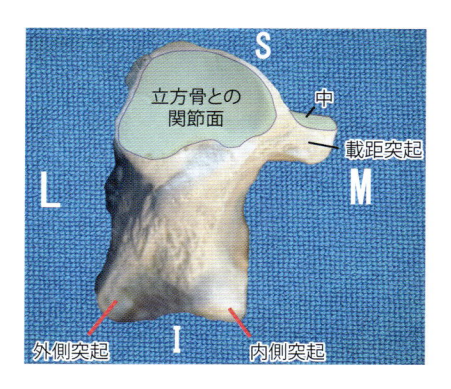　　　　　　　　　　②前面 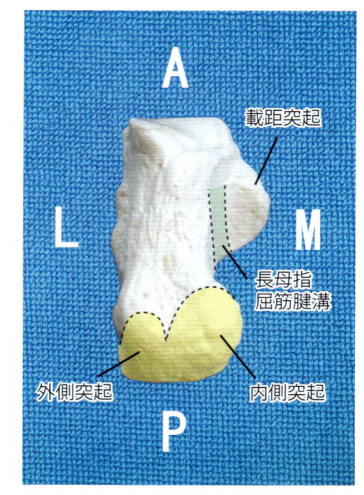　　　　　　　　　　③底面

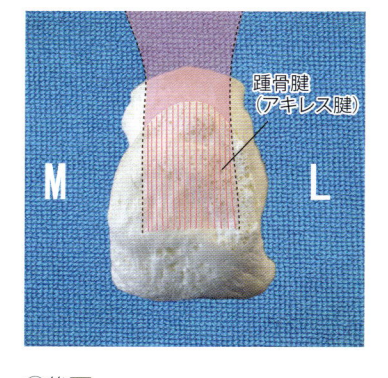

④後面 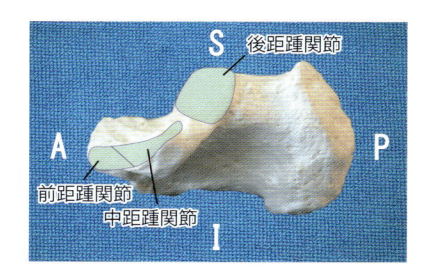　　　　　　　　　　⑤内面 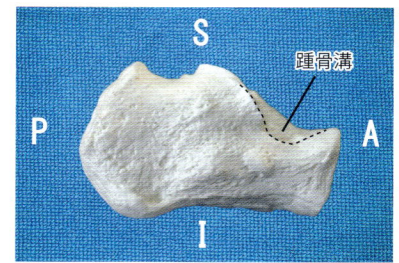　　　　　　　　　　⑥外面

図13　踵骨の形態

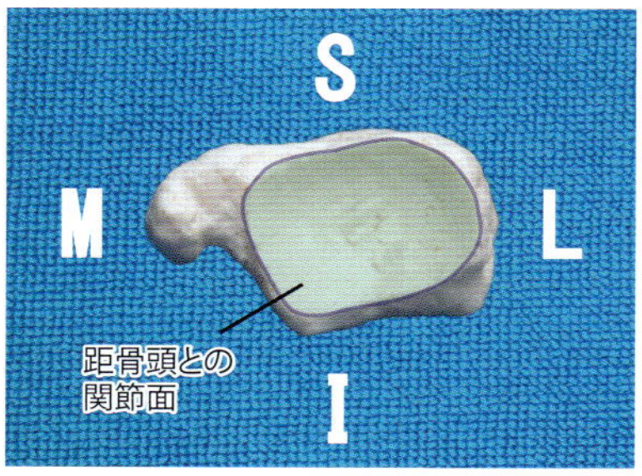

①後面 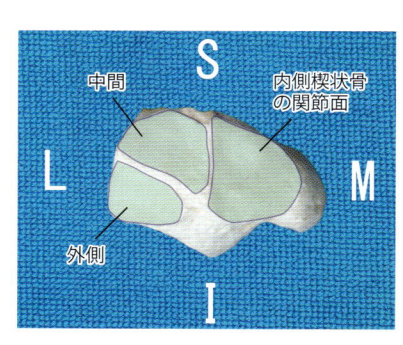　　　　　　　　　　②前面 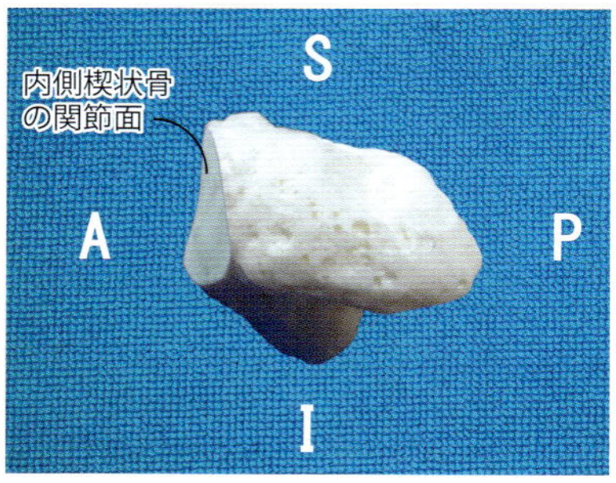　　　　　　　　　　③内面

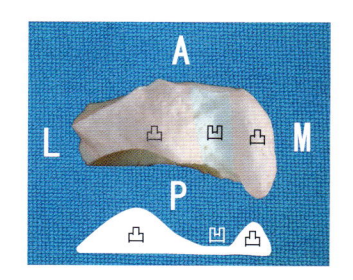

④底面 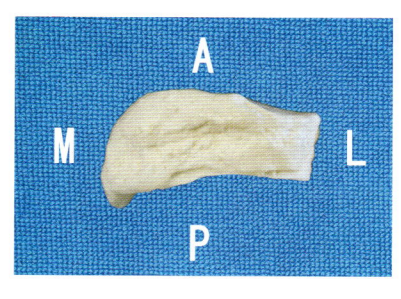　　　　　　　　　　⑤上面 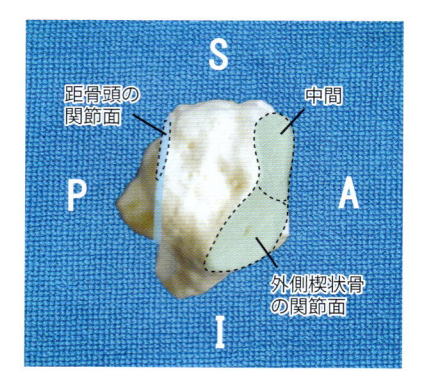　　　　　　　　　　⑥外面

図14　舟状骨の形態

138　Ⅶ. 足関節

6）楔状骨（図15）

- 内側・中間・外側楔状骨の3つがある（図15-①）.
- 中間楔状骨は，前後に短く第2中足骨底を取り込んで安定させる（図15-①）．楔状・立方骨レベルでの横アーチにおける key stone の機能を果たす.
- 楔状骨は，舟状骨と3つの中足骨の間にあって，スペーサーとしての緩衝作用と支持性を果たす（図15-②）.
- 中間楔状骨は，内側縦アーチの一部と横アーチの一部にかかわっている.
- 中間・外側楔状骨は第2，3中足骨とで比較的安定した構造となり，縦アーチの安定化に貢献している.
- 外側楔状骨は立方骨と関節する（図15-③）.

7）立方骨（図16）

- 立方骨は外側アーチの一部となり，アーチにおける key stone となる.
- 立方骨の近位端（後面）は，踵骨と関節をつくり（図16-①）（踵立方関節），遠位端（前面）では第4（Ⅳ），5（Ⅴ）中足骨と比較的可動性のよい関節を構築している（図16-②）.
- 内側面は，外側楔状骨，舟状骨の一部と関節を

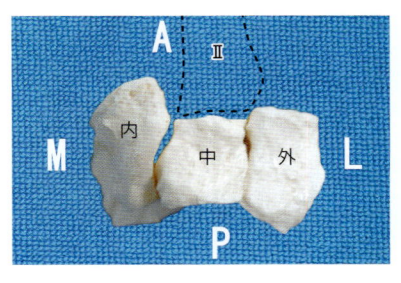

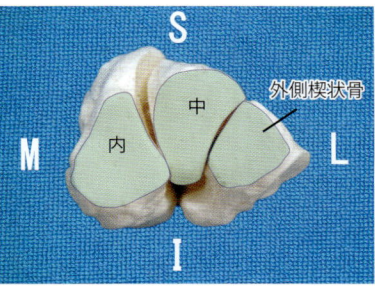

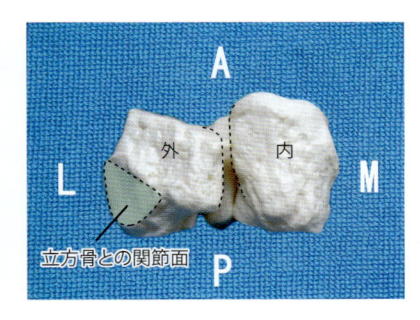

①上面　②後面　③下面

図15　楔状骨の形態

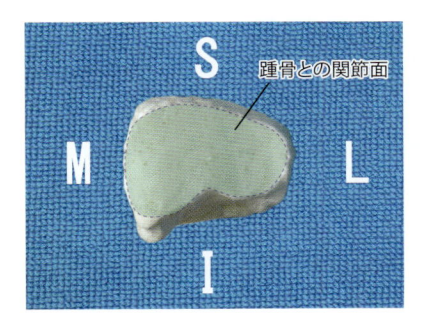

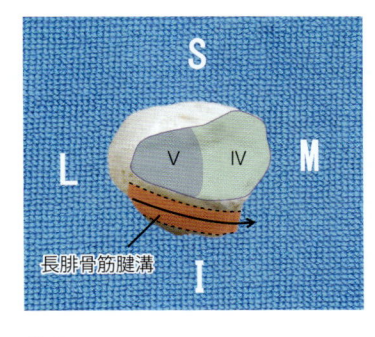

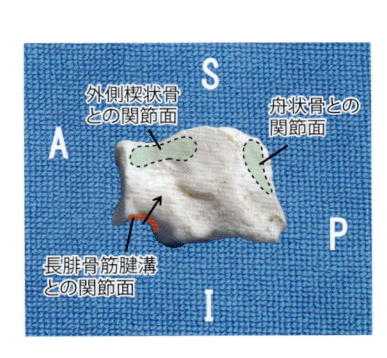

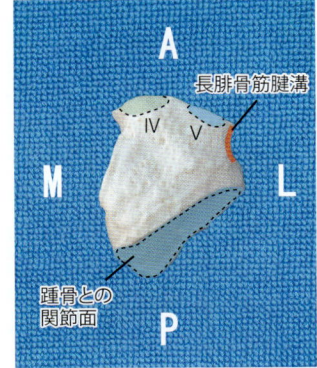

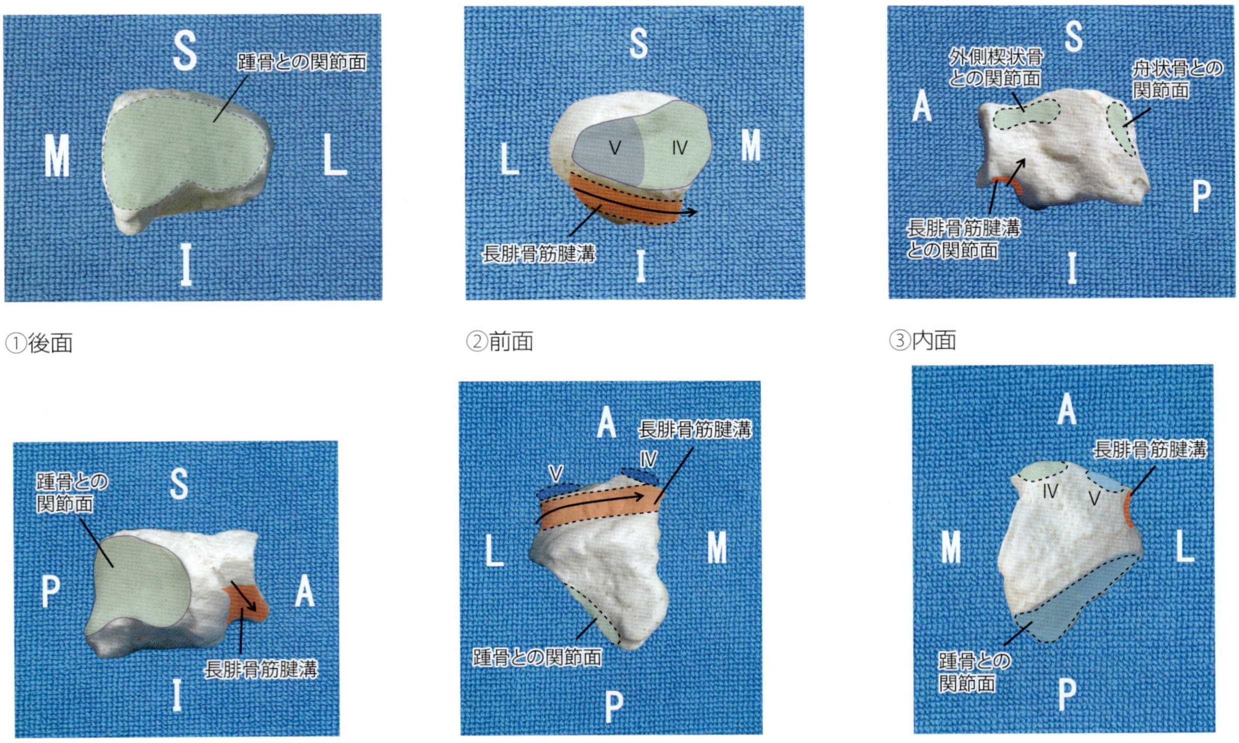

①後面　②前面　③内面

④外面　⑤下面　⑥上面

図16　立方骨の形態　（→は長腓骨筋腱の走行を示す.）

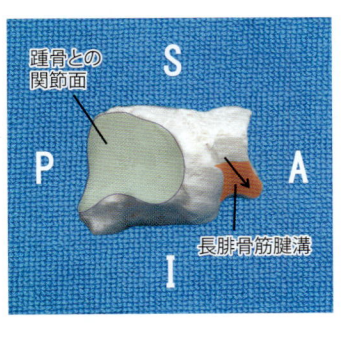

もつことから，立方骨は，近位・遠位・内側面のすべてで関節面を有することになる（図16-③）．
- 外側面は，長腓骨筋が通る長腓骨筋腱溝があり，この陥凹は立方骨底面に続く（図16-④）．
- 底面には，その遠位に長腓骨筋腱溝が横走している（図16-⑤）．
- 上面からを図16-⑥に示す．

8）中足骨

- 足根骨との間で，足根中足関節（リスフラン関節）をつくる（図17）．
- 中足骨のすべては，背側凸のアーチ状を形成する．
- 中足骨レベルでの横アーチでは，第2中足骨がkey stoneとなる．
- 第1中足骨は最も太くて短く，足根中足関節面のラインは，第1中足骨底が第5中足骨底より約2cm前方に位置する（図17）．
- 第2中足骨は最も長く，中足骨底は内側・外側楔状骨間に挟まれて不動となっている（図17 ↓）．
- 第1足根中足関節は，単独で独立した関節包を有し，他は共通した関節包となる（図18）．
- 中足骨の長軸上での動きは，第2中足骨を中心とした軸回旋運動となる（図19）．
- 第1中足骨頭の底面には2つの種子骨があり，内側種子骨には母指外転筋と短母指屈筋（内側頭）が，外側種子骨には短母指屈筋（外側頭），母指内転筋が停止する（図20）．

9）指節骨（図21）

- 基節，中節，末節骨の14個がある（図21）．
- これらはアーチと関係なく，特に母指では歩行時のtoe offにおいて，その役割が重要となる（図21 赤ライン）．

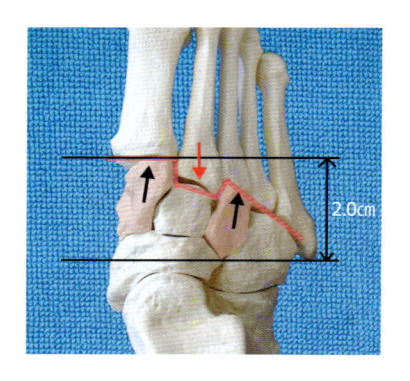

図17　リスフラン関節の形態と特徴 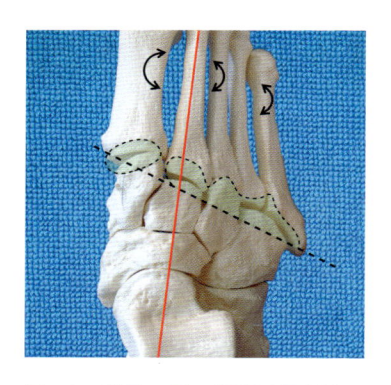　図18　リスフラン関節の関節包

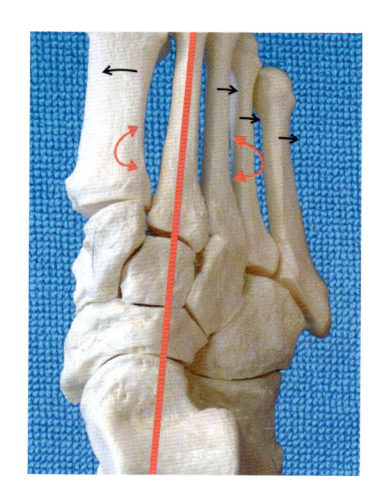

図19　中足骨回旋時の運動軸 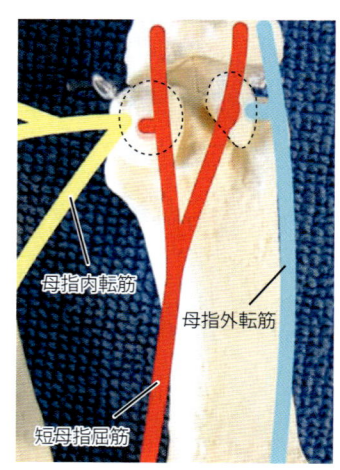　図20　第1中足骨における種子骨 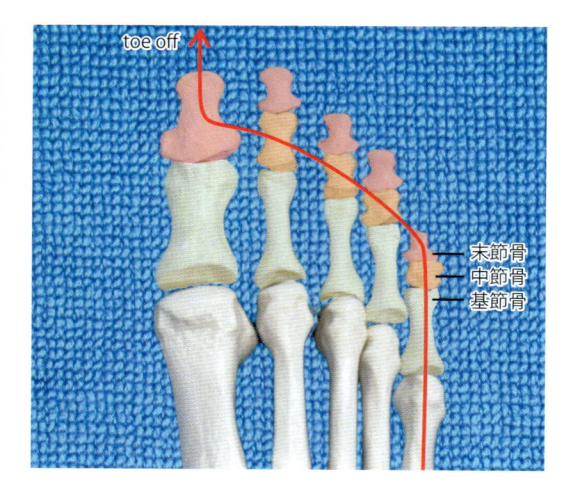　図21　指節骨

3．足関節・足部の構成

1）近位脛腓関節（図22）

近位脛腓関節は足関節の動きに影響を与えることから，この章において説明を加えておく．
- 脛骨の外側に位置する解剖学的関節（滑膜関節）であり，強靭な関節包で包まれている（図22-①）．
- 腓骨頭には，外側側副靭帯と大腿二頭筋腱が停止していて，脛腓関節の動きに影響を与えている（図22-②）．
- 腓骨頭は脛骨外顆の外側にあって，位置的には脛骨の後面で関節を構築している（図22-③）．
- 一方，足関節の動きに従って他動的に脛腓関節の動きが生じることになる（図23）．

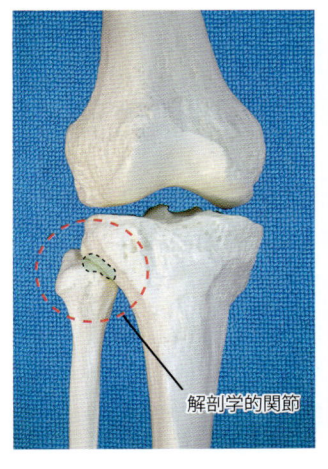

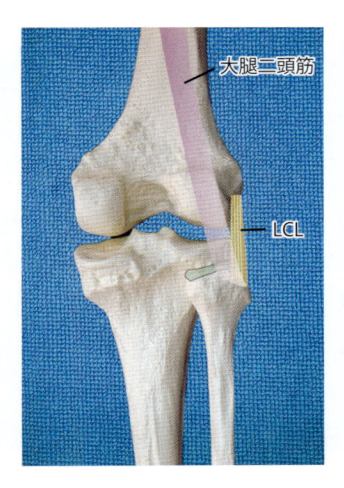

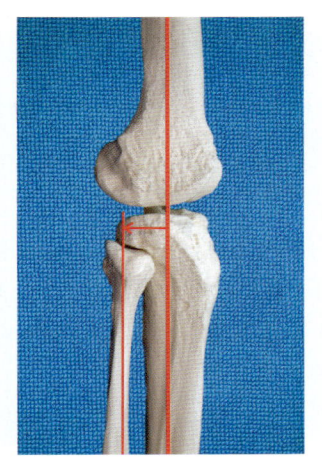

①正面　②外面　③後面

図22　近位脛腓関節の特徴

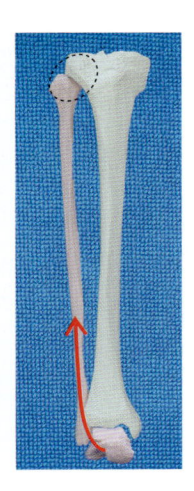

図23　足関節と近位脛腓関節

2）遠位脛腓関節（図24）

足関節の天蓋を構築する遠位脛腓関節は，距腿関節の動きの影響を受ける唯一の部位である（図24-①）．
- 解剖学的関節である距腿関節と，靭帯結合の遠位脛腓関節がともに近接に存在するという構造は他にない．
- この部位での動きは重要であり，遠位脛腓関節を

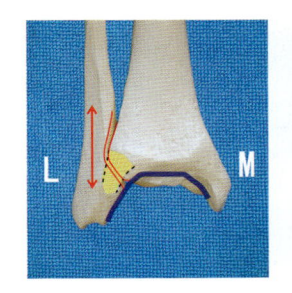

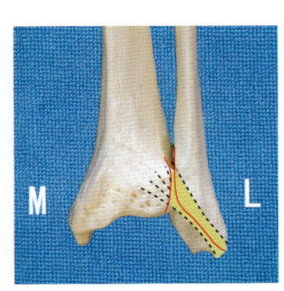

①前面　②後面

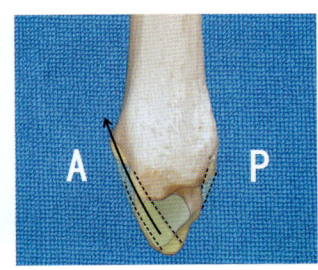

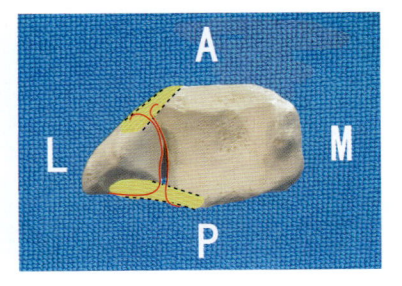

③外面　④内面　⑤底面

図24　遠位脛腓関節と前・後脛腓靭帯

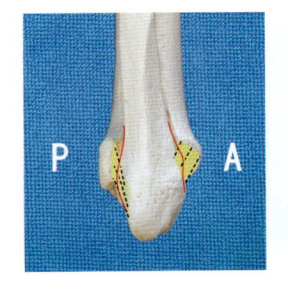

141

完全固定することで足関節の可動性は低下することになる．
- 遠位脛腓関節は，靭帯結合であり，前脛腓靭帯（図24-①）と後脛腓靭帯（図24-②）が前後を連結する．
- この部位は，滑膜性関節ではないため，靭帯の制動によって動きが制限される（図24-③）．
- 遠位脛腓関節では，足関節の背屈時には腓骨の上方移動，離開，外方への回旋が生じており，底屈時は逆の動きとなる．
- 下腿骨間膜は脛骨と腓骨間にある強靭な結合組織で，主な線維の方向は脛骨から腓骨に下行性に走っている．

3）距腿関節（図25）

●狭義の足関節
- 下からみると，内果・外果の関節面と脛骨遠位端（天蓋）により形成された四角の腔所（ほぞ穴）を凹面とし，側面からみて丸く，上からは台形にみえる距骨滑車の凸面で構成される関節である（図25右）．
- 関節面は，外果関節面が広いため距骨との接触面は外果が大きくなる．
- 距骨の滑車面は，正面からみると中央で前後にくぼんだ滑車溝があり，脛骨下端前縁の軽い凸面とで適合を高めている（図25左）．これは距腿関節の安定化に寄与している．
- 外果は内果より下方，かつ後方に位置するため，足関節の運動軸は前額面に対して約5〜10°外方を向く．それを補うように距骨自体も内方への捻じれを有している（図26 黒矢印）．
- 背屈の際，距骨は後方へ滑る（図27-①）．このとき，前部関節包や前距腓靭帯は弛緩し，後部関節包などは緊張する（図28-①）．
- 底屈の際，距骨は前方へ滑る（図27-③）．前部関節包や前距腓靭帯は緊張し，後部関節包などは弛緩する（図28-③）．

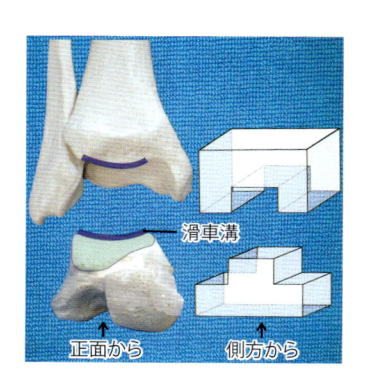

図25　距腿関節の構造

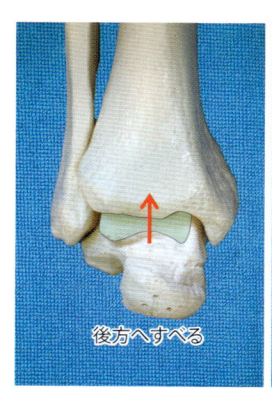

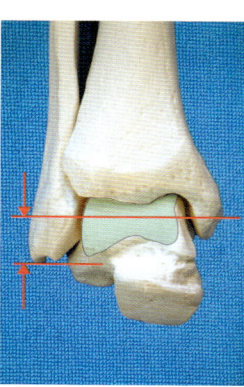

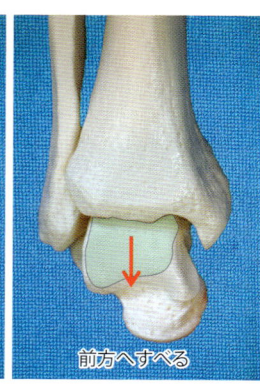

図27　足関節と距骨の動き（正面からみる）
①背屈位　②中間位　③底屈位

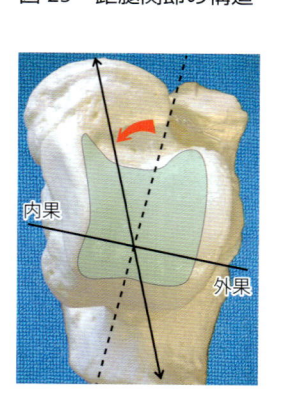

図26　距腿関節における滑車と運動軸

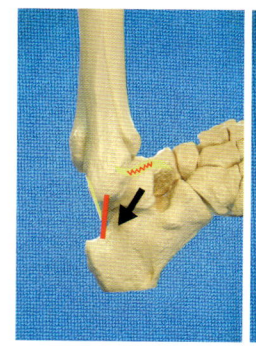

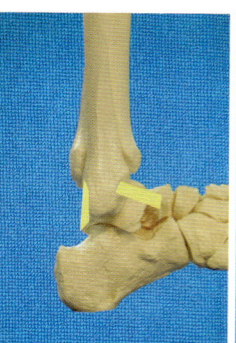

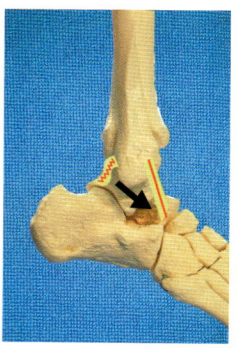

図28　足関節と距骨の動き（側面からみる）
①背屈位　②中間位　③底屈位

4）距踵関節（距骨下関節）

- 距踵関節の側面からの全体像（図29）と，距踵関節を引き離したときの側面からの全体像（図30）を示す．
- 踵骨上面と距骨下面において，前，中，後距踵関節の3つで構成される関節である．
- 特に重要なのは，全関節面の約70%を占める後距踵関節であり，距骨の凹面が踵骨の凸面と関節をつくる．
- 距踵関節における距骨の動きは，pitching（縦揺れ；屈曲―伸展），turning（回転；内転―外転），rolling（横揺れ；回内―回外）と表現され，三次元での運動が可能となる（図31）．
- 内がえし，外がえしは距腿関節のみでは生じにくく，上記の距踵関節が参加してはじめて足関節での三次元の運動が可能となる．
- 運動の制動は，主に骨間距踵靱帯による．
- 距踵関節の運動軸は，距骨頭と踵骨の外側突起を結んだ斜め方向のライン上となり，矢状軸とは異なる（図32）．

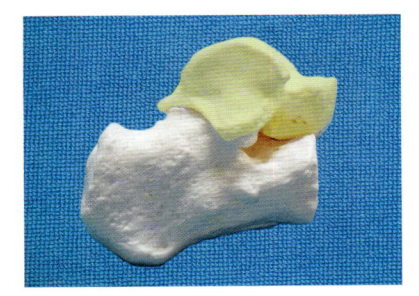

図29　距踵関節の全体像

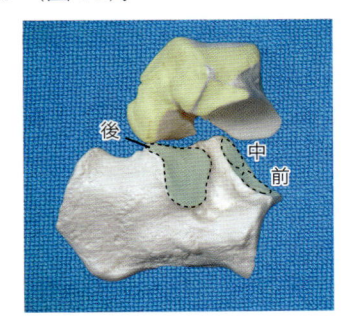

図30　距踵関節を離開する

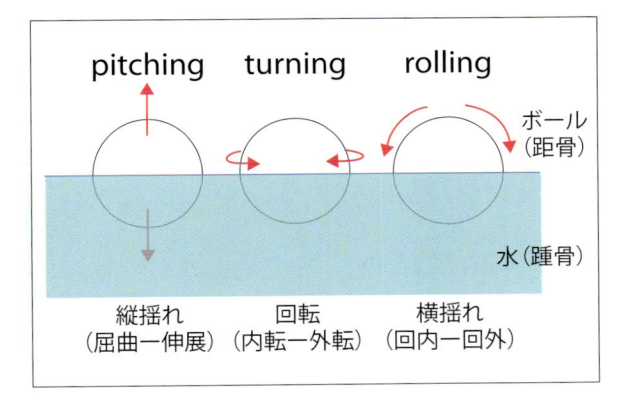

図31　水に浮いたボールの動き

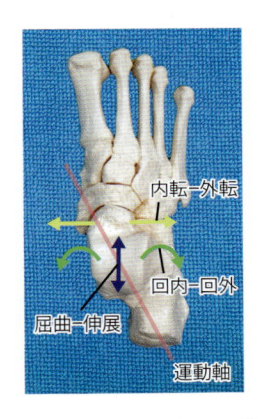

図32　距踵関節の運動軸

5）横足根関節（ショパール関節）

- 整形外科的な切断部位として有名であり，前方に凸の距舟関節と後方に凸の踵立方関節が連続したS字状カーブをいう（図33-①）．
- 足底側の内側には，バネ靱帯（底側踵舟靱帯），外側には，長・短足底靱帯（底側踵立方靱帯）があって，内側・外側アーチの保持に寄与している．（図33-②）

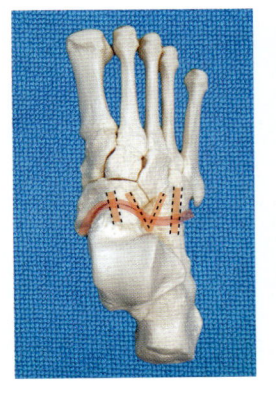

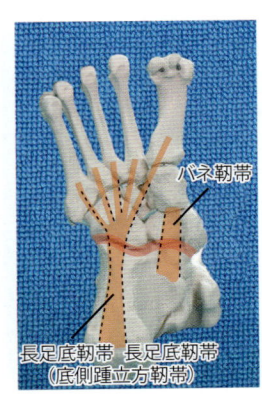

①上面（背面）　　②底面

図33　ショパール関節の特徴

6）足根中足関節（リスフラン関節）

- 整形外科的な切断部位として有名である．
- 第1〜3中足骨底と内側・中間・外側楔状骨，さらに第4,5中足骨と立方骨間の横に連続した関節上のラインである（図34）．
- 第2足根中足関節は，内側・外側楔状骨に挟まれて可動性は少なく，一方，第4,5足根中足関節は，立方骨とで平面関節をつくり，可動性は高い．

7）中足骨間関節

- 母指以外の第2〜5中足骨底間は共有した関節を有し（図35），背側・底側・骨間中足骨間靱帯によって連結されている．（図36）
- 第1〜5中足骨遠位端は，深横中足靱帯により相互に連結されている．一方，手の場合は，第2〜5中手骨遠位端で連結されている．

8）中足指節関節（MTP関節）（図37, 38）

- 各中足骨頭の凸面と，相対する基節骨底の浅い陥凹で関節が形成される（図37）．
- 自由度2の関節で，屈曲・伸展，内転・外転が可能である（図38-①，②）．
- 第1中足骨頭の下面には2つの種子骨（内側・外側）があり，母指外転筋（内側），短母指屈筋（内側・外側），母指内転筋（外側）の付着部となっている（図20参照）．
- 第1中足指節間関節は外反母指の好発部位となっている（図39）．

9）指節間関節（図39）

- 手指と同じく，近位指節間関節（PIP），遠位指節間関節（DIP）があり，母指は指節間関節（IP）のみである．
- 運動は基本的に屈曲・伸展のみである．その動きは，DIP関節よりPIP関節が大きい（図40）．

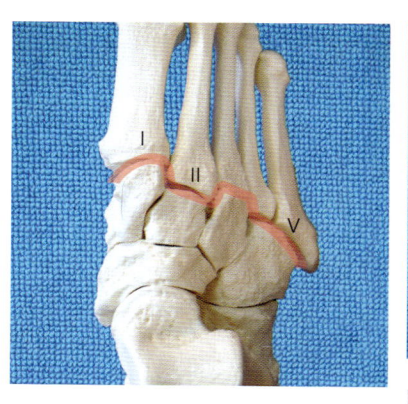

図34 リスフラン関節

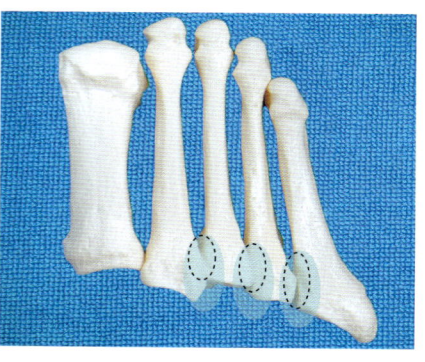

図35 中足骨間関節

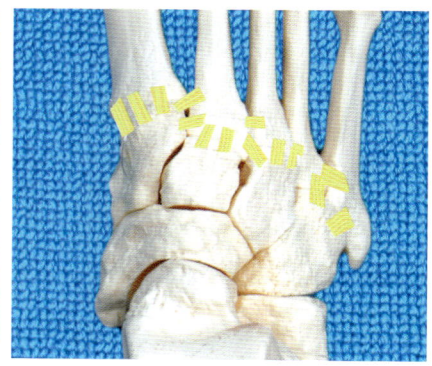

図36 中足骨間関節の靱帯

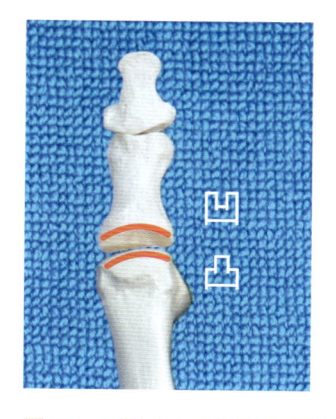

図37 母指の中足指節間関節の構造

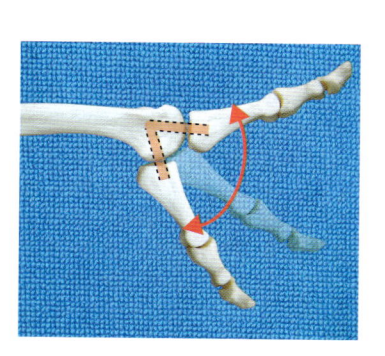

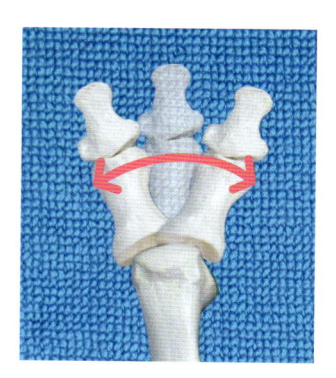

①屈曲・伸展運動　　②内転・外転運動

図38 第3指の中足指節間関節の動き

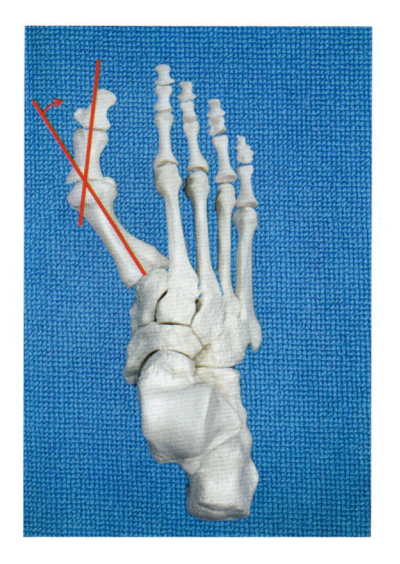

図 39　外反母指

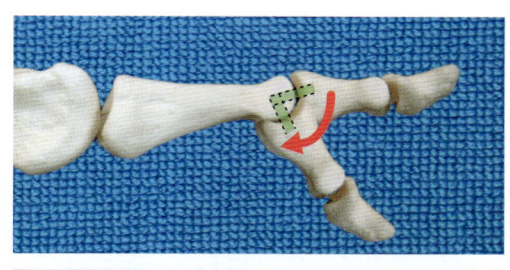

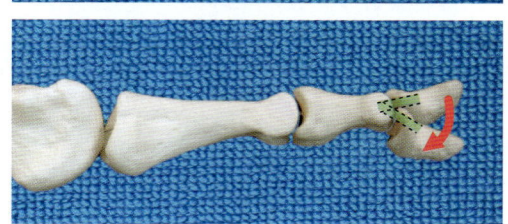

図 40　指節間関節
①PIP 関節
②DIP 関節

4．足関節・足部の靱帯

1）内側側副靱帯

●三角靱帯（図 41）
・内果を頂点とした三角形をしており，最も前方から脛舟部，前脛距部，脛踵部（内果―載距突起），後脛距部がある．主な機能としては，外がえしに対する制限がある．三角靱帯は，足関節内側で大きな領域を占めており，最も強靱な靱帯といえる．

2）外側側副靱帯（図 42）

・腓骨下端から距骨，踵骨間にある靱帯で，前方から前距腓靱帯，踵腓靱帯，後距腓靱帯がある（図 42-①）．
　前距腓靱帯，踵腓靱帯は距骨の前方移動を，後距腓靱帯は距骨の後方移動を制限する．また，3靱帯は距腿関節における非生理的回外運動の抑制に貢献している．

●前距腓靱帯（図 42-②）
・外果前縁から前内方へ向かい距骨頸に付着する．
・底屈・内がえしを制限する．特に内がえしは，底・背屈のあらゆる可動域で制限する．
・距骨の前方移動を制限する．
・内がえしを強制されると，距骨の外旋が生じて，最も制動効果の高い前距腓靱帯を損傷することになる．

●踵腓靱帯（図 42-③）
・外果下縁から後下方に向かって踵骨外側縁に付着する．
・距腿関節と距踵関節を縦走して，内がえしを制限する．靱帯の走行から背屈を制限する．
・前距腓靱帯と同様，底・背屈のあらゆる可動域における内がえしを制限する．
・前距腓靱帯損傷時に，さらに外力が加わった場合，内反捻挫を発生することがある（図 43）．

●後距腓靱帯（図 42-④）
・外果後内側から距骨の外側結節に付着する．
・足関節の背屈時に距骨の過外転が制限される．
・距腿関節の後壁の一部を形成する．
・距骨の後方移動を制限する．

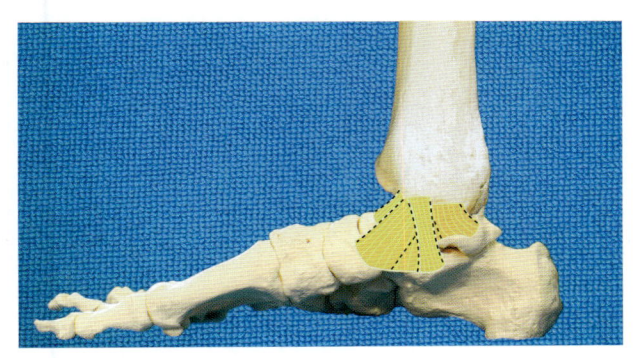

図 41　内側側副靱帯（三角靱帯）

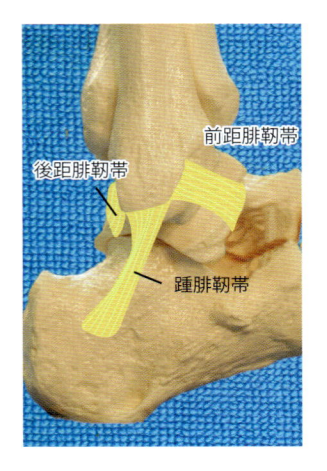

①外側側副靱帯（全体像） 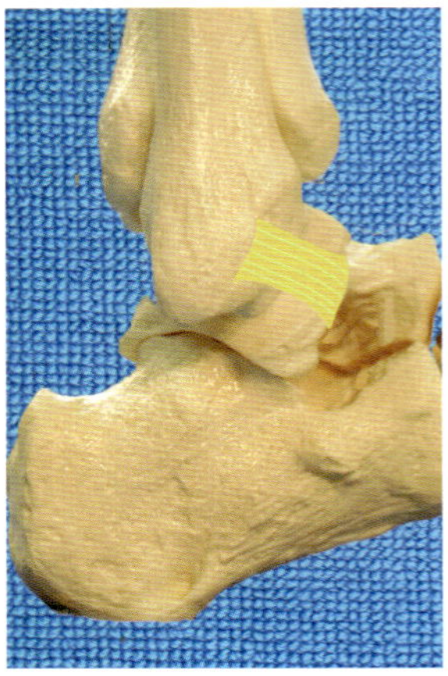　②前距腓靱帯 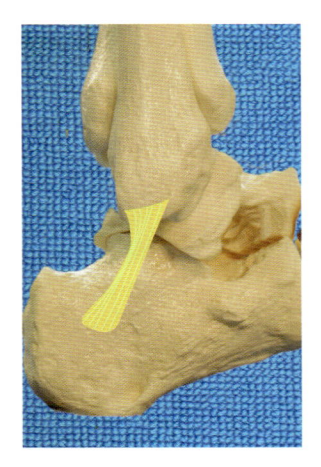　③踵腓靱帯 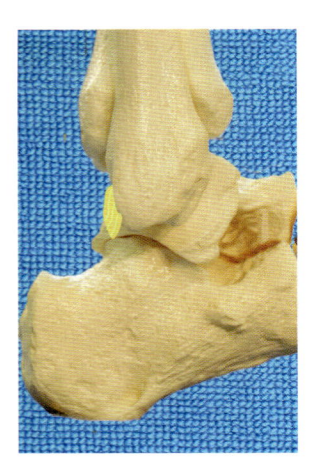　④後距腓靱帯

図42　外側側副靱帯とその位置

3）距踵靱帯（図44）

- 距踵関節の側壁において，外側距踵靱帯（図44-①）・内側（図44-②），後距踵靱帯（図44-②）がある．
- 距踵関節を補強しているが，主要な安定装置ではない．主な安定装置に，骨間距踵靱帯がある．

4）骨間距踵靱帯（図45）

- 骨間距踵靱帯は，前・中距踵関節と後距踵関節間の溝（足根洞）にあって，前後に横並びに存在する．すなわち，前後に2本の平坦な線維束が足根洞を斜めに横断する．
- 足根洞は，踵骨溝と距骨溝でつくられた間隙である．

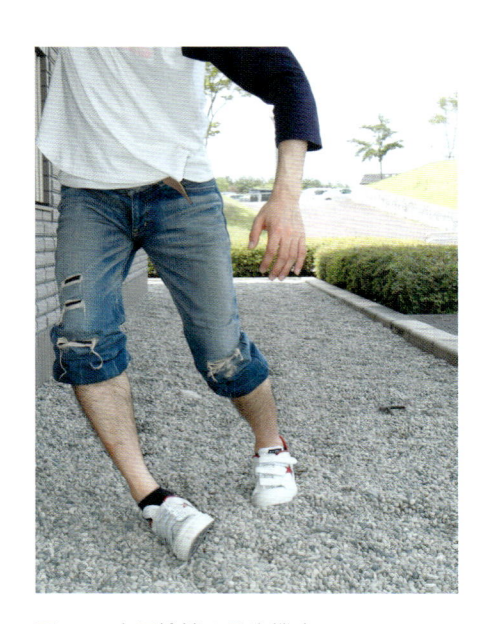

図43　内反捻挫の発生機序

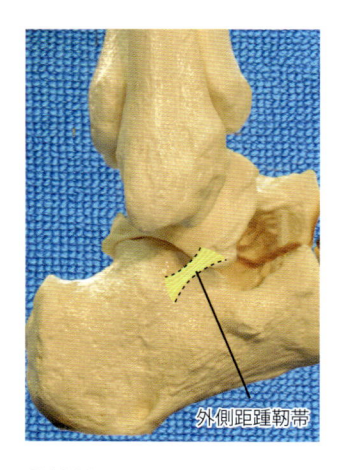

①外側 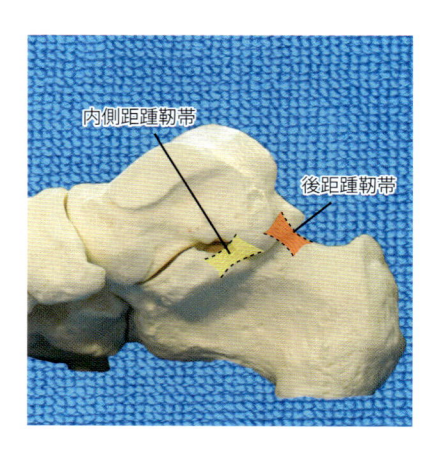　②内側

図44　距踵靱帯

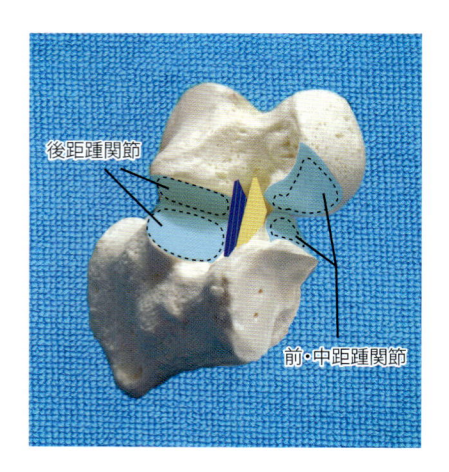

図45　骨間距踵靱帯（斜め外前方からみる）

- 外がえし・内がえしを制限する以外に距骨の回転・回旋を制限する．

5）バネ靱帯（底側踵舟靱帯）（図46）

- 舟状骨の底面と踵骨の載距突起間に走る靱帯である（図46-①）．
- 内側アーチにおける緩衝作用を担っており，極めて厚くて広い靱帯である（図46-②）．
- バネ靱帯の距骨頭に接触する面は，滑らかな線維軟骨様の関節様構造をしている（図46-③）．

6）二分靱帯（図47）

- 足部の背側にあって，踵骨遠位端から舟状骨と立方骨に向かう90°の角度をもったY字状の靱帯である．
- 靱帯は，外側線維束（踵立方線維）と内側線維束（踵舟状線維）の2方向に広がる．
- 足関節捻挫において，ショパール関節に外力が加わった場合，この靱帯を損傷することがある．
- 二分靱帯の外側には単独に背側踵立方靱帯が存在する．

7）足底靱帯

●長足底靱帯（図48）
- 足外側アーチの底面を保持する靱帯であり，踵骨粗面の遠位端前方から，第2～5中足底に至る靱帯である．
- 外側アーチの保持に寄与する．
- 足部で最も長い靱帯である．

●短足底靱帯（底側踵立方靱帯）（図49）
- 長足底靱帯のすぐ直下（深層）にあって，踵骨粗面の遠位端前方から立方骨に停止する．
- この靱帯は，踵立方関節面と直交するように走行し，この部でのアーチの保持に寄与する．

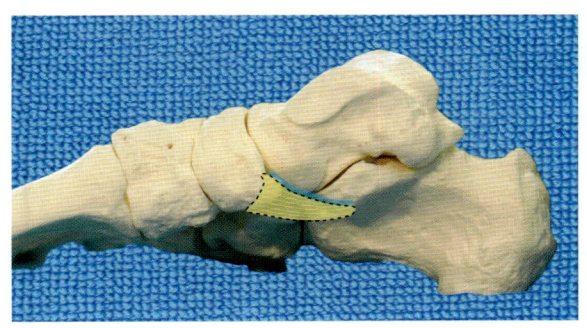

①側面

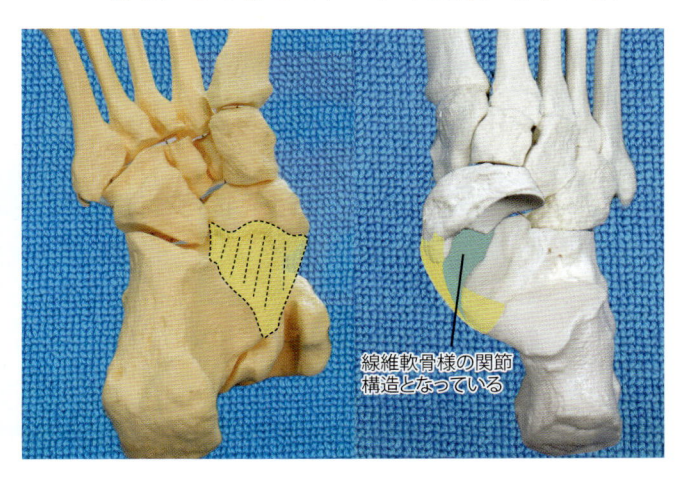

図46　底側踵舟靱帯（バネ靱帯）の位置

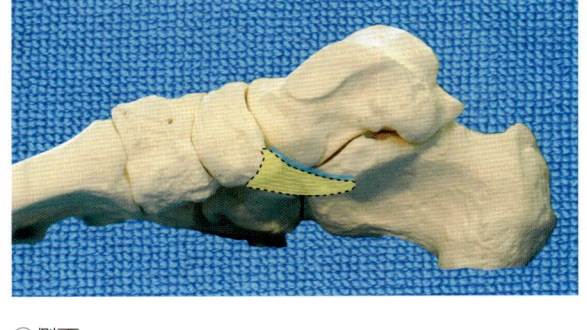

②底面　　　　　　　　　（距骨を引き離した場合）
　　　　　　　　　　　　③足背像

線維軟骨様の関節構造となっている

舟状骨　立方骨
二分靱帯
背側踵立方靱帯
踵骨

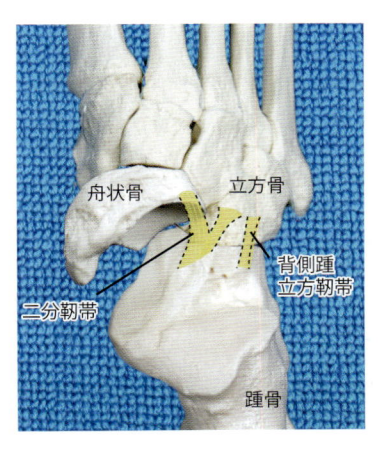

（距骨ははずしてある）

図47　二分靱帯（上面より）

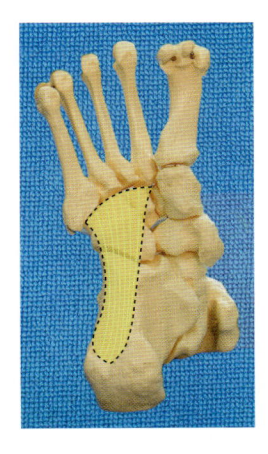

図48　長足底靱帯（浅層）

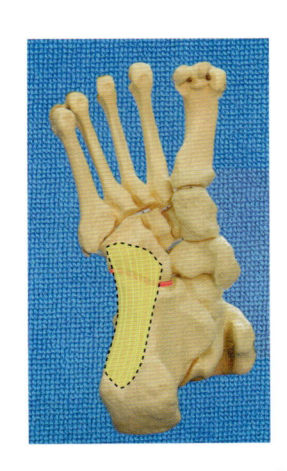

図49　短足底靱帯（深層）

8）足背の靭帯

足背には二分靭帯以外に多くの靭帯によって骨間は制動されている（図50：図内の数字は下記の靭帯と対応）．

① 背側距舟靭帯

距舟関節の背側関節包を補強する．

② 背側踵立方靭帯

二分靭帯の外側にあって，踵立方関節を背側から補強する．

③ 背側踵舟靭帯

二分靭帯の内側にあって，踵舟関節を背側から補強する．

④ 背側楔舟靭帯

舟状骨と楔状骨間を補強する靭帯．

⑤ 背側足根中足関節

足根骨と中足骨間を背側から補強する靭帯．

9）中足指節関節の側副靭帯

- 各MTP関節には，内側・外側側副靭帯が付着する．
- 伸展時に弛緩（図51），屈曲時に緊張（図52）する．

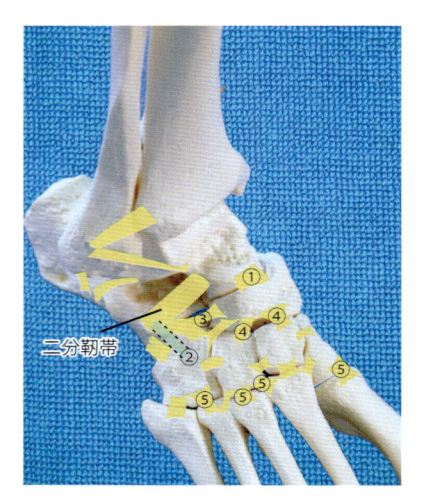

図50　足背の靭帯

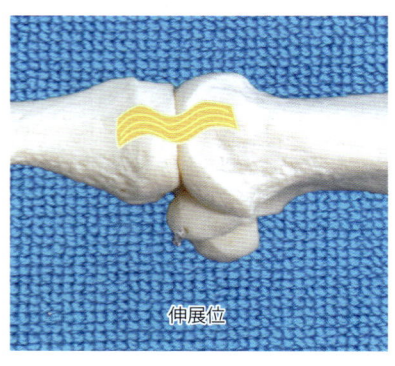

図51　第1中足指節関節の側副靭帯（内側）

図52　第2中足指節関節の靭帯（内側）

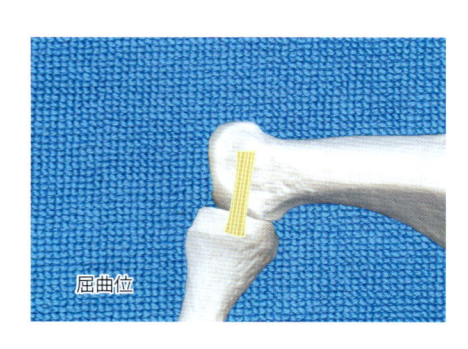

5．足のアーチ

1）内側縦アーチ（図53）

- 足部内側の縦アーチである．いわゆる「土踏まず」である．
- 構成する骨は，踵骨，距骨，舟状骨，内側楔状骨，第1中足骨である．
- アーチの高さと形状は，足底筋膜，バネ靭帯，足根中足靭帯によって保持される．
- 筋肉は，後脛骨筋，母指内転筋，長母指屈筋，長指屈筋が関与する．
- key stoneは，通常は距骨である．舟状骨とする報告もある．
- 内側アーチは，荷重時に足部にかかる圧迫力を衝撃し，吸収する機構をもつ．

2）外側縦アーチ（図54）

足部外側の縦アーチである．内側縦アーチと比べて低い分，力の伝達に適している．

- 構成する骨は，踵骨，立方骨，第5中足骨である．
- アーチの高さと形状は，足底筋膜，長足底靭帯，短足底靭帯，二分靭帯によって保持される．
- 筋肉は，長・短腓骨筋，小指外転筋が関与する．
- Key stoneは，立方骨である．
- 外側アーチは，荷重後の推進力に転換される．

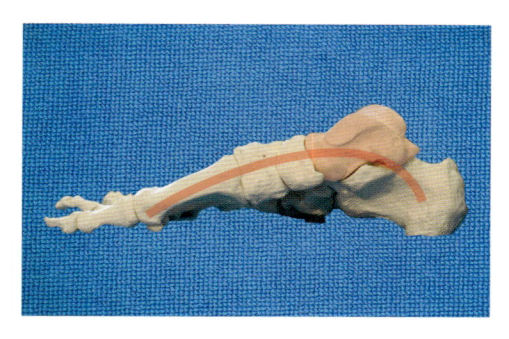

図53　内側縦アーチ

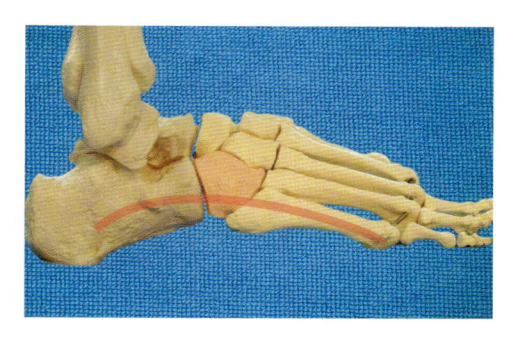

図54　外側縦アーチ

3）足底腱膜

- 内側縦アーチの主たる支持組織で，足の裏と側面を覆い，表層線維と深層線維に区別される（図55）
- 表層線維は厚い真皮に付着し，剪断力の減少や衝撃吸収作用がある．
- 深層線維は踵骨粗面の内側突起の後方に付着し線維は前方に走り，足の内在筋の第1層に混入しこれを覆う．
- 深層線維の中央線維は中足指節関節の足底面に付着しているため自動的足指伸展で，中央線維を伸長し内側縦アーチに緊張を与える（巻き上げ機構）（図56）．

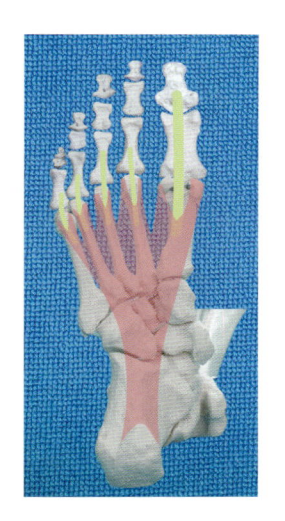

図55　足底腱膜

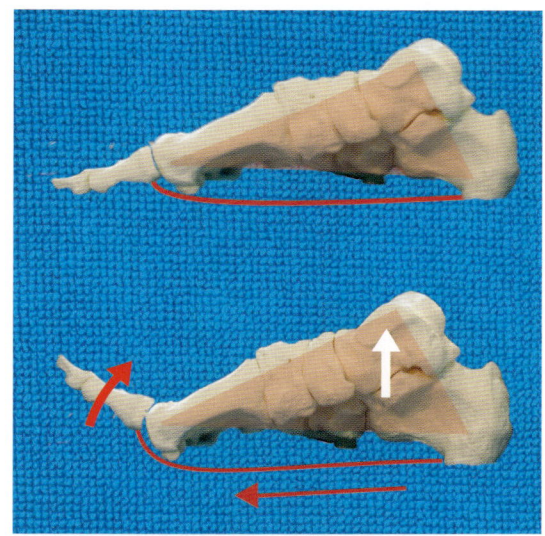

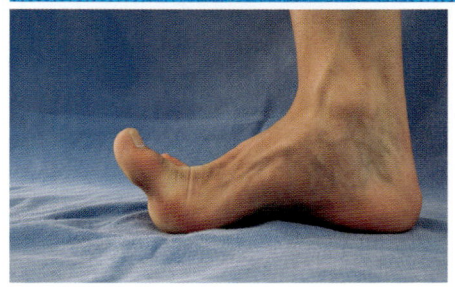

図56　巻き上げ機構
第1MTP関節の背屈によって，足底腱膜を巻き上げ，内側縦アーチを高めることになる．

6. 足関節の筋肉

1）外在筋

　足関節にかかわる筋は，下腿を横断した面でとらえた区画（コンパートメント）として考えると分かりやすい．足関節の背屈に働く前方区角（深腓骨神経），底屈・外反に働く外側区画（浅腓骨神経），底屈に働く後方区画（脛骨神経）に大きく分けられ，後方区画はさらに浅層と深層に区分けされる．

　下記に，区画に沿った説明を加え，さらに各区画の筋群をまとめて示す．

（1）前方区画の筋群（図57）

- 前方筋群は，脛骨の近位前外側，近隣の腓骨と骨間膜に起始をもつ．
- 腱は，足関節背側を越え滑膜をもつ上・下の伸筋支帯により保持される．
- 内側から，前脛骨筋，長母指伸筋，長指伸筋，第3腓骨筋が並び，いずれも背屈筋として作用する（図57の赤部分①〜③，④第3腓骨筋は省略）．
① 前脛骨筋
- 内側楔状骨，第1中足骨基部に停止する．
- 足関節背屈，内がえし．
② 長母指伸筋
- 母指末節骨基部の背面に停止する．
- 母指背屈，足関節背屈．
③ 長指伸筋
- 4つの腱は指背腱膜を介して中節骨，末節骨に付着する．

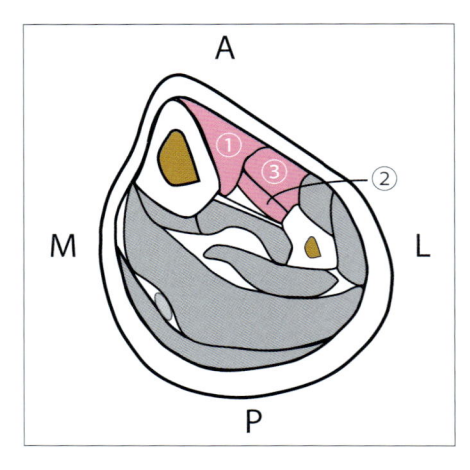

図57　前方区画の筋群

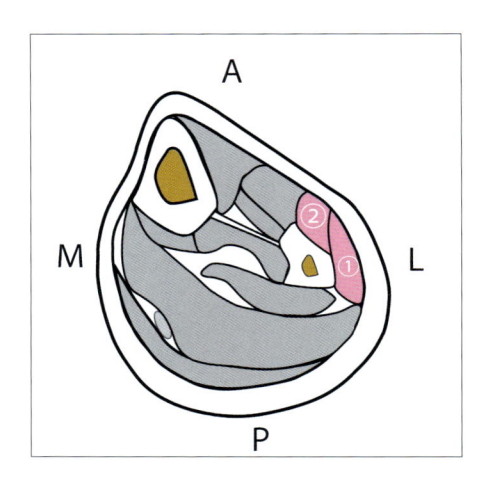

図58　外側区画の筋群

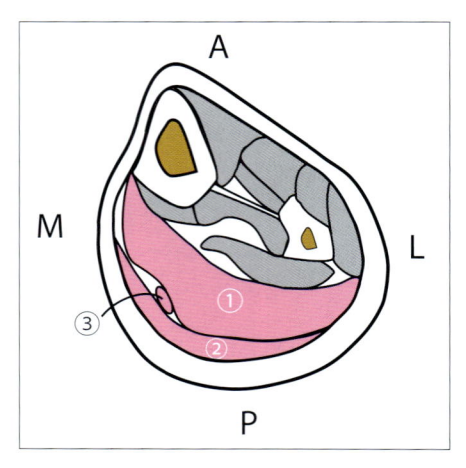

図59　後方区画の筋群（浅層）

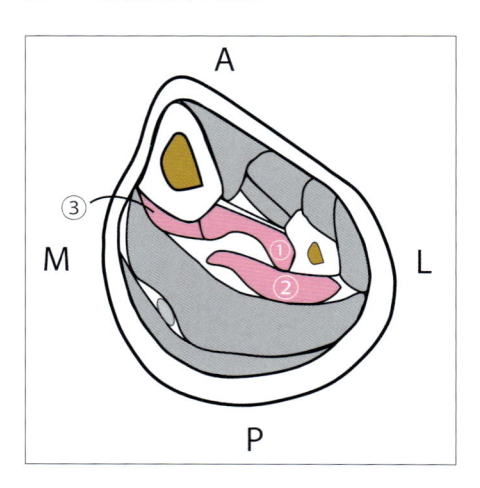

図60　後方区画の筋群（深層）

- 第2～5指背屈，足関節背屈，外がえし．
④ 第3腓骨筋
- 第5中足骨基部背側面
- 足関節背屈，外がえし．

（2）外側区画の筋群（図58, 64参照）

- 長腓骨筋と短腓骨筋で構成（図58の赤部分①，②）．足部外がえし筋と称される．表層に長腓骨筋が走り，深層に短腓骨筋が走行している．
- 腓骨筋支帯の下を通過するとき，同じ滑液鞘を共有する．
- 2つの筋は腓骨外側近位部に付着している．
① 長腓骨筋
- 外果後方を回り，立方骨にある長腓骨筋腱溝を通過し足底に入る．次いで長足底靭帯間を通り，第1中足骨の足底外側面と内側楔状骨底に付着する（図62-③）．
- 主要な作用は足関節外がえしで，底屈，外転の作用もある．
- 前足部回内のための理想的な力を供給する．
- 前脛骨筋の内側牽引力に対抗して第1足根中足関節を安定させる．
② 短腓骨筋
- 第5中足骨底の粗面に付着する（図62-③）．

- 長腓骨筋と同じく外がえしが主要な作用．

（3）後方区画の筋群

- 浅層筋と深層筋の2グループに分けられる．
- 浅層筋はヒラメ筋，腓腹筋，足底筋（図59の赤部分①～③）．
- 深層筋は後脛骨筋，長母指屈筋，長指屈筋（図60の赤部分①～③）．
- 距腿関節の底屈，回外作用がある．

● 浅層筋（図59, 61-①）
① ヒラメ筋
- 腓腹筋の深部に位置し，腓骨近位と脛骨中央後面から起始．アキレス腱に混入し踵骨隆起に停止する．
② 腓腹筋
- 大腿骨内・外顆の後方で2頭に分かれて起始する．下腿中央で外側・内側頭が合わさりヒラメ筋とともにアキレス腱を形成する（図61-①）．
- アキレス腱を経由し踵骨隆起に停止する．
③ 足底筋
- 大腿骨の外側顆上線から起こる．腓腹筋とヒラメ筋の間を走行するとても細く長い腱を有し，アキレス腱の内側縁に混入する（図61-①）．

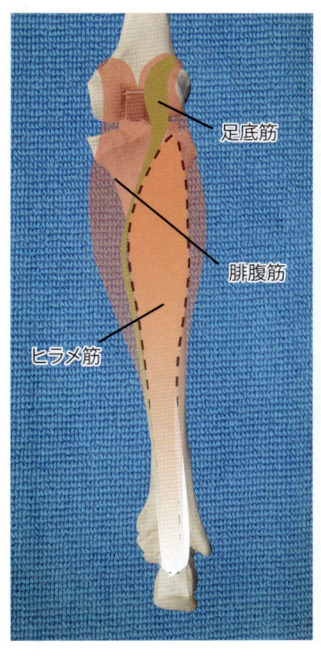

①浅層筋　②深層筋

図61　後方区画

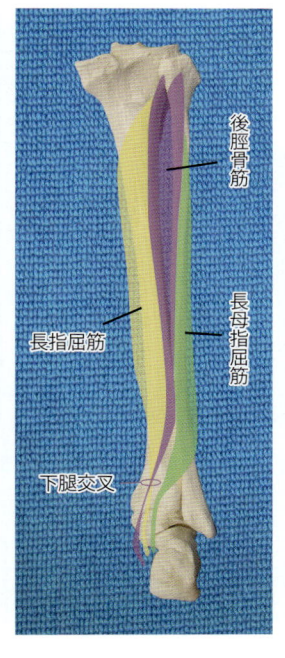

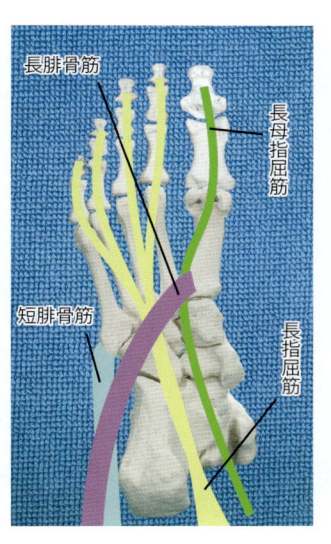

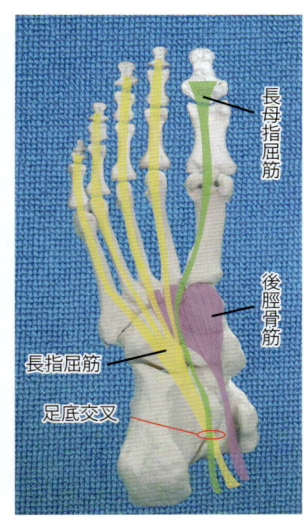

①底屈に作用する筋　②後方区画（深層筋）の停止部

図62　足底で観察できる筋

●**深層筋**（図60，図61-②）
・ヒラメ筋の下層に位置する．深層筋群と脛骨神経，脛骨動脈は足根管を通る．
① 後脛骨筋（図61-②）
・内果後方で長指屈筋のすぐ前方を通る．
・足底で三角靱帯の表層を通り距骨を除いた足根骨（舟状骨，立方骨）と中央の第2，3中足骨底に停止する（図62-②）．
・広範な付着は内側縦アーチを支持する．
② 長母指屈筋（図61-②，62）
・腓骨後面遠位2/3から起始し，載距突起内側縁と距骨結節の間に形成された溝の中で足関節を通り母指末節骨基部に付着する．
③ 長指屈筋（図61-②，62）
・腱は内果後方で足関節を越え，中足骨底の高さで4つの腱に分かれ，各末節骨底に付着する．

（4）背屈に働く筋群（図63）

足関節の背屈に働く筋は前方区画の筋群であり，前脛骨筋，長指伸筋，長母指伸筋がある．

（5）底屈に働く筋群（図64）

足関節の底屈に働く筋は，外側区画と後方区画の筋がかかわり，外側区画の筋群は長腓骨筋と短腓骨筋，後方区画にかかわる筋は下腿三頭筋と後脛骨筋，長母指屈筋，長指屈筋である．

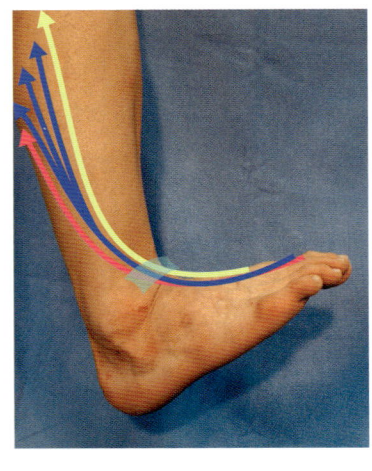

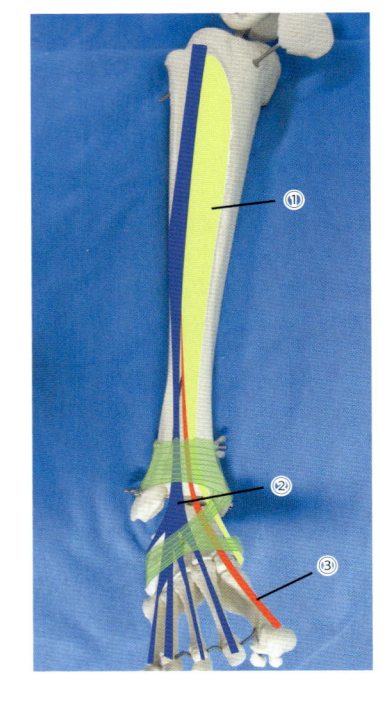

①前脛骨筋（黄）
②長指伸筋（青）
③長母指伸筋（赤）

図63 背屈に働く筋群

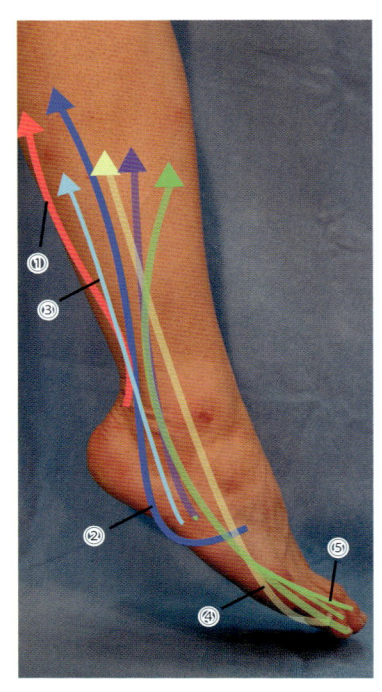

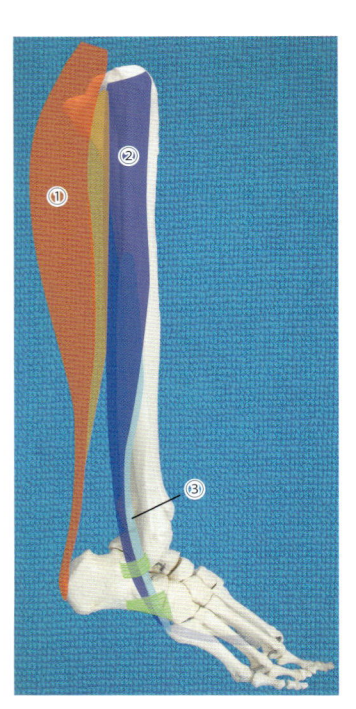

①下腿三頭筋（赤）　④長母指屈筋（黄）
②長腓骨筋（青）　　⑤長指屈筋（緑）
③短腓骨筋（水色）

図64 底屈に働く筋群

(6) 足部の回内・回外に働く筋群

図65, 66に回内・回外に働く筋群を示す.

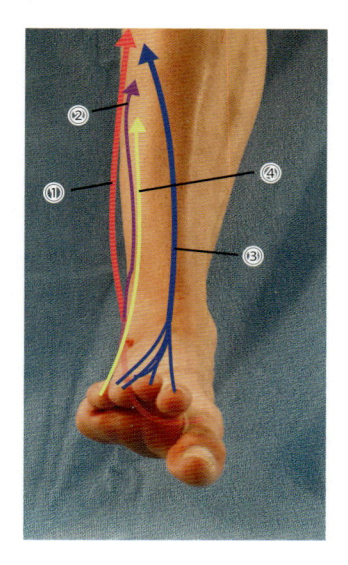

①長腓骨筋（赤）
②短腓骨筋（紫）
③長指伸筋（青）
④第3腓骨筋（黄）

図65　回内（筋の作用）

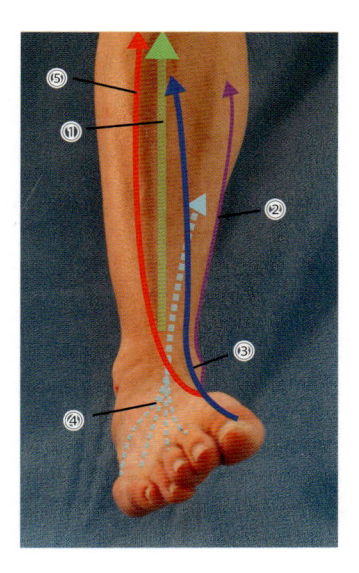

①下腿三頭筋（緑）
②後脛骨筋（紫）
③長母指屈筋（青）
④長指屈筋（水色）
⑤前脛骨筋（赤）

図66　回外（筋の作用）

2）内在筋

足部の内在筋は13個あって, 2通りの分類法がある. 支配神経は, 脛骨神経の分枝である内側・外側足底神経のいずれかである. 分類の1つは, 浅層（第1層）から深層（4層）までを分類したもの（分類1）, 他方は, 母指球, 小指筋, 中足筋として分けたもの（分類2）である. それぞれの一覧を下記に示す. 個々の筋の詳細については割愛する.

(1) 分類1

● 第1層
・短指屈筋
・母指外転筋
・小指外転筋

● 第2層
・足底方形筋
・虫様筋

● 第3層
・母指内転筋
・短母指屈筋
・小指屈筋

● 第4層
・底側骨間筋
・背側骨間筋

(2) 分類2

● 母指球
・母指外転筋
・母指内転筋
・短母指屈筋

● 小指球
・小指外転筋
・小指対立筋
・短小指屈筋

● 中足筋
・短指屈筋
・足底方形筋
・虫様筋
・底側・背側骨間筋

文　献

Ⅰ．総　論

1) I. A. Kapandji：カパンディ関節の生理学Ⅰ　上肢．原著第6版，医歯薬出版，2006．
2) I. A. Kapandji：カパンディ関節の生理学Ⅱ　下肢．医歯薬出版，1986．
3) 国分正一・他：標準整形外科学．第10版，医学書院，2008．
4) 中村隆一・他：基礎運動学．第6版，医歯薬出版，2007．
5) 関節可動域表示ならびに測定法（平成7年4月改定）．日本リハビリテーション医学，32(4)：1995．
6) 日本整形外科学会：整形外科学用語集．第6版，南江堂，2006．
7) 大野忠雄・他：トートラ人体の構造と機能．第2版，丸善，2007．
8) 坂井建雄・他：プロメテウス解剖学アトラス　解剖学総論・運動器系．医学書院，2007．
9) 嶋田智明：筋骨格系のキネシオロジー．医歯薬出版，2006．
10) 竹内義享・他：目でみる運動機能検査法　機能解剖と評価．南江堂，2005．

Ⅱ．肩関節

1) I. A. Kapandji：カパンディ関節の生理学Ⅰ　上肢．原著第6版，医歯薬出版，2006．
2) Codmanea：the Shoulder. Thomas Todd, Boston, 1934.
3) Inman VT, et al：Observations on the function of the shoulder joint. *JBJS*, 26：1-30, 1944.
4) 犬塚則久：「退化」の進化学．講談社，2006．
5) 伊藤信之：肩関節運動の分析．日整会誌，52 (9)：1241-1243，1978．
6) 国分正一・他：標準整形外科学．第10版，医学書院，2008．
7) 信原克哉：肩―その機能と臨床．第3版，医学書院，2001．
8) Saha AK：Theory of the Shoulder Mechanism. Charles C Thomas, Springfield, Illionis, 1961.
9) 坂井建雄・他：プロメテウス解剖学アトラス　解剖学総論・運動器系．医学書院，2007．
10) 嶋田智明：筋骨格系のキネシオロジー．医歯薬出版，2006．
11) 竹内義享・他：カラー写真で学ぶ　運動器疾患のみかたと保存的治療．医歯薬出版，2008．
12) 寺田春水・他：解剖実習の手引き．南山堂，2004．

Ⅲ．肘関節

1) I. A. Kapandji：カパンディ関節の生理学Ⅰ　上肢．原著第6版，医歯薬出版，2006．
2) 大野忠雄・他：トートラ人体の構造と機能．第2版，丸善，2007．
3) Rene Cailliet：図説運動器の機能解剖．医歯薬出版，2000．
4) 坂井建雄・他：プロメテウス解剖学アトラス　解剖学総論・運動器系．医学書院，2007．
5) 嶋田智明：筋骨格系のキネシオロジー．医歯薬出版，2006．
6) 竹内義享・他：目でみる運動機能検査法　機能解剖と評価．南江堂，2005．
7) 山崎　勉：整形外科理学療法の理論と技術．メディカルビュー，1998

Ⅳ．手関節

1) I. A. Kapandji：カパンディ関節の生理学Ⅰ　上肢．原著第6版，医歯薬出版，2006．
2) 国分正一・他：標準整形外科学．第10版，医学書院，2008．

3) 大野忠雄・他：トートラ人体の構造と機能．第2版，丸善，2007．
4) Rene Cailliet：図説運動器の機能解剖．医歯薬出版，2000．
5) 坂井建雄・他：プロメテウス解剖学アトラス　解剖学総論・運動器系．医学書院，2007．
6) 嶋田智明：筋骨格系のキネシオロジー．医歯薬出版，2006．
7) 竹内義享・他：カラー写真で学ぶ　四肢関節の触診法．医歯薬出版，2007．

Ⅴ．股関節

1) I. A. Kapandji：カパンディ関節の生理学Ⅱ　下肢．医歯薬出版，1986．
2) 平澤泰介：新外来の整形外科学．南山堂，1999．
3) 国分正一・他：標準整形外科学．第10版，医学書院，2008．
4) 大野忠雄・他：トートラ人体の構造と機能．第2版，丸善，2007．
5) 坂井建雄・他：プロメテウス解剖学アトラス　解剖学総論・運動器系．医学書院，2007．
6) 嶋田智明：筋骨格系のキネシオロジー．医歯薬出版，2006．
7) 竹内義享・他：目でみる運動機能検査法　機能解剖と評価．南江堂，2005．
8) 寺山和雄・他：股関節の痛み　整形外科痛みへのアプローチ（4）．南江堂，1998．
9) DA Stoller：Magnetic resonance imaging in Orthopaedics and sports medicine. 3rd ed., Lippincott Williams & Wilkins, Baltimore, 2007

Ⅵ．膝関節

1) I. A. Kapandji：カパンディ関節の生理学Ⅱ　下肢．医歯薬出版，1986．
2) 国分正一・他：標準整形外科学．第10版，医学書院，2008．
3) 大野忠雄・他：トートラ人体の構造と機能．第2版，丸善，2007．
4) 坂井建雄・他：プロメテウス解剖学アトラス　解剖学総論・運動器系．医学書院，2007．
5) 嶋田智明：筋骨格系のキネシオロジー．医歯薬出版，2006．
6) 竹内義享・他：カラー写真で学ぶ　運動器疾患のみかたと保存的治療．医歯薬出版，2008．
7) 寺田春水・他：解剖実習の手引き．南山堂，2004．
8) 山崎　勉：整形外科理学療法の理論と技術　メディカルビュー，1998．
9) DA Stoller：Magnetic resonance imaging in Orthopaedics and sports medicine. 3rd ed., Lippincott Williams & Wilkins, Baltimore, 2007

Ⅶ．足関節

1) I. A. Kapandji：カパンディ関節の生理学Ⅱ　下肢．医歯薬出版，1986．
2) 国分正一・他：標準整形外科学．第10版，医学書院，2008．
3) 坂井建雄・他：プロメテウス解剖学アトラス　解剖学総論・運動器系．医学書院，2007．
4) 嶋田智明：筋骨格系のキネシオロジー．医歯薬出版，2006．
5) 竹内義享・他：カラー写真で学ぶ　運動器疾患のみかたと保存的治療．医歯薬出版，2008．
6) 寺田春水・他：解剖実習の手引き．南山堂，2004．

索 引

欧文

ACL	119, 120
AIGHL	36
Bankart 損傷	27
Bennett 病変	27
BLC	26
C-A アーチ	34
CE 角	103
CKC	125
CKC 運動	125
CM 関節	77
DIP 関節	81
FTA	118
FT 角	105
IP 関節	80
ISPS	41
Jumper's knee	131
LCL	119, 120
MCL	119, 120
MGHL	36
MMT	105
MP 関節	78
——の変形	80
——のロッキング	79
——不動の肢位	84
MTP 関節	144
no man's land	87
OKC	125
OKC 運動	125
Osgood-Schlatter 病	117, 131
O 脚	104, 118
PCL	119, 121
PIGHL	36
PIP 関節	80
Q 角	104, 118
ROM	105
SGHL	36
Sharp 角	104
SLAP 損傷	26
SLR	110
TFC	54
TFCC	75, 83
TFL	111
VAN	107
Weber 輪	101
X 脚	94, 104, 118
Y 靱帯	98

数字

1 関節筋	9
1 軸性関節	13
2 関節筋	9, 107
2 軸性関節	14, 87

あ

アダムス弓	95
アライメント	11
——, 股関節	105
——, 膝関節	118
足のアーチ	148
足の動き	4
圧縮応力	95
安定筋	8
鞍関節	14
——の構造	71

い

インピンジメント	42
異常姿勢	11

う

ウェーバー輪	98
羽状筋	10
烏口下滑液包	32
烏口肩峰アーチ	41
烏口肩峰靱帯	32, 41
烏口鎖骨靱帯	32, 40
——の役割	40
烏口鎖骨メカニズム	25
烏口上腕靱帯	32, 33, 35
烏口突起	28
内がえし	4
内股歩行	94
運動の方向	2
運動の面と軸	1
運搬角	54

え

エリーテスト	108
栄養血管, 舟状骨	67
栄養血管, 大腿骨頭	103
腋窩陥凹	36
——の病変	31
円回内筋症候群	65
円錐形のテント	96, 97
円錐靱帯	40
円板状半月	123, 125
延長性収縮	6
遠位脛腓関節	141
遠位指節間関節	81
遠位手根列	70
遠心性収縮	6

お

オーバーテスト	111
オーバーラッピングフィンガー	74
オイラーの法則	94
横手根靱帯	83
横足根関節	143

か

下肢伸展挙上テスト	110
可動関節	13
荷重	95
過度前捻	29
顆間窩	115
顆上骨折	59
顆状関節	14
鵞足	108, 123
鵞足炎	123
鵞足滑液包炎	123
回外	2
回外筋症候群	64
回転	124
回転力	7
回内	2
開放的運動連鎖	9
解剖学的立位肢位	1
解剖頸	29
外果	134

外脛骨	137	
外在筋（手）	87	
――，足関節	150	
外在筋優位肢位	92	
外旋	2	
――，肩関節	49	
外側広筋	130	
外側尺骨側副靭帯	57	
外側縦アーチ	148	
外側側副靭帯	119	
――，膝関節	120	
――，足関節	145	
――，肘関節	57	
外転	2	
――，肩関節	48	
外反股	95	
外反膝	104, 118	
外反母指	144	
肩の動き	44	
肩の運動	44	
肩の靭帯	32	
滑液	18	
滑液鞘	88	
滑液包（肩）	31	
――，肩関節	32	
滑液包炎	103	
滑車機構	42	
滑車溝	52	
滑膜性関節	13, 16	
滑膜性腱鞘	88	
寛骨	96	
寛骨臼横靭帯	97	
寛骨臼窩	97	
寛骨臼切痕	96, 97	
寛骨臼前傾角	104	
関節円板	54, 82	
――の損傷	82	
関節窩	25	
関節上腕関節	21, 27, 33, 47	
関節上腕靭帯	32, 33, 36	
関節唇	26, 96	
――の吸盤作用	26	
――の役割	96	
関節軟骨の修復	17	
関節包（肩）	31	
――，膝関節	113	
――の意義	31	
関節包外靭帯	19	
関節包靭帯	17, 19	
緩衝作用	59	

き

キーンベック病	68
ギヨン管	69, 73
ギヨン管症候群	74
起始	7
基本的立位肢位	1
機械受容器	58
偽関節	67
拮抗筋	7
弓状靭帯	66
臼蓋角	104
臼蓋形成不全	104
臼蓋上腕リズム	46
臼状関節	14
求心性収縮	6
球関節	14
距骨	135
距骨下関節	143
距骨頸	145
距踵関節	143
距踵靭帯	146
距腿関節	142
共同筋	8
狭窄性腱鞘炎	90
胸鎖関節	37
胸鎖靭帯	32
棘窩切痕	24
棘鎖角	25, 40
棘上管	25, 41
棘上筋	25
棘上筋溝	41
棘上筋断裂	34, 41
近位脛腓関節	141
近位指節間関節	80
近位手根列	67
近位橈尺関節	51
筋収縮	6
筋皮神経	62
筋裂孔	107

く

グリップ動作	86
屈曲	2
――，肩関節	47
屈筋支帯	73, 83

け

脛骨	116, 133
脛骨外側顆骨折	118
脛骨大腿関節	113, 124
脛腓関節	141
傾斜角	29
頸体角	29, 93, 95
血管裂孔	107
月状骨	68
月状面	96
肩関節	21
――（狭義）	21
――（広義）	21
――の分類	21
肩甲下滑液包	32
肩甲胸郭関節	42, 49
肩甲棘	25
肩甲骨	23
――の動き	42
肩甲骨面	25, 45
肩甲上腕関節	27, 33
肩甲上腕リズム	45
肩甲切痕	24
肩鎖関節	39
肩鎖靭帯	32, 40
肩峰下滑液包	32
肩峰下関節	41
腱炎	90
腱画	108
腱間膜	88
腱固定現象	8
腱鞘	88
腱鞘炎	90
腱束	88
腱板	33
腱板疎部	36
腱板損傷	41
懸垂	9
懸垂関節	46

こ

コックアップスプリント	8
固定筋	8
股関節	93
交叉性腱鞘炎	90
後距腓靭帯	145
後脛骨筋	152
後脛骨筋腱溝	133
後骨間神経麻痺	64
後十字靭帯	119, 120, 121
後捻	29
後捻角	29
骨化核	60

骨間距踵靱帯⋯⋯⋯⋯⋯⋯⋯146
骨間膜⋯⋯⋯⋯⋯⋯⋯⋯⋯⋯59
骨性衝突⋯⋯⋯⋯⋯⋯⋯⋯⋯54
骨端核⋯⋯⋯⋯⋯⋯⋯⋯⋯⋯60
骨頭動脈⋯⋯⋯⋯⋯⋯⋯⋯⋯103
骨盤転子筋⋯⋯⋯⋯⋯⋯⋯⋯112
骨梁⋯⋯⋯⋯⋯⋯⋯⋯⋯95, 132
転がり⋯⋯⋯⋯⋯⋯⋯⋯⋯⋯124

さ

鎖骨⋯⋯⋯⋯⋯⋯⋯⋯⋯⋯⋯21
鎖骨間靱帯⋯⋯⋯⋯⋯⋯⋯⋯32
坐骨大腿靱帯⋯⋯⋯⋯⋯⋯⋯99
坐恥切痕⋯⋯⋯⋯⋯⋯⋯⋯⋯96
裁距突起⋯⋯⋯⋯⋯⋯⋯⋯⋯137
猿手⋯⋯⋯⋯⋯⋯⋯⋯⋯⋯⋯73
三角筋下滑液包⋯⋯⋯⋯⋯⋯32
三角骨⋯⋯⋯⋯⋯⋯⋯⋯⋯⋯69
三角靱帯⋯⋯⋯⋯⋯⋯⋯⋯⋯145
三角線維軟骨複合体⋯⋯75, 83

し

ショパール関節⋯⋯⋯⋯137, 143
ジャンパー膝⋯⋯⋯⋯⋯⋯⋯116
支靱帯⋯⋯⋯⋯⋯⋯⋯⋯⋯⋯85
示指伸筋⋯⋯⋯⋯⋯⋯⋯⋯⋯89
矢状面⋯⋯⋯⋯⋯⋯⋯⋯⋯⋯1
弛緩性肩関節症⋯⋯⋯⋯⋯⋯26
指骨⋯⋯⋯⋯⋯⋯⋯⋯⋯⋯⋯75
指伸筋⋯⋯⋯⋯⋯⋯⋯⋯⋯⋯89
指節間関節⋯⋯⋯⋯⋯⋯80, 144
趾節骨⋯⋯⋯⋯⋯⋯⋯⋯⋯⋯140
膝窩筋⋯⋯⋯⋯⋯⋯⋯⋯⋯⋯128
膝窩部痛⋯⋯⋯⋯⋯⋯⋯⋯⋯129
膝蓋下脂肪体⋯⋯⋯⋯⋯⋯⋯113
膝蓋骨⋯⋯⋯⋯⋯⋯⋯⋯⋯⋯116
　　——の役割⋯⋯⋯⋯⋯⋯127
膝蓋骨脱臼⋯⋯⋯⋯⋯⋯⋯⋯116
膝蓋上嚢⋯⋯⋯⋯⋯⋯⋯⋯⋯131
膝蓋大腿関節⋯⋯⋯⋯⋯113, 127
膝蓋大腿関節症⋯⋯⋯⋯⋯⋯128
膝蓋軟骨軟化症⋯⋯⋯⋯⋯⋯128
膝関節⋯⋯⋯⋯⋯⋯⋯⋯⋯⋯113
膝関節内反動揺⋯⋯⋯⋯⋯⋯111
車軸関節⋯⋯⋯⋯⋯⋯⋯⋯⋯13
尺屈⋯⋯⋯⋯⋯⋯⋯⋯⋯⋯⋯3
尺骨⋯⋯⋯⋯⋯⋯⋯⋯⋯⋯⋯53
尺骨神経⋯⋯⋯⋯⋯⋯⋯⋯⋯66
尺骨神経管⋯⋯⋯⋯⋯⋯70, 73
尺骨神経管症候群⋯⋯⋯⋯⋯69

尺側過内転⋯⋯⋯⋯⋯⋯⋯⋯3
尺側側副靱帯⋯⋯⋯⋯⋯82, 84
尺側内転⋯⋯⋯⋯⋯⋯⋯⋯⋯3
手関節⋯⋯⋯⋯⋯⋯⋯⋯⋯⋯67
　　——の運動⋯⋯⋯⋯⋯⋯85
手関節掌屈⋯⋯⋯⋯⋯⋯⋯⋯86
手関節背屈⋯⋯⋯⋯⋯⋯⋯⋯85
手根間関節⋯⋯⋯⋯⋯⋯⋯⋯77
手根管⋯⋯⋯⋯⋯⋯⋯⋯⋯⋯73
手根管症候群⋯⋯⋯⋯⋯⋯⋯73
手根中央関節⋯⋯⋯⋯⋯⋯⋯76
手根中手関節⋯⋯⋯⋯⋯⋯⋯77
主動筋⋯⋯⋯⋯⋯⋯⋯⋯⋯⋯7
種子骨⋯⋯⋯⋯⋯⋯⋯⋯⋯⋯140
舟状骨⋯⋯⋯⋯⋯⋯⋯⋯67, 137
舟状骨結節⋯⋯⋯⋯⋯⋯⋯⋯74
舟楔状関節⋯⋯⋯⋯⋯⋯⋯⋯137
終末回旋⋯⋯⋯⋯⋯⋯⋯⋯⋯126
十字靱帯⋯⋯⋯⋯⋯⋯⋯⋯⋯120
十字靱帯断裂⋯⋯⋯⋯⋯⋯⋯126
重心⋯⋯⋯⋯⋯⋯⋯⋯⋯⋯⋯11
　　——の位置⋯⋯⋯⋯11, 12
　　——の高さ⋯⋯⋯⋯⋯⋯12
小結節, 上腕骨⋯⋯⋯⋯⋯⋯30
小指外転筋⋯⋯⋯⋯⋯⋯⋯⋯91
小指球⋯⋯⋯⋯⋯⋯⋯⋯⋯⋯153
小指球筋⋯⋯⋯⋯⋯⋯⋯⋯⋯91
小指伸筋⋯⋯⋯⋯⋯⋯⋯⋯⋯89
小指対立筋⋯⋯⋯⋯⋯⋯⋯⋯91
小頭滑車溝⋯⋯⋯⋯⋯⋯⋯⋯52
小菱形骨⋯⋯⋯⋯⋯⋯⋯⋯⋯71
掌屈, 手⋯⋯⋯⋯⋯⋯⋯⋯⋯3
掌側外転⋯⋯⋯⋯⋯⋯⋯⋯⋯3
掌側傾斜角⋯⋯⋯⋯⋯⋯75, 85
掌側骨間筋⋯⋯⋯⋯⋯⋯⋯⋯92
掌側橈骨手根靱帯⋯⋯⋯⋯⋯81
掌側内転⋯⋯⋯⋯⋯⋯⋯⋯⋯3
掌側板⋯⋯⋯⋯⋯⋯⋯⋯79, 85
踵骨⋯⋯⋯⋯⋯⋯⋯⋯⋯⋯⋯137
踵腓靱帯⋯⋯⋯⋯⋯⋯⋯⋯⋯145
上腕筋⋯⋯⋯⋯⋯⋯⋯⋯62, 63
上腕骨⋯⋯⋯⋯⋯⋯⋯⋯28, 52
上腕骨遠位端の脆弱部⋯⋯⋯52
上腕骨顆上骨折⋯⋯⋯⋯⋯⋯52
上腕骨頭の形状⋯⋯⋯⋯⋯⋯29
上腕三頭筋⋯⋯⋯⋯⋯⋯⋯⋯63
上腕二頭筋⋯⋯⋯⋯⋯⋯62, 63
上腕二頭筋長頭腱⋯⋯⋯⋯⋯33
　　——の役割⋯⋯⋯⋯⋯⋯33
上腕二頭筋長頭腱炎⋯⋯⋯⋯41

触診⋯⋯⋯⋯⋯⋯⋯⋯⋯⋯⋯72
　　——, 月状骨⋯⋯⋯⋯⋯68
　　——, 三角骨⋯⋯⋯⋯⋯69
　　——, 舟状骨⋯⋯⋯⋯⋯67
　　——, 小菱形骨⋯⋯⋯⋯71
　　——, 大菱形骨⋯⋯⋯⋯71
　　——, 豆状骨⋯⋯⋯⋯⋯70
　　——, 有鉤骨鉤⋯⋯⋯⋯72
尻上がり現象⋯⋯⋯⋯108, 130
伸筋腱膜展開部⋯⋯⋯⋯⋯⋯89
伸筋支帯⋯⋯⋯⋯⋯⋯⋯⋯⋯83
伸展⋯⋯⋯⋯⋯⋯⋯⋯⋯⋯⋯2
　　——, 肩関節⋯⋯⋯⋯⋯47
深横中手靱帯⋯⋯⋯⋯⋯⋯⋯85
深鵞足⋯⋯⋯⋯⋯⋯⋯⋯⋯⋯123
深指屈筋⋯⋯⋯⋯⋯⋯⋯⋯⋯87
靱帯⋯⋯⋯⋯⋯⋯⋯⋯⋯⋯⋯84
　　——, 母指 CM 関節⋯⋯84
　　——と腱の違い⋯⋯⋯⋯19
　　——の動き⋯⋯⋯⋯⋯⋯19
靱帯結合⋯⋯⋯⋯⋯⋯⋯⋯⋯15

す

スカルパ三角⋯⋯⋯⋯⋯⋯⋯108
スクワット⋯⋯⋯⋯⋯⋯⋯⋯9
水平面⋯⋯⋯⋯⋯⋯⋯⋯⋯⋯1
滑り⋯⋯⋯⋯⋯⋯⋯⋯⋯⋯⋯124

せ

ゼロポジション⋯⋯⋯⋯⋯⋯45
正中神経⋯⋯⋯⋯⋯⋯⋯⋯⋯65
生理的外反⋯⋯⋯⋯⋯⋯⋯⋯118
生理的外反膝⋯⋯⋯⋯⋯105, 115
生理的外反肘⋯⋯⋯⋯⋯⋯⋯54
静止性収縮⋯⋯⋯⋯⋯⋯⋯⋯8
静的スタビライザー⋯⋯⋯⋯123
楔状骨⋯⋯⋯⋯⋯⋯⋯⋯⋯⋯139
先天性股関節脱臼⋯⋯⋯94, 104
浅鵞足⋯⋯⋯⋯⋯⋯⋯⋯⋯⋯123
浅指屈筋⋯⋯⋯⋯⋯⋯⋯⋯⋯87
線維骨性輪⋯⋯⋯⋯⋯⋯⋯⋯57
線維鞘⋯⋯⋯⋯⋯⋯⋯⋯⋯⋯88
線維性腱鞘⋯⋯⋯⋯⋯⋯⋯⋯88
線維性連結⋯⋯⋯⋯⋯⋯⋯⋯15
線維軟骨結合⋯⋯⋯⋯⋯⋯⋯16
前額面⋯⋯⋯⋯⋯⋯⋯⋯⋯⋯1
前距腓靱帯⋯⋯⋯⋯⋯⋯⋯⋯145
前脛骨筋⋯⋯⋯⋯⋯⋯⋯⋯⋯150
前十字靱帯⋯⋯⋯⋯⋯⋯119, 120
前捻⋯⋯⋯⋯⋯⋯⋯⋯⋯⋯⋯29

前捻角 29, 93, 94, 104
前腕の回旋運動 2

そ

臓器損傷 39
足関節 133
　——（狭義） 142
足根中足関節 140, 144
足根洞 136, 146
足底筋 151
足底腱膜 149
足底靱帯 147
足背の靱帯 148
足部外がえし筋 151
側副靱帯 85, 119
　——，中足指節関節 148
外がえし 4

た

タバコ窩 67
タバチエール 67
多軸関節 14
対立運動 4
大結節，上腕骨 30
大腿筋膜張筋 111
大腿脛骨角 105, 118
大腿骨 93
大腿骨頸部骨折 98
大腿骨体部 93
大腿骨頭 93
大腿骨頭靱帯 97, 101
大腿三角 108
大腿四頭筋 129
大腿直筋 108, 129
大腿二頭筋 129
大殿筋 109
大菱形骨 70
代償運動 106
代償作用 107, 108
第1中手間靱帯 84
第2肩関節 41
　——の病変 42
第3腓骨筋 151
短小指屈筋 91
短掌筋 91
短足底靱帯 147
短腓骨筋 151
短母指外転筋 90
短母指屈筋 90
短母指伸筋 90

ち

弾発現象 41
弾発股 103

恥骨筋 109
恥骨大腿靱帯 99
力のテコ 20
中間広筋 131
中手筋 91
中手骨 74
中手指節関節 78
中足筋 153
中足骨 140
中足骨間関節 144
中足指節関節 144
中殿筋 110
虫様筋 91
肘外偏角 54
肘角 54
肘関節 51
　——（狭義） 51
肘関節脱臼 59
肘内障 58
肘部管 66
肘部管症候群 66
長指屈筋 152
長指伸筋 150
長足底靱帯 147
長腓骨筋 151
長腓骨筋腱溝 140
長母指外転筋 90
長母指屈筋 88, 152
長母指伸筋 90, 150
腸脛靱帯炎 111, 124
腸骨大腿靱帯 98
腸腰筋 107
蝶番関節 13

つ

土踏まず 148

て

テコ 20
デュシェンヌ歩行 95, 110
手の動き 3
定滑車機構 41
底屈 152
底側踵舟靱帯 137, 147
底側踵立方靱帯 147
釘植 15

停止 7
転子間線 93, 98
転子間稜 93, 98

と

トーマステスト 107
トリックモーション 106
トルク 7
トレンデレンブルグサイン 110
トレンデレンブルグ歩行 95, 110
豆状骨 69
投球肩障害 35
等運動性収縮 7
等尺性収縮 6, 8
等張性収縮 6
橈屈 3
橈屈－尺屈 87
橈骨 53
橈骨遠位端骨折 75
橈骨傾斜角 75, 85
橈骨手根関節 75
橈骨神経 63
橈骨側副靱帯 57
橈骨頭 58
橈骨輪状靱帯 57
橈側外転 3
橈側側副靱帯 82, 84
動筋 7
動的スタビライザー 123

な

内果 134
内在筋（手） 90
　——，足関節 153
内在筋優位肢位 92
内旋 2
　——，肩関節 49
内側広筋 129
内側広筋萎縮 130
内側縦アーチ 148, 152
内側側副靱帯 119
　——，膝関節 120
　——，足関節 145
　——，肘関節 56
内転 2
　——，肩関節 48
内転筋管 112
内転筋裂孔 112
内反股 95
内反膝 104, 118

内反捻挫 …………………146	ブラガードテスト …………110	癒着性肩関節炎 ……………31
軟骨結合 ……………………16	不幸の三徴候 ………………122	有鉤骨 ………………………72
	不動の肢位 …………………38	有痛弧 ………………………42
に	副靱帯 ………………………79	有痛性分裂膝蓋骨 …………131
二分靱帯 ……………………147	分廻し運動 …………………2	有頭骨 ………………………71
尿漏れ ………………………109	──，手関節 ………………75	指の伸展機構 ………………89
	分裂膝蓋骨 …………………116	
は		**よ**
ハムストリングス …………109	**へ**	要支持関節 …………………46
ハムストリングス拘縮 ……129	ペインフルアークサイン …42	
ハンター管 …………………112	平面関節 ……………………15	**ら**
バイトブレヒト孔 …31, 32, 36	閉鎖的運動連鎖 ……………9	ラセーグテスト ……………110
バネ靱帯 ………………137, 147	変形性股関節症 ……………103	ランナーズニー ……………111
バランスのテコ ……………20	変形性膝関節症 ……………118	ランナーズ膝 ………………124
ばね股 ………………………103		らせん関節 …………………13
把持装具 ……………………8	**ほ**	
背屈 …………………………152	歩行 …………………………96	**り**
──，手 ……………………3	補助動筋 ……………………7	リウマチ ……………………80
背側腱帽 ……………………92	母指の動き …………………3	リスフラン関節 ……140, 144
背側骨間筋 …………………92	母指球 ………………………153	梨状筋 ………………………112
背側橈骨手根靱帯 …………81	母指球筋 ……………………90	立位姿勢 ……………………11
反張膝 …………………5, 108	母指手根中手関節 …………2	立位バランス ………………11
反転頭 ………………………98	母指対立筋 …………………90	立方骨 ………………………139
（半）羽状筋 ………………10	母指内転筋 …………………90	菱形靱帯 ……………………40
半関節 ………………………15	方形靱帯 …………………55, 57	輪状靱帯 …………………55, 57
半月 …………………………121	包内運動 ……………………124	輪帯 …………………………101
半月板損傷 …………………122	縫工筋 ……………………108, 128	
半腱様筋 ……………………129	縫合 …………………………15	**る**
半膜様筋 ……………………129	紡錘状筋 ……………………10	ルドルフ徴候 ………………107
ひ	**ま**	**れ**
ヒューター三角 ……………59	巻き上げ機構 ………………149	礫音 …………………………122
ヒューター線 ………………59	摩擦性腱鞘炎 ………………90	裂離骨折，上前腸骨棘 ……129
ヒラメ筋 ……………………151	膜性骨 ……………………21, 22	
引っ張り応力 ………………95	松葉杖歩行 …………………98	**ろ**
腓骨 …………………118, 134		ロテーターカフ ……………31
腓骨近位端骨折 ……………118	**み**	肋鎖靱帯 ……………………32
腓腹筋 ………………………151	ミクリッツ線 ………………118	
膝の過伸展 …………………5		**わ**
膝折れ ………………………126	**め**	鷲手 …………………………74
膝伸展機構 …………………108	メカノレセプター …………58	腕尺関節 ……………………51
	メソテノン …………………88	腕橈関節 ……………………51
ふ		腕橈骨筋 ……………………63
ファレンテスト ……………73	**ゆ**	
フローゼの腱弓 ……………63	癒着性関節包炎 ……………41	

【著者略歴】

竹内 義享
- 1997年　医学博士（現：福井大学医学部）
- 2000年　帝京大学短期大学助教授
- 2002年　帝京大学短期大学教授
- 2003年　明治鍼灸大学リハビリテーション科助教授
- 2004年　明治鍼灸大学医療技術短期大学教授
- 2005年　明治鍼灸大学保健医療学部教授
- 2008年 〜 2013年　明治国際医療大学保健医療学部教授
- （資格）柔道整復師，鍼灸師，理学療法士

田口 大輔
- 2003年　明治鍼灸大学研究生
- 2004年　明治鍼灸大学医療技術短期大学部助手
- 2008年　明治国際医療大学保健医療学部助教
- 2009年　修士（人間科学）
- 2010年　明治国際医療大学保健医療学部講師
- 2013年　帝京大学医療技術学部講師
- 2020年　帝京大学医療技術学部准教授
- （資格）柔道整復師，鍼灸師

カラー写真で学ぶ　骨・関節の機能解剖　ISBN978-4-263-24255-1

2009年11月20日　第1版第1刷発行
2022年 1月10日　第1版第8刷発行

著者　竹内　義享
　　　田口　大輔

発行者　大畑　秀穂

発行所　医歯薬出版株式会社
〒113-8612　東京都文京区本駒込 1-7-10
TEL.(03) 5395-7641（編集）・7616（販売）
FAX.(03) 5395-7624（編集）・8563（販売）
https://www.ishiyaku.co.jp/
郵便振替番号 00190-5-13816

乱丁，落丁の際はお取り替えいたします　　印刷・三報社印刷／製本・明光社
Ⓒ Ishiyaku Publishers, Inc., 2009. Printed in Japan

本書の複製権・翻訳権・翻案権・上映権・譲渡権・貸与権・公衆送信権（送信可能化権を含む）・口述権は，医歯薬出版(株)が保有します．

本書を無断で複製する行為（コピー，スキャン，デジタルデータ化など）は，「私的使用のための複製」などの著作権法上の限られた例外を除き禁じられています．また私的使用に該当する場合であっても，請負業者等の第三者に依頼し上記の行為を行うことは違法となります．

JCOPY ＜出版者著作権管理機構　委託出版物＞

本書をコピーやスキャン等により複製される場合は，そのつど事前に出版社著作権管理機構（電話 03-5244-5088，FAX 03-5244-5089，e-mail：info@jcopy.or.jp）の許諾を得てください．